Professeur Philippe Descamps
Gynécologue-Obstétricien

Docteur, j'ai encore une question...

TOUT ce que vous avez toujours voulu SAVOIR sur la GYNÉCOLOGIE sans jamais oser le demander !

Préface des Professeurs
René Frydman et Jacques Lansac

LAROUSSE

Direction de la publication
Isabelle Jeuge-Maynart et Ghislaine Stora

Direction éditoriale
Catherine Delprat

Responsable éditoriale
Nathalie Cornellana

Couverture
Lizon Delomosne

Principe graphique & maquette
J²Graph

Fabrication
Donia Faiz

L'éditeur remercie Estelle Roquetanière
et Laurence Alvado pour leur collaboration.

ISBN : 978 2 03 589604 9

Imprimé en Espagne par UNIGRAF SL
Dépôt légal : janvier 2016
313500/01 – 11025574 – février 2016

À Magali et mon boys' band, Julien, Valentin et Raphaël, vous êtes ce que j'ai de plus précieux.

À Mamy Lu, ma deuxième maman, qui nous a donné tout son amour.

Préface

Livre tout en hauteur que celui de Philippe Descamps, car il survole la gynécologie-obstétrique et la médecine de la reproduction tel un roman furtif pénétrant dans les recoins d'une spécialité généreuse et exorbitante de connaissances.

De la puberté à la ménopause, c'est plusieurs chapitres romanesques qui racontent les différents âges des femmes que le spécialiste est amené à rencontrer dans une même journée.

C'est une alerte permanente à n'importe quelle heure du jour et de la nuit, une activité qui ne s'arrête jamais et qui dialogue avec des témoignages de femmes et de leurs compagnons : leur réel, leurs souhaits, leurs blessures qui reflètent la diversité des histoires personnelles, chapitre par chapitre. On sent le vécu des professionnels de la médecine, les obstacles, les victoires sur soi-même, la sensibilité à fleur de peau du chef de service qui évoque une saga des romans du XIXe siècle. Balzac n'est pas loin...

La génération de Philippe Descamps a connu les trente glorieuses de la gynécologie-obstétrique qui ont vu apparaître, entre autres, l'échographie, la péridurale, la cœlioscopie opératoire et la fécondation in vitro, et le combat permanent pour contenir le destin.

Mais nous sommes déjà au XXIe siècle et il faut se projeter vers le futur avec l'irruption de la génétique, de la greffe d'utérus ou de la vitrification, avec leur nécessaire réflexion éthique, car c'est un chemin parsemé de transgressions et d'innovations.

Le témoignage des patientes, le soutien en filigrane à ses collaborateurs, et le dynamisme de l'auteur, font de ce récit, tout en douceur angevine, un témoignage de portée universelle et une réflexion pour tous, car sous couvert technique, cela touche le profond, le sensible, l'humain. C'est le secret de son engagement partagé.

Professeur René Frydman

Gynéco : quel drôle de métier !

Passer sa vie à poser des spéculums, mettre ses doigts dans un lieu intime ou palper les seins peut sembler bizarre, voire pervers, quel que soit le sexe de celui qui pratique !

Et pourtant, quel métier extraordinaire !

Vous êtes là pour guider la jeune fille amoureuse qui souhaite sa première contraception ou lui prodiguer des conseils pour débuter sa vie sexuelle. Vous êtes là pour renouveler sa contraception et lui donner des conseils pour le suivi gynécologique, le dépistage, la prévention des infections et du cancer. Vous êtes là quand elle souhaite son premier enfant et… c'est vous qui lui annoncez qu'elle est enceinte. C'est vous qui lui montrez « son » bébé à l'échographie. Vous êtes encore là le jour de la naissance et vous vous sentez de trop quand le père et la mère versent une petite larme en serrant dans leurs bras leur premier bébé, puis le second, voire plus.

C'est encore vous qui serez là lorsque les drames arriveront : arrêt de la grossesse spontané ou volontaire, malformation du fœtus découverte à l'échographie, mort du bébé tant désiré pendant la grossesse ou après la naissance, drame de la découverte d'une maladie génétique après la naissance d'un enfant malformé.

Vous serez là 24 heures sur 24 et 365 jours par an à la clinique ou à l'hôpital pour prendre en charge les urgences : les complications de la grossesse (saignements, hypertension…), mais aussi la grossesse extra-utérine, la torsion de kyste de l'ovaire, sans oublier les césariennes.

C'est toujours vous qui serez là si la grossesse se fait attendre : vous découvrirez alors une pathologie de l'utérus, des trompes, une endométriose, une infertilité chez le conjoint. C'est vous qui allez les guider dans les arcanes de la procréation médicalement assistée : médicaments, chirurgie,

FIV, don de gamètes… avec, à la clé, ce bébé tant attendu, parfois des jumeaux, des triplés ou… l'échec, l'adoption, voire la vie sans enfants.

Passée la période de la reproduction, c'est vous qui serez encore là pour traiter une pathologie bénigne : des troubles des règles, un fibrome, un kyste de l'ovaire ou des fuites d'urines. Puis viendra la ménopause et vous serez encore là, car on vieillit avec ses patientes ! Vous accompagnerez cette période de l'âge mûr, et elle vous amènera sa fille que vous avez fait naître et qui veut une contraception ou qui débute une grossesse. Vous serez toujours là si elle a un cancer de l'ovaire, du sein ou de l'utérus, ou une descente d'organes. Un jour, elle apprendra que vous allez partir à la retraite, alors elle viendra vous voir avec sa fille, ou son petit-fils, en vous disant merci, car c'est aussi grâce à vous qu'elle est toujours en forme et qu'elle est grand-mère !

Comme on le comprend, le gynéco tisse une relation de plusieurs décennies avec ses patientes dont il est le médecin, le chirurgien ou l'échographiste, puisque nous avons tous ces outils à notre disposition. Nous assurons le versant médical et chirurgical de la discipline, contrairement à bien d'autres spécialités.

Nous, les gynécos, avons la grande chance de voir la patiente pour un problème donné, de décider avec elle de l'opération, de la réaliser et de la suivre après, assurant ainsi la prise en charge des succès, des échecs et des complications. Une pratique très complète, y compris sur le plan psychologique et éthique, tant nous touchons à l'intime : la relation amoureuse, la sexualité, l'enfantement, la pathologie des organes sexuels et des seins. C'est d'ailleurs dans notre discipline que les problèmes éthiques sont discutés le plus régulièrement avec la contraception, l'IVG, le diagnostic anténatal, la stérilisation, la procréation médicalement assistée, le don et la conservation des gamètes, la grossesse pour autrui. Enfin, nous soignons exclusivement des femmes et, outre l'admiration que nous avons pour leur courage, nous devons aussi les défendre par l'action politique.

Défendre leurs droits à la contraception, à l'avortement, mais aussi au congé maternité, à l'aide pour allaiter et élever leurs enfants, sans oublier la lutte contre les violences conjugales ou les mutilations sexuelles. Nous devons aussi les aider à défendre leur liberté de décider par elles-mêmes, sans avoir à en référer à quiconque, qu'il s'agisse de leur vie sexuelle ou des décisions médicales ou chirurgicales les concernant.

Oui, c'est tout cela un gynécologue : un métier médico-chirurgical, avec des problèmes éthiques, politiques et sociétaux concernant la moitié de l'humanité, sans aucun doute la plus importante et la plus intéressante puisqu'elle donne la vie, qu'elle nourrit et qu'elle aime ! Malheureusement, ce sont aussi elles qui subissent les agressions des mâles égoïstes, chasseurs et parfois violents.

Oui, il faut aimer les femmes pour être gynéco, mais elles le valent bien !

C'est tout cela que Philippe Descamps, l'un des plus brillants professeurs de sa génération, chef de service au CHU d'Angers, responsable des relations internationales au Collège national des gynécologues et obstétriciens français, a voulu présenter dans les pages qui suivent. Elles expliquent très bien ce qu'est la gynécologie et ce que vous pouvez et devez attendre de votre gynécologue.

Professeur Jacques Lansac
Ancien président du CNGOF
(Collège National des Gynécologues
et Obstétriciens Français)

Sommaire

Préambule • Gynécologue presque malgré moi ! 13
Pourquoi j'ai voulu être médecin 14
Mes années de formation 14
Ma découverte de la gynécologie-obstétrique 16
Mes premières patientes 19
Quand on touche à l'intime 20
Mon choix de devenir gynécologue 21

Chapitre 1 • Comment choisir son gynécologue ? 23
Un gynécologue à la carte ? 24
Où consulter ? 26
Le cadre légal 27
Gynéco homme ou femme ? 30

Chapitre 2 • Dans la salle d'accouchement et au bloc opératoire 33
La salle d'accouchement 34
Le bloc opératoire et la chirurgie 35

Chapitre 3 • Les fondamentaux de la gynécologie-obstétrique 39
Comment se passe la première consultation ? 40
Quelle contraception choisir ? 41
Quelle surveillance pour la grossesse ? 51
Que faut-il attendre de l'échographie ? 71
Que faut-il savoir de l'interruption volontaire de grossesse ? 77
Que se passe-t-il à la ménopause ? 84
« Pense-bête du gynéco » aux différents âges de la vie 93

Chapitre 4 • Le cancer du sein 97
Qu'est-ce que le cancer du sein ? 98
Qu'est-ce que la consultation d'annonce ? 99
Quels sont les intervenants ? 100
Quel traitement chirurgical ? 102
Que faut-il savoir de la reconstruction mammaire ? 106
Quel traitement après la chirurgie ? 117
Quelle surveillance, quelle contraception ? 119
Peut-on envisager une grossesse après un cancer du sein ? 119

Chapitre 5 • Les principaux tabous en gynécologie-obstétrique 121
Les enfants en consultation gynécologique 122
Entre le gynéco et le psy, où est la frontière ? 122
La sexualité après l'accouchement 124
La sexualité après traitement du cancer du sein 125
Les fuites d'urines 127
La réduction embryonnaire. 130

Chapitre 6 • Le vertige des situations à haut risque 133
Le stress lié aux accouchements difficiles 134
Les complications chirurgicales. 141
L'interruption médicale de grossesse 141
Les leçons de la pratique courante 151

Chapitre 7 • Quelques idées fausses sur la gynécologie-obstétrique. 153
Non, il ne faut pas faire de frottis ni d'examen gynécologique lors de la première consultation. 154
Non, il ne faut pas faire un frottis tous les six mois. 154
Non, il ne faut pas arrêter la pilule de temps en temps pour « mettre ses ovaires au repos ». 155
Non, il n'est pas dangereux de prendre la pilule en continu afin de supprimer ses règles. 155

Non, l'IVG n'est pas une méthode de contraception. 156
Non, l'IVG ne concerne pas que les très jeunes filles.. 157
Non, il ne faut pas consulter en urgence si, à 25 ans, on n'a pas démarré une grossesse après six mois d'arrêt de pilule !. 158
Non, la deuxième grossesse n'est pas forcément plus facile à vivre que la première. 160
Non, on ne risque pas d'être paralysée suite à la pose d'une péridurale. 161
Non, il ne faut pas avoir une vie sexuelle avec de multiples partenaires pour être exposée aux papillomavirus. 163
Non, le vaccin contre le papillomavirus (HPV) n'est pas dangereux pour les jeunes filles.. 164
Non, il ne faut pas proposer une mammographie à toutes les femmes à partir de 40 ans. .169
Non, l'ablation de l'utérus (hystérectomie) n'est pas une castration. . .170
Non, le col de l'utérus n'est pas indispensable à l'orgasme. 174
Non, le gynécologue n'est pas un sexologue (enfin, rarement). 175
Non, votre fertilité et celle de votre conjoint ne s'amélioreront pas avec l'âge. 175

Chapitre 8 • Quelques vérités à connaître sur la gynécologie-obstétrique 177
Oui, le premier rapport sexuel survient plus jeune.. 178
Oui, il est souhaitable d'avoir une « pilule du lendemain » dans son sac à main lorsque l'on prend une contraception hormonale.. 178
Oui, il est possible d'avoir un stérilet même si l'on n'a pas eu d'enfants. 180
Oui, le stérilet hormonal a été une véritable révolution pour les femmes. 180
Oui, il est possible de ne plus être embêtée par ses règles de 15 à 50 ans. 182
Oui, c'est une vraie chance de faire des fécondations in vitro en France !. 183

Oui, il est possible (et recommandé) de faire du sport durant la grossesse. 184
Oui, il existe un délai idéal entre deux grossesses. 186
Oui, il est possible d'être enceinte à 40 ans (même si c'est plus simple à 25 !). 186
Oui, l'accouchement à domicile est dangereux. 189
Oui, il est possible de quitter sans risque la maternité le 2e ou 3e jour après l'accouchement.. 191
Oui, il y a du nouveau dans le traitement des fibromes. 192
Oui, une femme sur 8 sera confrontée au cancer du sein dans les pays industrialisés. 193
Oui, une alimentation saine et une activité sportive régulière peuvent réduire le risque de cancer du sein.. 194
Oui, il est possible d'être enceinte après un cancer du sein. 195
Oui, la pilule protège de certains cancers gynécologiques. 196

Chapitre 9 • Histoires vécues : des femmes d'exception . . . 197
Le désir de grossesse et contre tout 198
Le parcours des femmes endométriosiques. 221

Chapitre 10 • L'incroyable révolution de la gynécologie-obstétrique 235
Les femmes accouchent-elles toujours de la même façon ? 236
Qu'y a-t-il de nouveau en diagnostic prénatal ?. 249
Quelle évolution pour la chirurgie gynécologique ?. 253
La fécondation in vitro (FIV) 264
Oncogénétique et cancers du sein et de l'ovaire 269
Internet est-il important en médecine ? .273
Comment se forge la décision médicale ? 274

Chapitre 11 • Ce qui va changer dans les prochaines années. 277
La chirurgie gynécologique. 278
L'échographie. 279
La vaccination contre le cancer du col de l'utérus 281

Le dépistage du cancer du col de l'utérus 281
La contraception 282
L'âge de la ménopause et les traitements prolongés 284
L'avenir de l'assistance médicale à la procréation 285
Le cancer du sein 288
La médecine individualisée et personnalisée 289
La radiothérapie peropératoire ciblée des cancers du sein 292
La greffe d'ovaires et d'utérus 292

Épilogue. 295

Références bibliographiques. 296
Glossaire des abréviations et termes techniques 297
Index 301

Préambule

GYNÉCOLOGUE PRESQUE MALGRÉ MOI !

16 octobre 1964 : mon père rentre à la maison beaucoup plus tard que prévu et nous apprend que maman venait de nous quitter, un mois avant son 44e anniversaire, emportée par la maladie contre laquelle elle luttait depuis trois ans. Nous étions, ma sœur et moi, blottis dans ses bras et je me rappelle nos pleurs, notre douleur et notre incompréhension.

Cette nuit devait marquer à jamais le petit garçon timide de 6 ans et demi que j'étais, et je ne devais comprendre que bien des années plus tard que la terrible maladie qui avait emporté notre maman était un cancer du sein métastatique.

Pourquoi j'ai voulu être médecin

Deux ans après la mort de notre mère, mon père devenait responsable d'un magasin spécialisé dans la vente d'articles pour bébés et futures mamans. J'ai donc été plongé très tôt dans le monde de la périnatalité, ce qui a peut-être, un psychiatre pourra en juger, influencé le choix de ma spécialité.

J'ai su très tôt que je voulais être médecin, sans vraiment comprendre d'où venait cette vocation, car il n'y avait aucun professionnel de santé dans notre famille ni dans notre entourage. Aucun autre métier ne m'attirait. Ma motivation était immense, et rien ni personne n'aurait pu me faire changer d'avis !

Je me souviens encore d'une discussion avec ma professeur de sciences naturelles, alors que j'étais en classe de 3e et que ma moyenne était catastrophique dans cette matière. À bout d'arguments, elle me dit que j'aurai beaucoup de mal à devenir médecin si je manifestais aussi peu d'enthousiasme pour sa matière. Avec toute l'impertinence de l'adolescence, je lui ai répondu que j'étais certain d'y arriver et que je m'engageais à revenir la voir dix ans plus tard pour le lui prouver...

Mes années de formation

Je garde finalement assez peu de souvenirs de mes études à la faculté de médecine, si ce n'est la découverte de la vie et la folie des soirées estudiantines... À dire vrai, j'étais un peu décontenancé, car ma motivation demeurait intacte, mais les stages hospitaliers ne me permettaient pas de trouver le Graal tant attendu... Aucune des spécialités que je découvrais (la pneumologie, les urgences, l'hématologie, les soins intensifs cardiologiques ou encore l'oncologie pédiatrique) ne m'intéressait réellement. De plus, j'avais la chirurgie en horreur, persuadé qu'il s'agissait d'un monde hostile, à la frontière entre l'armée de terre, la légion étrangère et le rayon bricolage des grands magasins… L'avenir allait bien sûr me donner tort, mais je ne le savais pas encore.

Les étudiants de ma génération pouvaient effectuer des remplacements de médecine générale dès le début de la 6e année, ce qui, avec le recul, me paraît aujourd'hui assez insensé, car nous n'avions fait que cinq années d'études, dont deux de sciences fondamentales. Comme beaucoup de mes condisciples, je me lançais à corps perdu dans cette nouvelle activité, grisé par ces connaissances fraîchement acquises que j'allais enfin pouvoir pratiquer. J'étais alors externe en pédiatrie et, sans prétendre maîtriser cette spécialité, je mettais un point d'honneur à mettre en application, le week-end, ce que j'avais appris à l'hôpital durant la semaine.

Par contre, la gynécologie-obstétrique me posait un énorme problème, car les hasards des choix de stages avaient fait que je n'étais pas passé dans ce service durant mes études. Cela ne serait plus possible aujourd'hui, puisque certaines spécialités, dont la gynécologie-obstétrique et la pédiatrie, sont désormais obligatoires pour tous les étudiants.

L'annonce d'une consultation gynécologique ou, pire, la vue d'une femme enceinte dans la salle d'attente me remplissaient de doutes et d'angoisses, tant je me savais incompétent. Je pense avoir détenu, à cette époque, le record des hospitalisations abusives ! Craignant en effet de ne pas diagnostiquer une pathologie pouvant mettre en péril la vie d'une mère ou de son bébé, j'adressais au CHU les femmes enceintes au moindre doute, et les miens étaient grands ! Je consignais soigneusement dans un petit carnet leur identité et mon hypothèse diagnostique, et je rappelais le service concerné le lundi matin, pour apprendre que la plupart de mes patientes avaient été renvoyées chez elles par l'interne de garde, souvent dès leur arrivée ! C'est dans cet état d'esprit que j'abordais le choix de ma spécialité après avoir été reçu au concours de l'internat. Mon choix était évident : je serai médecin généraliste !

Dans la mesure où je pouvais compléter ma formation *via* la filière de la spécialisation, j'allais effectuer mes stages dans des services différents. L'internat de médecine durait alors quatre ans, et j'avais planifié six mois en cardiologie, six mois en gastro-entérologie, six mois en rhumatologie et, bien sûr, j'allais commencer par la gynécologie-obstétrique qui m'avait posé tant de problèmes durant mes remplacements. Ayant été reçu au concours de l'internat du CHU de Tours, j'ai eu la possibilité de faire mon premier stage d'interne à la maternité d'Orléans, gros service assurant plus de 4000 accouchements par an.

Ma découverte de la gynécologie-obstétrique

J'arrivais, on l'aura compris, avec beaucoup de préjugés sur ce milieu chirurgical qui me semblait des plus hostiles. Je ne connaissais pas cette spécialité qui implique la réalisation de nombreux gestes techniques, avec des urgences vitales engageant souvent deux vies. Un service de gynécologie-obstétrique est en effet une sorte d'enclave dans un hôpital, un monde très particulier qui regroupe des activités aussi différentes que :

- les urgences, et quelles urgences ! La première patiente que j'ai reçue en tant qu'interne était en état de choc, en raison d'une grossesse extra-utérine rompue. L'exploration chirurgicale devait montrer qu'elle avait 3 litres de sang dans le ventre...,
- la salle d'accouchement, le cœur du volcan,
- la chirurgie gynécologique,
- les grossesses pathologiques, où sont hospitalisées les patientes enceintes présentant un problème médical,
- l'unité de diagnostic prénatal, où sont réalisés les échographies, les amniocentèses et les gestes de thérapie fœtale in utero,
- l'unité d'assistance médicale à la procréation (AMP) assurant la prise en charge des couples infertiles,

- les suites de couches,
- le centre d'orthogénie, où sont effectuées les interruptions volontaires de grossesse (IVG), mais aussi les actions de prévention et de planning familial,
- le centre d'accueil des victimes d'agressions sexuelles.

J'ai eu l'immense privilège de faire partie de la génération de médecins qui a assisté à l'éclosion de la médecine fœtale, de la cœliochirurgie et de la fécondation in vitro.

Les progrès de l'échographie qui débutait son évolution, puis de la génétique ont profondément transformé le diagnostic prénatal et la médecine fœtale.

Nous avons tous admiré le Pr René Frydman lorsqu'il a effectué la première fécondation in vitro, permettant la naissance d'Amandine, le premier « bébé-éprouvette » français.

La cœlioscopie consiste à réaliser des interventions chirurgicales à travers de minuscules incisions sur le ventre pour introduire une caméra et des instruments chirurgicaux. Cette technique, inventée par le Pr Raoul Palmer à Paris dans les années 1940, a été reprise et développée en 1973 par deux gynécologues auvergnats, le Dr Hubert Manhés (Vichy) et le Pr Maurice-Antoine Bruhat (Clermont-Ferrand). Avec son équipe, ce dernier a donné ses lettres de noblesse à cette chirurgie mini-invasive, extrêmement intéressante pour les femmes en termes de suites opératoires et de préjudice esthétique. Issue de la gynécologie, cette technique représente à l'évidence la plus grande révolution chirurgicale du XXe siècle. Elle a été diffusée dans le monde entier et a trouvé des applications dans presque tous les domaines de la chirurgie.

Une époque bénie donc, même si le jeune homme que j'étais ne le mesurait pas vraiment lorsqu'il arriva à Orléans pour son premier jour de stage.

Le début de l'internat est une période très particulière, où l'on s'apprête à prendre des responsabilités et… à faire beaucoup de sacrifices pour son travail. Imaginez de jeunes adultes de 24 ou 25 ans, logés dans une chambre de bonne avec toilettes et douches communes (il s'agissait de l'internat de l'Hôpital général au centre-ville), travaillant 80 heures par semaine, avec sept à dix gardes par mois sans récupération le lendemain (les choses ont heureusement changé), traités comme des étudiants par les soignants, les patients et leurs familles, et le plus souvent infantilisés par leur hiérarchie…

✓ **Pourtant, les internes sont des médecins non thésés, mais en cours de spécialisation, qui ont terminé leur cycle d'étude et leur cursus théorique de médecine générale.**

Je comparais souvent mon statut professionnel à celui de Marco, mon ami d'enfance, avec qui j'avais partagé les sports d'hiver et les vacances d'été chez nos grands-parents respectifs. Originaire de la même ville de province que moi, il avait brillamment réussi en terminant major d'HEC-Paris à 23 ans. Après un séjour au Japon et aux États-Unis, il commençait sa carrière et achetait son premier appartement parisien quand je posais mon sac dans ma chambre d'internat…

Je ne souffrais absolument pas de cette différence « sociale » qui, au demeurant, m'amusait plutôt, tant il est vrai que la fougue et l'inconscience de la jeunesse permettent de faire abstraction de beaucoup de choses. En réalité, cela tenait au fait que j'avais déjà conscience de ce qu'est la médecine avec un grand « M », M comme « magique » ou « magnifique » ! J'ai découvert très tôt, à travers la relation que l'on peut avoir avec les malades, les équipes soignantes et la société en général, que ce métier n'est à nul autre pareil et qu'il peut être un extraordinaire « catalyseur » relationnel, à condition d'en faire bon usage…

Mes premières patientes

L'expérience des remplacements m'avait amené à prendre des décisions, et le fait d'être convaincu que je n'étais pas destiné à devenir gynécologue me donnait un certain détachement qui m'a probablement aidé, tout au moins dans les premiers mois.

La première semaine dans un service débute par une prise de contact et une inévitable définition des tâches. Le bilan était évident : nous étions quatre internes, nous commencions un lundi, et comme j'étais le plus jeune, j'aurai donc le privilège extrême d'attendre le jeudi pour être de garde ! Bien conscient de mes compétences techniques limitées, j'avais anticipé cette prise de fonction en lisant avec avidité des livres de gynécologie et d'obstétrique. Je décidais également d'accélérer ma formation et « doublais » de nombreuses gardes d'interne durant les trois premiers mois.

J'assistais à mon premier accouchement le premier jour de mon stage à Orléans, et ce souvenir restera comme l'un des plus beaux de ma vie professionnelle. Il faut dire que les dieux de l'obstétrique furent cléments avec moi, car tout se déroula à merveille. Le jeune couple était charmant, avec un père présent et attentionné, et la sage-femme, expérimentée, était habituée au paradoxe du jeune interne de spécialité qu'elle devrait bientôt appeler en cas de problème, mais qui était pour l'heure totalement incapable de faire un accouchement normal…

Le bébé est né en douceur, sous péridurale, tandis que la sage-femme m'expliquait patiemment chaque détail technique. Au moment où l'enfant a été posé sur le ventre de sa mère, je n'ai pas pu m'empêcher de verser discrètement une larme. Cela n'échappa pas à la sage-femme, qui me glissa au creux de l'oreille, afin que les jeunes parents ne l'entendent pas, d'un ton à la fois maternel et amical : « Il va falloir t'endurcir un peu, mon garçon ! »

Les semaines et les mois qui suivirent ont été denses, extrêmement riches en émotions et en découvertes professionnelles et personnelles. Mes préjugés devaient tomber les uns après les autres, et j'ai découvert peu à peu le travail en équipe, les emplois du temps de folie, l'ambiance de la nuit, la formidable diversité de cette spécialité, l'adrénaline des urgences nocturnes, la cohésion entre sages-femmes et obstétriciens, et... la chirurgie gynécologique, spécialité passionnante et d'une incroyable exigence.

Assez logiquement, la première intervention à laquelle j'ai assisté était une césarienne, une opération très impressionnante, car la naissance se produit très rapidement, puisqu'il faut quatre à cinq minutes pour extraire le bébé de l'utérus. En outre, l'enfant est beaucoup plus rose et frais que lorsqu'il naît par voie naturelle, du moins lorsque la césarienne n'est pas réalisée dans un contexte d'urgence et qu'il n'y a pas de souffrance fœtale.

Pour l'anecdote, je suis encore impressionné par ce phénomène incroyable qu'est la rétraction de l'utérus. Imaginez un utérus mesurant 35 à 40 cm, voire plus si la maman attend des jumeaux ou des triplés, qui, en moins de trente minutes, se rétracte jusqu'à atteindre la taille d'un petit pamplemousse !

Quand on touche à l'intime...

Cette question doit être abordée, car elle est essentielle. Beaucoup de gens se demandent avec curiosité, voire inquiétude, comment il est possible de pratiquer un métier ayant autant trait à l'intime, surtout lorsque l'on est du sexe opposé. Soyons clair : à l'instar de la sexualité quand on est adolescent, peu de gens nous aident dans cette étape pourtant fondamentale de notre vie. Le cliché traditionnel de la top model attendant le chanceux gynécologue dans la salle d'attente fait rapidement place à une réalité beaucoup plus ordinaire...

Le jeune homme de 25 ans que j'étais a rapidement été confronté à des situations parfois perturbantes, comme des accouchements difficiles avec déchirures périnéales, des descentes d'organes chez des femmes ayant l'âge d'être sa grand-mère, l'examen gynécologique de femmes obèses, des cancers de la vulve, des lochies ou des pertes purulentes. Même si ce métier touche à l'intime et à la sexualité, le regard porté par le gynécologue reste technique et médical, ce qui n'exclut ni l'empathie ni une relation personnalisée.

Il y a bien sûr eu un retentissement personnel durant cette période de découverte de la spécialité, cette immersion professionnelle constituant une évidente remise en question à mon âge. L'évidence s'imposa rapidement… il devint impératif de faire un clivage entre vie privée et vie professionnelle. Ce n'est qu'à ce prix que l'on peut garder une vie sexuelle et affective épanouie.

D'une façon générale, les hommes qui choisissent cette spécialité sont à l'aise dans un environnement presque exclusivement féminin (patientes, secrétaires, infirmières, sages-femmes, aides-soignantes…). J'avais beaucoup d'idées préconçues avant de connaître ce milieu, pensant que les chirurgiens étaient des « machistes au sang chaud ». La réalité est tout autre, et les médecins que j'ai pu rencontrer durant ces années de formation étaient pour la plupart délicats et à l'écoute de leurs patientes.

Ces considérations sont bien sûr de moins en moins pertinentes, puisque la féminisation de la médecine va entraîner, dans les vingt-cinq prochaines années, une diminution très importante du nombre d'hommes gynécologues. En effet, 60 à 70 % des étudiants en médecine sont aujourd'hui des femmes, que ce soit en Europe ou en Amérique du Nord.

Mon choix de devenir gynécologue

Ce premier stage de six mois a donc été celui de la découverte de cette spécialité fascinante. Gardes de nuit, travail en équipe, contact humain, partage d'émotions avec les patientes, stress de l'obstétrique, satisfactions apportées par la chirurgie, compagnonnage. Ces différentes expériences m'ont progressivement convaincu que je devais choisir cette spécialité.

J'étais arrivé en gynécologie par hasard, mais j'ai très rapidement acquis la certitude que cette spécialité me convenait et que je devais continuer dans cette voie. J'en ai eu la confirmation le semestre suivant, lorsque, affecté au CHU de Tours, je rencontrai l'homme qui allait sceller mon destin, LE patron, le Pr Jacques Lansac.

Homme doué d'un charisme exceptionnel, Jacques Lansac était l'auteur reconnu de livres de gynécologie et d'obstétrique, et l'un des chefs de service les plus respectés de sa génération. Nous avions tous lu « les » Lansac, étonnants opus pédagogiques maintes fois réactualisés et encore publiés aujourd'hui. Je découvris rapidement que ses livres n'étaient rien à côté du personnage d'une humanité, d'une compétence et d'une intelligence exceptionnelles. Il avait fait de Tours l'un des services phares de la gynécologie française. Peu de temps après l'avoir rencontré, ma décision était prise : je serai gynécologue !

Vingt-cinq années ont passé depuis ce choix de vie si important. Partager la joie d'une naissance, traiter un cancer ou annoncer une malformation fœtale, accompagner un couple infertile ou une décision d'IVG… la diversité des situations et l'intensité des émotions vécues quand on exerce le métier de gynécologue-obstétricien font qu'il est impossible d'être blasé.

✓ **C'est en pratiquant cette spécialité que, jour après jour, le projet d'écrire ce livre s'est imposé à moi : il répond à l'envie d'expliquer la passion que génère ce métier, mais aussi de transmettre connaissances et conseils, bien au-delà du secret des salles de consultation, de la salle d'accouchement ou du bloc opératoire.**

Chapitre 1

COMMENT CHOISIR son GYNÉCOLOGUE ?

« Ce n'est pas lassant de faire des frottis toute la journée ? Quel drôle de métier ! »

En France, le terme « gynécologue » désigne différentes catégories de médecins, qui n'ont pas les mêmes fonctions ni la même formation. Il est important de le savoir afin de ne pas se tromper d'interlocuteur selon le problème gynécologique à traiter. Un spécialiste de l'échographie a une pratique très différente de celle d'un chirurgien oncologue ou d'un obstétricien.

Un gynécologue à la carte ?

Il existe en France trois grandes catégories de gynécologues.

Les gynécologues-obstétriciens

Il s'agit de gynécologues ayant une compétence chirurgicale. Le plus souvent, ils ont effectué un internat et un clinicat (le terme « ancien chef de clinique-assistant » figure souvent sur la plaque ou sur les ordonnances de ces spécialistes). L'internat est la période de formation au cours de laquelle les jeunes médecins se spécialisent ; pour la gynécologie-obstétrique, il dure actuellement cinq ans. Le clinicat, lui, dure deux ans après l'internat et parfois plus. Il permet d'accéder à des responsabilités importantes. Un chef de clinique doit avoir une thèse de doctorat en médecine et, à la différence d'un interne, il peut effectuer des actes seul, tout en ayant la possibilité de faire appel à un médecin plus expérimenté en cas de problème.

✓ **Les gynécologues-obstétriciens sont donc en théorie habilités à faire des accouchements, des césariennes, des fécondations in vitro, des échographies et des interventions chirurgicales sur la sphère génitale et mammaire.**

Bien sûr, vu l'étendue de cette spécialité, aucun gynécologue ne peut être compétent dans tous les domaines cités. Ces professionnels ont un socle commun de connaissances, mais chacun développe ensuite un domaine d'excellence.

Ainsi, les obstétriciens qui suivent les femmes enceintes réalisent le plus souvent les échographies, les amniocentèses et les accouchements ; les chirurgiens gynécologues assurent la chirurgie pelvienne et mammaire, et les spécialistes de l'infertilité ont une culture endocrinologique plus développée (l'endocrinologie est la science qui étudie les hormones).

Les gynécologues médicaux

Ce sont des spécialistes, le plus souvent des femmes, qui exercent dans un cabinet de ville et dont l'activité associe la consultation de surveillance, la prescription de contraceptifs, le bilan d'infertilité, le suivi des grossesses normales et éventuellement l'échographie et la colposcopie (examen permettant d'explorer le col de l'utérus en cas de frottis pathologique). La plupart du temps, ces spécialistes n'effectuent ni gestes chirurgicaux ni accouchements.

Une des filières classiques des gynécologues médicaux était le CES (Certificat d'études spéciales), qui figure encore sur les ordonnances de nombreux gynécologues français. Ce cursus de formation s'est arrêté en 1988, mais un grand nombre de spécialistes exerçant en cabinet de ville ont été formés par cette filière.

Depuis 1988, et après la disparition des CES, beaucoup de gynécologues médicaux sont d'anciens internes qui peuvent avoir effectué un clinicat, mais qui ont décidé ensuite de se consacrer à une activité de consultation.

Les obstétriciens

Ce sont des spécialistes qui se consacrent exclusivement à la surveillance des grossesses. Ils suivent les grossesses normales et pathologiques, et réalisent des accouchements. Bien sûr, ils sont habilités à effectuer des césariennes, mais le plus souvent, ils n'ont peu ou pas d'autre activité chirurgicale.

Les autres intervenants

À ces trois grandes catégories d'activité, il faut ajouter un certain nombre de sur-spécialités qui ont éclos au fil du temps. On peut ainsi distinguer :

- **les échographistes,** qui peuvent être gynécologues, mais également radiologues ou parfois médecins généralistes,
- **les chirurgiens gynécologues oncologues,** qui se spécialisent dans la chirurgie cancérologique pelvienne et/ou mammaire,
- **les chirurgiens gynécologues spécialistes de l'uro-gynécologie et de la statique pelvienne,** qui s'occupent du prolapsus (descente d'organes) et de l'incontinence urinaire (fuites d'urines),
- **les gynécologues spécialistes de l'infertilité** (que l'on appelle entre nous les « FIV-istes »),
- **les gynécologues sexologues** (mais attention, tous les sexologues ne sont pas gynécologues).

Comme on peut le constater, cette segmentation professionnelle est compliquée, et le plus souvent, c'est le médecin généraliste qui oriente sa patiente vers le ou la gynécologue qualifié(e) pour régler un problème donné.

Où consulter ?

On distingue :

- **les cabinets de consultation privés,** réservés exclusivement aux consultations, le plus souvent occupés par des gynécologues médicaux,
- **les hôpitaux publics non universitaires,** qualifiés de « périphériques » ou « généraux », qui n'ont pas de faculté de médecine (donc pas de professeurs), mais qui effectuent en général les mêmes gestes techniques que les CHU (Centres hospitaliers universitaires), avec la même qualité de prise en charge. Il n'y a pas de « chefs de clinique-assistants » dans ces hôpitaux, mais des « assistants »,
- **les cliniques privées,** où sont réalisés les interventions chirurgicales et les accouchements, avec la plupart du temps la même technicité que dans les CHU,
- **les CHU,** véritables creusets de formation. Les futurs spé-

cialistes (internes et chefs de clinique) y sont formés, ce qui assure le renouvellement des gynécologues et la pérennité de la spécialité et des soins. Les CHU sont des hôpitaux universitaires avec, outre l'activité de soin, une activité de recherche et d'enseignement,

- **les centre d'orthogénie,** qui existent dans la plupart des hôpitaux et gèrent les demandes d'interruptions volontaires de grossesse et assurent les consultations de contraception,
- **les centres anticancéreux,** enfin, où exerce un nombre non négligeable de gynécologues chirurgicaux, ces centres étant exclusivement dédiés à la prise en charge des cancers. Le cancer du sein, qui touche une femme sur 8, représente l'une des principales pathologies traitées dans ces centres (voir p. 97).

S'il existait, il y a quarante ans, une suprématie parisienne en termes de qualité et de diversité des soins, les choses ont heureusement évolué et la plupart des CHU français offrent désormais les mêmes prestations.

Le cadre légal

Un certain nombre de réglementations ont vu le jour et plusieurs activités liées à la gynécologie-obstétrique sont soumises à agrément.

Les différents types de maternité

En France, on classe les maternités en niveau I, II et III. Il ne s'agit pas d'un classement de performances, mais d'une organisation des soins très simple à comprendre.

→ **Les maternités de niveau I** sont des établissements prenant en charge les grossesses et les accouchements normaux, c'est-à-dire à « bas risque » pour la mère et pour le bébé. Ces structures ne disposent pas de service de pédiatrie, mais un pédiatre y est attaché, effectuant des visites quotidiennes et pouvant être appelé en cas de besoin.

→ **Les maternités de niveau II** assurent le suivi des grossesses normales et des grossesses pathologiques, et les accouchements à partir de 34 semaines d'aménorrhée (SA) pour les IIA et à partir de 32 semaines d'aménorrhée pour les IIB. Ces établissements possèdent un service de pédiatrie, avec un pédiatre présent sur place, mais pas de réanimation néonatale.

→ **Les maternités de niveau III** assurent l'ensemble de la surveillance des grossesses et des pathologies liées à celles-ci. Elles sont dotées d'une unité de soins intensifs adulte et d'un service de réanimation néonatale. Ces maternités peuvent prendre en charge les enfants naissant avant 32 semaines, qui nécessitent des soins spécifiques (réanimation néonatale, prise en charge chirurgicale…).

Ce système d'organisation permet une régionalisation des soins et présente un avantage évident pour la prise en charge des femmes enceintes et de leur bébé. On comprend qu'il est préférable d'adresser dans une maternité de niveau III une maman qui va accoucher d'un grand prématuré. Celui-ci sera pris en charge dès sa naissance par les réanimateurs néonataux, situation bien préférable à un transfert du bébé à 4 h du matin dans une ambulance alors qu'il ne pèse que 900 g !

En cas de pathologie survenant pendant la grossesse (menace d'accouchement prématuré, rupture prématurée des membranes, hypertension artérielle…), les maternités de niveau I et II ont pour consigne de transférer les futures mères dans les maternités de niveau III, afin que la prise en charge la plus adaptée soit organisée.

Ce système de santé a malheureusement quelques corollaires négatifs : les maternités de niveau III sont en effet souvent saturées, de nombreuses patientes préférant accoucher dans un établissement doté du niveau de technicité le plus élevé, même lorsqu'il s'agit d'une grossesse à bas risque.

De ce fait, nous vivons dans les maternités de niveau III des situations difficiles, lorsque l'on demande à une patiente hospitalisée pour une menace d'accouchement prématuré qui a atteint un terme suffisant de regagner sa maternité d'origine de niveau II, parfois éloignée de plus de 100 km, et qu'elle refuse de changer d'établissement pour rester dans la maternité de niveau III où elle se sent plus rassurée. Il nous faut alors lui expliquer que son état de santé lui permet de quitter le niveau III et que son départ permettra d'accueillir d'autres patientes à risque obstétrical élevé...

Les activités soumises à agrément

Il existe en gynécologie des agréments pour les activités d'assistance médicale à la procréation, de diagnostic prénatal et de cancérologie. Certaines règles de fonctionnement sont communes : il faut justifier d'une activité suffisante, disposer de moyens humains et techniques permettant d'assurer ces activités, et de spécialistes confirmés.

→ **Un centre de diagnostic prénatal** se réunit une fois par semaine pour discuter des dossiers des fœtus présentant un diagnostic de malformation. Participent obligatoirement à la réunion :
- un pédiatre-réanimateur néonatal,
- un échographiste référent,
- un gynécologue-obstétricien,
- un généticien.

À ces spécialistes se joignent les sages-femmes impliquées dans cette activité, les psychiatres ou psychologues, les radiologues spécialistes de l'IRM fœtale, les fœto-pathologistes (les spécialistes anatomopathologistes qui autopsient le fœtus lorsque la grossesse est interrompue, afin de confirmer le diagnostic) et éventuellement un chirurgien pédiatre en fonction des pathologies rencontrées (chirurgien viscéral, orthopédiste ou neurochirurgien).

On comprend que les décisions prises sont toujours pluridisciplinaires du fait de l'importance des enjeux et qu'elles nécessitent un haut niveau de compétence.

→ **Les dossiers de cancérologie pelvienne et mammaire** sont, eux aussi, présentés en réunion de concertation pluridisciplinaire chaque semaine. Le quorum associe oncologue médical, oncologue radiothérapeute, chirurgien, radiologue et anatomopathologiste.

Pour qu'un établissement soit autorisé à opérer un cancer du sein, de l'utérus ou de l'ovaire, il faut justifier d'un nombre minimal pris en charge chaque année.

→ **Pour la fécondation in vitro,** les dossiers sont discutés de façon collégiale lors de réunions hebdomadaires entre les gynécologues et les biologistes. L'activité et la structure logistique sont régulièrement évaluées par les autorités de santé.

Ces dispositifs légaux peuvent paraître lourds et difficiles à mettre en place, mais ils sont les garants d'une médecine de qualité assurant la meilleure prise en charge possible pour des problèmes souvent complexes.

Gynéco homme ou femme ?

« Moi je n'irai jamais voir un homme », « Personnellement, je ne me sentirais pas à l'aise avec une femme, je préfère qu'un homme m'ausculte », « Je vais voir une femme, car elle seule peut me comprendre », « J'ai vu plusieurs femmes, et finalement, c'est un homme qui a été le plus délicat avec moi »...

Chaque patiente doit pouvoir choisir son praticien. Néanmoins, quelques règles de bon sens doivent être rappelées.

Une jeune fille de 17 ans se sentira probablement plus à l'aise avec une femme gynécologue pour sa première consultation. En revanche, à l'âge adulte, si l'on n'est pas dans la situation d'une simple surveillance annuelle ou de la prescription d'un contraceptif, le gynécologue sera en général choisi en fonction de sa compétence pour traiter un problème donné et non en fonction de son sexe.

Une enquête sociologique réalisée auprès de femmes enceintes a montré que beaucoup d'entre elles préfèrent être suivies par des femmes durant leur grossesse, qu'elles soient médecins généralistes, sages-femmes ou gynécologues, mais que l'immense majorité n'accorde aucune importance au sexe du médecin si un ralentissement du rythme cardiaque fœtal oblige l'obstétricien de garde à pratiquer une césarienne en urgence à 2 h du matin…

Si vous êtes âgée de 55 ans et que la mammographie que vous venez de réaliser révèle un cancer du sein, le sexe du chirurgien vous importera-t-il ou veillerez-vous avant tout à ce que ce médecin soit compétent et vous propose le traitement le plus adapté ?

De même, si vous envisagez une fécondation in vitro à 35 ans, une hystérectomie à 40 ans car votre fibrome vous gêne, ou une chirurgie à 75 ans pour une descente d'organes, accorderez-vous de l'importance au sexe du médecin ?

À ce questionnement récurrent quand on est un gynécologue homme, je réponds souvent qu'il ne faut pas avoir eu une tumeur cérébrale pour être neurochirurgien ou s'être cassé la jambe pour être orthopédiste ! À l'inverse, le fait de se sentir plus à l'aise avec une femme gynécologue lorsque l'on a besoin d'un simple suivi est évident pour beaucoup de femmes et ne remet pas en question la légitimité des hommes, les deux questionnements devant, à mon sens, être dissociés. Enfin, la féminisation des études médicales étant une évidence sociétale, cette question se posera de moins en moins.

Et si on disait la vérité...

Il faut s'abstenir de toute généralisation, chaque acte médical dépendant du médecin qui le pratique, mais je dois reconnaître que j'ai plutôt rencontré dans ma pratique des hommes attentionnés et respectueux à l'égard de leurs patientes. Il ne faut jamais essayer de faire changer d'avis les patientes qui sont persuadées qu'une femme s'occupera mieux d'elles, ou l'inverse.

✓ Le sexe du gynécologue n'est pas très important. L'essentiel est la qualité de la relation qui s'instaure entre la jeune fille, la jeune femme, la femme ou la personne plus âgée et son ou sa gynécologue.

EN RÉSUMÉ : Si vous ne vous sentez pas en confiance, que la consultation a duré dix minutes examen compris, alors que vous aviez de nombreuses questions à poser qui n'ont pas trouvé de réponse, ou si l'examen a été douloureux et réalisé sans explications, il est temps de changer de gynécologue, quel que soit son sexe !

Chapitre 2

Dans la SALLE D'ACCOUCHEMENT et au BLOC OPÉRATOIRE

Ces deux endroits clés de la pratique gynéco-obstétricale sont souvent source d'interrogations, de craintes et de fantasmes pour celles et ceux qui ne sont pas familiers des hôpitaux ou des cliniques. Il nous paraît important d'en expliquer le fonctionnement et les codes.

La salle d'accouchement

Le système de santé français est unique au monde dans son modèle organisationnel pour l'obstétrique. Dans les hôpitaux publics, les accouchements normaux sont réalisés par des sages-femmes, l'obstétricien n'étant appelé qu'en cas de problème. De ce fait, 80 % des femmes sont accouchées par des sages-femmes.

Pour avoir effectué des remplacements en secteur libéral à la fin de mon internat et durant mon clinicat, je suis persuadé que cette organisation des soins assure une prise en charge optimale. J'ai vu la sage-femme de la clinique retenir la tête du bébé tandis que, appelé au milieu de mes consultations, j'arrivais en courant… J'essayais d'aller vite, car je devais parfois voir encore dix patientes alors qu'il était déjà 17 h, et je ne parle pas des collègues parisiens qui pratiquent des accouchements dans plusieurs cliniques…

La volonté du médecin d'accoucher « sa » patiente est légitime, de même que celle de la patiente d'être accouchée par « son » ou « sa » gynécologue. Cela entraîne néanmoins des contraintes qui peuvent se transformer en inconvénients pour les patientes. On peut être amené à faire plus de forceps et de délivrances artificielles (geste qui consiste à aller retirer le placenta en introduisant la main dans l'utérus), car il faut aller vite étant occupé par ailleurs.

Je suis convaincu que les sages-femmes, qui ont dans notre pays un statut de profession médicale, sont beaucoup plus performantes (et patientes !) pour gérer un accouchement eutocique (normal) que nombre de médecins. En revanche, il faut que l'obstétricien soit joignable et puisse venir très rapidement en cas de problème.

L'évolution sociétale et la féminisation de la médecine ont entraîné une évolution des mentalités, y compris pour les patientes suivies dans les cliniques privées. Elles comprennent bien que leur obstétricienne, elle-même mère de famille, ne peut être présente nuit et jour 365 jours par an, comme cela a pu être le cas il y a quelques dizaines d'années. Ainsi, elles acceptent de mieux en mieux de ne pas être accouchées par le ou la gynécologue de la clinique qui a suivi leur grossesse, comprenant bien qu'il y a des jours de garde.

Dans de nombreux pays européens, mais aussi au Canada et aux États-Unis, les accouchements sont réalisés presque exclusivement par des obstétriciens qui, étant rémunérés à l'acte, sont deux à trois fois plus nombreux qu'en France…

✓ **Dans les hôpitaux publics français, les accouchements normaux, qui représentent 80 % des accouchements, sont réalisés par les sages-femmes, le médecin n'étant appelé qu'en cas de problème.**

Le bloc opératoire et la chirurgie

Dans l'imaginaire collectif, le bloc opératoire est une cathédrale silencieuse où le chirurgien officie, concentré sur un acte technique dont les enjeux n'échappent à personne. La réalité est tout autre, puisqu'il s'agit d'un extraordinaire lieu de vie, où les échanges sont nombreux. Même si l'on ne peut aborder une intervention chirurgicale sans un minimum de concentration, la répétitivité des actes en banalise la pratique pour bon nombre d'entre eux.

De nombreux professionnels sont indispensables à la bonne réalisation d'une intervention chirurgicale. Outre le chirurgien et l'anesthésiste, il y a un aide opératoire (voire deux, selon le type de chirurgie), souvent une infirmière anesthésiste (IADE) et une infirmière de bloc opératoire non habillée stérilement (IBODE), dont le rôle est de donner le matériel et les fils au chirurgien. Pour les interventions compliquées, une instrumentiste, habillée stérilement et connaissant les temps opératoires, assiste le chirurgien en lui présentant les instruments dont il a besoin.

Dans les CHU, on trouve souvent divers étudiants (en médecine, étudiants sages-femmes ou infirmiers...). Cela représente beaucoup de monde dans une salle souvent exiguë. Cela peut sembler étrange, mais en réalité, on s'habitue très vite à cette situation.

« Je ne veux pas être opérée par un interne ! »

On se demande souvent à quel moment un chirurgien réalise pour la première fois une intervention : « Quand fait-il sa première césarienne ou sa première hystérectomie ? » La réponse est simple : il n'y a pas de première intervention chirurgicale ! L'apprentissage de la chirurgie est progressif, il se fait par compagnonnage. Le médecin senior transmet pas à pas son savoir et sa technique au junior, de manière à lui laisser de plus en plus d'autonomie. Ainsi, pour une intervention donnée, un interne en formation observera successivement le travail de plusieurs seniors, selon le jour de la semaine, l'heure du jour ou de la nuit, son année d'internat et le service dans lequel il est affecté. Il apprendra peu à peu les temps opératoires et la gestion des complications potentielles.

Au début de sa formation, l'activité de l'interne se limite à des gestes techniques très simples, puis au fur et à mesure de sa progression, on lui enseignera des temps opératoires de plus en plus complexes. Dans tous les cas, l'interne assiste le chirurgien senior ou est assisté par celui-ci, ce qui signifie que le médecin responsable de l'intervention est toujours présent.

On peut comparer cette formation à celle des pilotes de ligne. Quand vous êtes passager d'un avion de ligne, vous ne savez pas qui, du commandant de bord ou du copilote, assure le décollage ou l'atterrissage : l'important est que celui-ci se déroule bien et que le commandant soit responsable du vol et puisse intervenir en cas de besoin. De la même façon, il est fréquent qu'un senior « reprenne la main » dans un temps opératoire plus difficile que prévu et montre à l'interne en formation comment pratiquer le geste adéquat.

Les étudiants qui découvrent la gynécologie dans le service hésitent souvent à choisir cette spécialité médico-chirurgicale très polyvalente, car ils redoutent les gestes chirurgicaux. « Je n'y arriverai jamais! »... Nous leur répondons que la chirurgie, comme tous les gestes techniques, s'apprend et que peu d'entre eux n'y arriveront pas. S'ils sont motivés, qu'ils étudient correctement, c'est-à-dire avec patience et en répétant minutieusement les gestes enseignés, ils réussiront et deviendront chirurgiens.

Bien sûr, à l'instar des musiciens, certains seront des virtuoses et iront plus vite, trouveront immédiatement les bons plans de dissection et auront moins de complications, mais ce type de considérations est applicable à de nombreux métiers. Un de mes patrons de chirurgie viscérale affirmait que l'important est de bien poser l'indication opératoire, c'est-à-dire de définir le geste technique qui va être réalisé en fonction de la pathologie présentée par le patient. Il avait parfaitement raison, car si la technique s'acquiert à force de répétition et d'enseignement, il est difficile de rattraper une erreur d'aiguillage.

Une des grandes difficultés, lorsqu'on évolue dans la hiérarchie hospitalière et qu'on devient responsable de la formation des internes, est de détecter assez tôt les jeunes professionnels réellement inadaptés à la pratique chirurgicale. Cette situation est assez exceptionnelle puisque, en trente années de pratique dans un CHU, je n'ai eu à gérer ce problème qu'à deux reprises, et quand on sait que huit internes entrent dans la filière gynécologie-obstétrique tous les ans, cela représente deux internes sur 240, donc moins de 1 % des postulants!

Le gros avantage de cette spécialité est son caractère polyvalent. Si un(e) jeune interne n'est pas motivé(e) par la chirurgie, il existe d'autres voies d'épanouissement professionnel ne nécessitant pas de compétences chirurgicales particulières, comme l'échographie, le diagnostic prénatal, la fécondation in vitro ou la gynécologie médicale.

La chirurgie, un artisanat ?

Appartenant à une génération qui devait effectuer le service national, j'ai eu la chance d'être VAT (volontaire à l'aide technique), affecté à l'hôpital Mamao à Papeete (Tahiti). La Polynésie est un territoire immense, grand comme l'Europe, et un trajet aller et retour Papeete-Hiva Oa aux îles Marquises équivaut à un vol Paris-Moscou !

La structure sanitaire mise en place par la France a conduit à former des « adjoints de soins », qui sont des aides-soignants affectés dans les petites îles et formés aux gestes d'urgence. J'ai effectué des évacuations sanitaires dans l'archipel des Tuamotu, aux îles Marquises ou aux îles Gambier, et j'ai pu en voir certains opérer. Ils assuraient les gestes courants comme les appendicectomies, les césariennes ou les cures de hernie avec beaucoup de professionnalisme et de dextérité. De façon amusante, cette expérience m'a largement permis de démystifier la chirurgie…

EN RÉSUMÉ : La chirurgie est un artisanat, et son apprentissage se fait par compagnonnage. Il n'y a donc pas de première intervention. Les temps opératoires sont appris et répétés jour après jour, et évalués par un senior qui contrôle la progression technique de l'opérateur junior jusqu'à ce qu'il devienne autonome.

Chapitre 3

Les FONDAMENTAUX de la GYNÉCOLOGIE-OBSTÉTRIQUE

Il n'est bien sûr pas question de récrire une encyclopédie de la gynécologie, il en existe de très bonnes ! Toutefois, il m'a paru intéressant de revenir sur les sujets qui concernent directement la vie des femmes et qui constituent le cœur du métier de gynécologue, comme la première consultation gynécologique, la contraception, la grossesse, l'échographie obstétricale, l'IVG ou encore la ménopause, et d'établir un « pense-bête » des consultations gynécologiques aux différents âges de la vie.

Comment se passe la première consultation ?

Cette première consultation gynécologique est un moment important dans la vie d'une femme, et elle est souvent redoutée par les jeunes filles. Le médecin doit tout faire pour les mettre en confiance en leur expliquant qu'il n'y aura, en l'absence de symptômes particuliers, **ni examen gynécologique ni frottis** si elles consultent pour débuter une contraception. Il n'est en effet absolument pas nécessaire de réaliser un frottis dès le début des rapports sexuels, car les lésions précancéreuses du col utérin mettent dix à quinze ans à se développer et, selon les recommandations actuelles, le premier frottis ne doit pas être réalisé avant 25 ans.

Il est préférable, à mon sens, que cette consultation soit assurée par une femme, si possible jeune, pour que la jeune fille se sente le plus en confiance possible et puisse poser les questions qui la préoccupent en toute liberté. Au CHU, j'oriente volontiers les filles de mes patientes vers les internes, qui sont âgées de 25 à 30 ans, la communication étant en général plus simple.

Cette première consultation permettra de reprendre les antécédents personnels et familiaux, notamment thrombo-emboliques (phlébites), la notion d'intoxication tabagique, d'expliquer les infections sexuellement transmissibles, le préservatif, la pilule du lendemain, la prévention VIH (virus de l'immunodéficience humaine) et l'intérêt du vaccin contre le papillomavirus s'il n'a pas encore été réalisé, mais nous y reviendrons.

La consultation permet également de répondre à certaines interrogations récurrentes : « Suis-je normale ? Pourrai-je avoir une sexualité épanouie, des enfants ? », et donc de les rassurer.

✓ **La première consultation est longue, elle ne peut pas être effectuée en dix minutes.**

L'examen gynécologique, avec pose d'un spéculum et toucher vaginal, sera proposé plus tard, dans le cadre de la surveillance de la contraception.

Avant de réaliser le premier frottis, il faut que la jeune fille comprenne pourquoi on fait cet examen. On peut montrer un spéculum après avoir fait un dessin qui permet de situer le col de l'utérus et expliquer pourquoi on doit écarter les parois latérales du vagin pour le visualiser. On peut également présenter la spatule en plastique et le petit écouvillon qui seront utilisés pour réaliser le prélèvement, en les frottant sur la paume de sa main afin qu'elle comprenne que ce n'est pas douloureux. Lors de la consultation suivante, elle sera ainsi beaucoup plus détendue et la réalisation du frottis sera plus aisée.

Quelle contraception choisir ?

La contraception représente l'ensemble des méthodes qui visent à empêcher momentanément une grossesse non désirée. Celles-ci sont nombreuses, mais la première contraception utilisée est en général la contraception orale. Vient ensuite le stérilet, qui est souvent proposé après la première grossesse, même s'il peut désormais être posé chez les jeunes filles n'ayant pas eu d'enfants.

La contraception orale

On distingue schématiquement deux types de pilules :

- **les pilules œstro-progestatives,** composées d'œstrogènes et de progestatifs. Ces pilules bloquent le développement des follicules et l'ovulation, modifient la muqueuse utérine (en la rendant inapte à la nidation) et la glaire cervicale (empêchant les spermatozoïdes de franchir le col),
- **les pilules progestatives,** contenant uniquement un progestatif de synthèse. Elles rendent la glaire cervicale plus épaisse, donc imperméable aux spermatozoïdes, mais ne bloquent pas toujours l'ovulation. Elles sont utilisées chez les femmes à risque

vasculaire, notamment celles qui ont des antécédents familiaux ou personnels de thrombophlébites, et chez les femmes présentant une pathologie contre-indiquant les œstrogènes.

Pour comprendre le mécanisme d'action de la contraception orale œstro-progestative, on peut la comparer à la chaîne de production d'une usine.

L'usine, c'est l'ovaire, dont les chaînes de production fabriquent les hormones sexuelles (œstrogènes et progestatifs). Le contremaître se trouve dans les étages supérieurs de l'immeuble (le cerveau), au niveau de l'hypothalamus et de l'hypophyse. Ce contremaître est informé en permanence de la quantité d'hormones produite par les ouvriers de l'usine, on appelle cela le « rétrocontrôle ». Si la production d'hormones fabriquées par les ovaires baisse, le contremaître stimule sa chaîne de production et lui demande de l'augmenter, c'est le « rétrocontrôle positif ». À l'inverse, si l'usine a fabriqué suffisamment d'hormones, le contremaître envoie des ordres pour diminuer la production, c'est le « rétrocontrôle négatif ».

Une fois que l'on a expliqué cela, le principe de la pilule contraceptive devient facile à comprendre : les hormones présentes dans la pilule sont des hormones de synthèse qui agissent comme un leurre, car elles ressemblent aux hormones naturelles. Elles circulent dans le sang et envoient une fausse information au contremaître. L'hypothalamus et l'hypophyse, croyant que les ovaires ont rempli leur mission, donnent alors des ordres afin d'arrêter la production d'hormones. Et s'il n'y a pas d'hormones, il n'y a pas de grossesse.

✓ **Incroyable mécanique que celle du corps humain ! Force est de reconnaître qu'il aura fallu à l'homme plus de vingt-cinq siècles pour dompter sa fonction de reproduction, tout au moins chez les femmes.**

La crise de la pilule

L'année 2013 a été celle de la « crise de la pilule », avec le déferlement médiatique que nous avons tous connu. La seule conséquence positive de cet événement très important pour les femmes a été la prise de conscience du fait que la pilule est un médicament. De ce fait, elles se sont mieux impliquées dans leur contraception, mais les conséquences négatives ont été nombreuses…

Comment la polémique a-t-elle démarré ?

Plusieurs publications ont rapporté que les risques de thrombose veineuse profonde et d'embolie pulmonaire sont deux fois supérieurs avec les pilules de 3e génération comparativement aux plus anciennes (2 pour 10 000 utilisatrices avec les pilules de 2e génération contre 4 pour 10 000 avec les pilules de 3e génération).

Il faut néanmoins garder à l'esprit qu'en l'absence de toute prise de pilule, le risque de phlébite n'est pas nul (0,5 pour 10 000 femmes) et qu'il augmente chez les patientes ayant des antécédents familiaux ou personnels de phlébite, ou de pathologie artérielle. Par ailleurs, la grossesse entraîne un risque d'embolie pulmonaire non négligeable (6 pour 10 000 femmes), chiffre bien supérieur aux pilules de 3e génération !

L'évolution de la pharmacologie a permis, au cours des vingt-cinq dernières années, d'obtenir une meilleure efficacité avec des taux moindres d'hormones, ce qui permet d'en diminuer les effets secondaires (nausées, vomissements, prise de poids).

L'œstrogène est resté jusqu'à récemment toujours le même. Il s'agit de l'éthinyl-œstradiol, dont le taux a progressivement diminué (passant de 50, voire 100 microgrammes, à 15 ou 20 microgrammes). Depuis quelques années, d'autres pilules à base d'œstrogènes « naturels » ont vu le jour.

Le progestatif a, lui aussi, énormément évolué, et c'est lui qui permet de parler de génération de pilule. Les progestatifs des pilules de 2ᵉ génération sont le lévonorgestrel et la noréthistérone, et ceux des pilules de 3ᵉ génération, le désogestrel, le gestodène et le norgestimat.

La crise de 2013 a ainsi permis de rappeler que, lors de la première prescription de pilule, il est impératif d'interroger la patiente sur ses antécédents familiaux personnels de phlébite ou de pathologie artérielle, et sur la notion de facteurs de risque vasculaire personnel ou familial. S'ils sont présents, un bilan biologique doit être réalisé, notion connue des professionnels de santé depuis longtemps... S'il n'y a aucun antécédent, il est conseillé de commencer la contraception orale par une pilule de 2ᵉ génération, après avoir vérifié l'absence de contre-indications (âge, tabac, diabète), en plus des antécédents familiaux.

L'âge est un facteur important. Souvent, après 40 ans, voire 35 ans, chez les patientes ayant des antécédents tabagiques, on préfère arrêter les œstro-progestatifs du fait des risques cardiovasculaires et veineux accrus.

✓ **Malgré tout, et même si toutes ces précautions sont respectées, il y aura toujours un pourcentage incompressible de complications, la pilule étant un médicament.**

Il ne viendrait à l'idée de personne de retirer l'aspirine de la pharmacopée, bien que l'on sache que sa prescription n'est pas dénuée de complications comme les hémorragies digestives. Il en va de même pour la pilule, c'est ce que l'on appelle la « balance bénéfices-risques ».

Quelles ont été les conséquences de la crise ?

Les effets négatifs de cette crise ont été nombreux et l'un de mes collègues a employé le terme de « pompier pyromane » pour dénoncer l'attitude peu responsable des autorités de santé et du gouvernement.

Du côté médical, nous avons en effet vécu une période particulièrement difficile, les femmes étant extrêmement angoissées, voire paniquées, certaines allant jusqu'à interrompre leur contraception ne sachant plus ce qu'il convenait de faire. Je n'insisterai pas sur les dizaines de milliers d'appels téléphoniques qu'ont reçu les médecins généralistes, les sages-femmes et les gynécologues, provenant de femmes en détresse qui ne savaient plus comment gérer leur contraception. L'appel le plus marquant que j'ai reçu est celui de la nièce d'un de mes amis, âgée de 29 ans, cadre supérieur, qui m'a téléphoné un samedi soir en pleine crise de la pilule pour m'annoncer qu'elle avait tout arrêté à la suite des informations alarmistes colportées par les médias et qu'elle avait peur d'être enceinte…

✓ **Une femme sur 5 a changé de méthode contraceptive suite à cet événement, ce qui a entraîné, en 2013, une augmentation du nombre d'IVG de 4 à 5 %, soit 8 300 supplémentaires par rapport à 2012 [1].**

Ces chiffres s'expliquent de la façon suivante : la pilule, première méthode de contraception en France, était utilisée jusqu'alors par 41 % des femmes. La crise de 2013 a provoqué une désaffection à son égard, mais il y a eu peu de transferts vers des pilules de 2e génération (22 % d'utilisatrices en 2010, 23 % en 2013). Les femmes ont préféré le stérilet (+ 1,9 %), le préservatif (+ 3,2 %) ou les méthodes dites « naturelles » : retrait ou méthode des températures (+ 3,4 %) [2].

Les femmes en situation financière difficile se sont davantage détournées de la pilule au profit des méthodes naturelles, moins efficaces. Pour ces raisons, les associations de planning familial ont milité activement pour le remboursement du préservatif.

✓ **Si l'on veut être positif, on peut considérer que la crise de 2013 a eu le mérite de rappeler que la pilule est un médicament, mais le prix à payer a été fort pour les femmes.**

La première prescription de pilule

La première prescription de pilule est extrêmement importante. Chaque femme est différente et on ne trouve pas forcément la contraception idéale la première fois.

Une fois que la recherche des antécédents personnels et familiaux, en particulier thrombo-emboliques, a été effectuée, il faut prendre le temps d'expliquer comment prendre la pilule, comment gérer l'oubli, bien insister sur le fait qu'il est préférable d'avoir dans son sac à main une pilule du lendemain (voir p. 178), rappeler les recommandations essentielles en cas de vomissements, de diarrhée, de voyage avec décalage horaire, sans oublier les infections sexuellement transmissibles, l'importance du préservatif, la prévention VIH et l'intérêt du vaccin contre le papillomavirus. On prescrira un bilan biologique à réaliser quelques mois plus tard, afin de contrôler que la pilule n'a pas de conséquences négatives sur le sucre et les graisses.

✓ **La prescription de la pilule ne consiste donc pas à imprimer une ordonnance type !**

Que faut-il savoir du stérilet ?

En France, 16 % des femmes sont porteuses d'un stérilet, également appelé « dispositif intra-utérin ». Le médecin ou la sage-femme doivent expliquer ce qu'est un stérilet et comment on le met en place. Les patientes sont souvent effrayées par la taille de la boîte fournie par la pharmacie, alors qu'en réalité, le dispositif est tout petit, mais l'applicateur est très long, car il correspond à la longueur du vagin et à celle de l'utérus. On peut aussi montrer comment on va procéder en utilisant un modèle de démonstration que l'on insère dans un utérus en plastique transparent.

On expliquera chaque étape de la pose, et dans l'immense majorité des cas, celle-ci se passe sans problème. On met le stérilet en place à la fin des règles, période du cycle où le col est ouvert, ce qui facilitera son insertion. On prescrira également un traitement antidouleur pour éviter les contractions utérines.

Il existe deux types de stérilets :

- **le stérilet au cuivre,** qui présente l'inconvénient de provoquer des règles plus abondantes,
- **le stérilet au lévonorgestrel, ou stérilet « hormonal »,** qui a un petit réservoir délivrant progressivement de la progestérone pendant cinq ans. Chez la plupart des femmes, il entraîne une diminution de la durée des règles, voire leur disparition totale après une période transitoire de six mois où des saignements épisodiques peuvent survenir. Il faut vivre cette période comme le prix à payer pour l'installation de ses effets. Environ 60 % des femmes auront ensuite une absence totale de règles.
  Un « petit » stérilet hormonal a été commercialisé en 2014 et convient mieux aux jeunes filles qui n'ont pas eu d'enfants.

La pose d'un stérilet suppose une éducation des patientes, afin de les sensibiliser aux risques potentiels de grossesse extra-utérine et d'infection. Le risque d'infections provoquées par le stérilet lui-même est très faible (6 pour 1 000), mais bien sûr, il ne protège pas contre les maladies sexuellement transmissibles et l'utilisation du préservatif est recommandée en cas de rapports avec de nouveaux partenaires.

On conseillera également de consulter en cas de douleurs, de saignements ou de pertes anormales.

✓ **Les stérilets au cuivre et le stérilet hormonal seront renouvelés tous les cinq ans alors que le petit stérilet hormonal sera changé après trois ans.**

Quels sont les autres types de contraception ?

Si la pilule ou le stérilet ne conviennent pas ou ne conviennent plus, il existe d'autres alternatives contraceptives.

→ **L'anneau** est une excellente contraception qui protège aussi bien que la pilule et présente moins de risques d'oubli. Il a l'avantage de ne pas être affecté par les vomissements ou les diarrhées (puisque les hormones sont libérées progressivement à travers la muqueuse) et d'avoir une charge hormonale plus faible. Cet anneau est placé au fond du vagin le premier jour des règles pour une durée de trois semaines, puis est retiré pendant une semaine. Un nouvel anneau est ensuite mis en place. La pose et le retrait sont simples et assurés par la patiente. Il est possible (mais pas indispensable) de le retirer pendant les rapports, mais si c'est le cas, obligation est faite de le replacer moins de 3 heures après.

Cet anneau est beaucoup plus développé dans les pays nordiques que dans les pays latins. Il s'agit d'une excellente méthode contraceptive, en particulier chez les femmes qui ont besoin d'une contraception épisodique (conjoint absent plusieurs mois...).

→ **Le patch** est un petit carré de 4,5 cm de côté qui contient des hormones œstro-progestatives avec une dose équivalente à celle d'une mini-pilule. Il est très fiable s'il est utilisé correctement. On applique un patch par semaine en commençant le premier jour des règles, et cela durant trois semaines consécutives. On recommande de le placer à un endroit du corps sans pli, sans irritation et sans pilosité, en évitant la poitrine. En théorie, le patch résiste à la baignade et au sauna.

À mon sens, la principale réserve par rapport à ce type de contraception est psychologique puisque avoir un patch peut évoquer, chez certaines jeunes femmes, le traitement de la ménopause que prend leur maman, sans parler des difficultés en cas de baignade régulière ou de pratique du sport.

PILULE, ANNEAU OU PATCH ?

L'anneau et le patch sont une autre voie d'administration des œstro-progestatifs qui présente moins de contraintes par rapport à la prise quotidienne de la pilule, mais les effets secondaires et les risques (en particulier thrombo-emboliques) sont les mêmes qu'avec les pilules œstro-progestatives de 3e génération. Enfin, ni l'anneau ni le patch ne sont actuellement remboursés par la Sécurité sociale.

→ **L'implant** est un petit bâtonnet de la taille d'une allumette, que l'on place sur la face antéro-interne de l'avant-bras, entre le biceps et le triceps. Il ne contient qu'un progestatif et celui-ci bloque l'ovulation pendant trois ans au maximum. L'avantage est qu'il est impossible d'oublier sa contraception. Dans la mesure où il n'y a pas d'œstrogènes, il y a très peu de contre-indications, et il est possible de le poser même en cas d'antécédents de phlébite ou de diabète. Il peut également être mis en place juste après un accouchement ou une IVG.

La seule vraie contrainte est qu'il faut le poser, puis bien sûr… le retirer. Pour la pose, on pratique une anesthésie locale, puis une petite incision au niveau du bras gauche pour les droitières, et inversement pour les gauchères, avant de glisser l'implant sous la peau.

Il est très utile chez les jeunes filles qui ont de la peine à prendre la pilule, le but étant d'éviter les IVG. Son principal inconvénient est la survenue possible de saignements vaginaux (spottings) imprévisibles. La variabilité est grande en fonction des patientes : certaines voient disparaître leurs règles, d'autres ont des saignements récurrents.

En cas de mauvaise tolérance, il est habituel d'attendre deux à trois mois avant d'envisager le retrait de ce dispositif.

→ **Les autres méthodes contraceptives** (spermicides, préservatif masculin, préservatif féminin, diaphragme cervical) sont beaucoup moins employées.

- Si l'efficacité du **préservatif masculin** dans la prévention des infections sexuellement transmissibles et comme méthode de contraception est incontestable, il n'est cependant pas fiable à 100 %.
- Le concept du **préservatif féminin** m'a toujours beaucoup étonné... Il s'agit en effet d'un vaste sac en plastique souple que la patiente dispose elle-même à l'intérieur de son vagin et qui déborde de part et d'autre de la vulve. Je n'en ai personnellement jamais prescrit ; on ne me l'a jamais demandé, mais je serais intéressé d'en discuter avec une utilisatrice régulière pour connaître son vécu et... celui de son partenaire. Dans la littérature médicale, les utilisatrices et leurs partenaires louent les qualités suivantes : possibilité de se protéger même si le conjoint ne le souhaite pas, positionnable avant le rapport, pas de problème de « taille » ou de sensations constrictives parfois décrites avec les préservatifs masculins.

→ **Les méthodes de contraception définitive** (ligature des trompes et système Essure®) sont détaillées plus loin (voir p. 258).

Y a-t-il un lien entre pilule et cancer du sein ?

Le lien entre contraception orale et cancer du sein est un sujet de controverses et d'inquiétudes récurrent. La première grande méta-analyse (compilation d'études scientifiques), publiée en 1996, ne donnait pas de réponse claire, ne précisant pas si le risque de développer un cancer du sein était accru en fonction de la durée de la prise de la pilule, de son dosage et du type de contraceptif. Tout au plus signalait-on un risque relatif un peu plus important si la pilule était prise avant l'âge de 20 ans et la possible stimulation par la pilule de tumeurs déjà présentes [3].

Même si aucune conclusion formelle n'était donnée, le doute était semé dans les esprits.

Les grandes études épidémiologiques publiées depuis ont permis d'affirmer que la pilule œstro-progestative n'augmentait pas le risque global de cancer du sein [4]. Il y a même, chez les patientes qui prennent la pilule, une diminution significative du risque de cancer du côlon, de l'endomètre (corps de l'utérus) ou de l'ovaire, la contraception orale ayant bien un effet protecteur [5].

Enfin, il n'a pas été constaté d'augmentation du risque en cas d'antécédent familial de cancer du sein, et la contraception orale n'est pas contre-indiquée chez les femmes à risque génétique de cancer du sein (c'est-à-dire porteuses d'une mutation des gènes BRCA1 et BRCA2, voir p. 269).

✓ Les femmes désirant utiliser une contraception œstro-progestative peuvent donc être rassurées : il n'y a pas d'augmentation du risque de cancer du sein, même en cas d'antécédent familial ou de risque génétique.

✓ Par ailleurs, les femmes qui prennent la pilule ont moins de cancers de l'ovaire, de l'endomètre et du côlon et, toutes autres causes de décès prises en considération, vivent plus longtemps.

Quelle surveillance pour la grossesse ?

Avec 800 000 naissances par an en France, la surveillance des femmes enceintes et l'optimisation de leurs conditions d'accouchement sont de véritables enjeux de santé publique.

On sait que, dans les populations ayant peu ou pas d'accès aux soins, il y a plus de malformations non diagnostiquées et de pathologies liées à la prématurité, à l'hypertension ou au diabète. Notre société a donc fait un choix politique majeur en imposant sept consultations obligatoires remboursées à 100 % par la Caisse nationale d'assurance maladie et en recommandant trois échographies pendant la grossesse, ce qui est loin d'être le cas dans tous les pays industrialisés (à titre d'exemple, seulement deux échographies sont recommandées aux États-Unis).

Par ailleurs, l'État octroie une prime de naissance versée pendant la grossesse selon les ressources du foyer pour préparer l'arrivée de l'enfant, un congé maternité (6 semaines en prénatal et 10 en postnatal pour les deux premiers enfants, 8 et 18 semaines pour le troisième ou plus) et des allocations familiales. Enfin, un congé de paternité de 11 jours est ouvert à tout salarié, à condition de le prendre dans les 4 mois qui suivent la naissance.

Nous allons rappeler ici les principaux éléments de la surveillance de la grossesse, chaque consultation étant différente.

Le premier trimestre

Il est recommandé, dès que le diagnostic de grossesse est confirmé, de prévoir un rendez-vous mensuel avec le médecin traitant, la sage-femme ou le gynécologue.

Le suivi peut être fait à l'hôpital, en cabinet de ville, en clinique privée ou dans un service de Protection maternelle et infantile (PMI).

Le calcul du terme

Pour comprendre la terminologie employée par les médecins, il faut savoir que l'on parle en France de « semaines d'aménorrhée » (SA), littéralement semaines sans règles, ce qui correspond à la date de la conception plus 2 semaines, l'ovulation survenant le plus souvent 14 jours après le premier jour des règles lorsque les cycles sont de 28 jours. La situation se complique si les cycles sont irréguliers, car l'ovulation ne survient pas forcément le 14e jour. Par exemple, celle-ci surviendra aux alentours du 21e jour chez une femme ayant des cycles de 35 jours (35 - 14 = 21).

✓ **L'échographie du premier trimestre est donc très importante : elle permet de dater au mieux la grossesse et de prévoir la date d'accouchement, qui sera arbitrairement fixée à 41 semaines d'aménorrhée.**

Cette date fictive est bien sûr rarement respectée par la nature, mais elle permet de déterminer les dates des échographies et les limites de la prématurité et de la post-maturité (date à laquelle le bébé doit être né). Ainsi, si le premier jour de vos dernières règles était le 1er janvier et si vous avez des cycles réguliers de 28 jours (donc une ovulation au 14e jour), la date de la fécondation est le 14 janvier et le terme (41 semaines) est fixé au 14 octobre. Les dates importantes seront le 2 juillet (26 semaines, date de viabilité du fœtus), le 10 septembre (36 semaines, fin de la prématurité) et le 22 octobre (42 semaines, date à laquelle vous devrez impérativement avoir accouché pour éviter un dépassement de terme).

CORRESPONDANCE MOIS DE GROSSESSE ET SEMAINES D'AMÉNORRHÉE

Schématiquement (SA, pour semaine d'aménorrhée) :

- 1er mois : 0-6 SA
- 2e mois : 7-10 SA
- 3e mois : de 11 à 15 SA
- 4e mois : 16-19 SA
- 5e mois : 18-22 SA
- 6e mois : 25-28 SA
- 7e mois : 29-32 SA
- 8e mois : 33-36 SA
- 9e mois : 37-41 SA

Les symptômes courants

Le premier trimestre est souvent qualifié de « nauséeux ». Ces nausées peuvent être associées à des vomissements. Il ne faut pas se décourager, car elles disparaissent généralement après 12 semaines d'aménorrhée.

Elles peuvent également être accompagnées d'une sécrétion importante de salive, de remontées acides (pyrosis), d'une constipation, de troubles veineux, d'hémorroïdes, de crampes ou de fourmillements dans les mains.

La première consultation

Il est conseillé de parler de votre projet de grossesse à votre gynécologue avant la conception. On prescrira de l'acide folique (vitamine B9) à la dose de 0,4 mg par jour, par voie orale, un mois avant la conception et pendant tout le premier trimestre de la grossesse. Ce traitement diminue en effet de 80 % le risque d'anomalies du tube neural chez le bébé (spina bifida), mais aussi d'autres malformations (cardiaques, urinaires, et des membres).

On recherchera des antécédents de diabète, d'épilepsie, des problèmes cardiaques, la présence de fibromes (plus fréquents après 38 ans) et des antécédents obstétricaux pathologiques comme les accouchements prématurés ou l'hypertension artérielle gravidique.

Il pourra être nécessaire de modifier un traitement anti-épileptique avant de débuter la grossesse. Il est classique de dire que, chez les épileptiques ou les diabétiques, la grossesse dure 12 mois pour avoir le temps d'adapter le traitement avant la conception.

Les grossesses multiples (gémellaires ou triples) nécessitent bien sûr un suivi spécifique en milieu spécialisé.

La première consultation associe :

- **un interrogatoire détaillé sur les antécédents** personnels et familiaux de la patiente, son mode de vie, la consommation de tabac et les conditions socioéconomiques afin d'évaluer les risques obstétricaux,

- **un examen général,** avec prise de la tension artérielle, examen des seins, de la thyroïde, auscultation cardiaque,
- **un examen gynécologique,** avec réalisation d'un frottis si la patiente a plus de 25 ans et qu'il n'a pas été réalisé depuis plus de trois ans. **Il faut redire que le frottis n'est pas dangereux pendant la grossesse** et, dans la mesure où certaines femmes ne sont vues que pendant les grossesses, il est indispensable de ne pas oublier de le pratiquer.

Un bilan sanguin est également prescrit, associant groupe sanguin-rhésus, agglutinines irrégulières, rubéole, syphilis, toxoplasmose, hépatite B, glycémie à jeun. Cela semble beaucoup, mais ce n'est qu'une prise de sang ! Le test VIH n'est pas systématique chez les femmes enceintes, mais si la patiente le souhaite, on peut aussi le contrôler. Un examen bactériologique des urines sera demandé en cas d'antécédents d'infections urinaires à répétition.

Lors des consultations suivantes, en plus de l'examen clinique, on contrôlera tous les mois les urines avec un dosage de l'albuminurie (la protéinurie), la sérologie de la toxoplasmose si celle-ci est négative, ainsi que les agglutinines irrégulières si le rhésus est négatif.

✓ **Il est indispensable de consulter rapidement en cas de saignements vaginaux, de douleurs abdominales ou de fièvre.**

La première échographie

Elle est recommandée à 12 semaines d'aménorrhée, mais il est souvent bien difficile d'attendre cette date pour visualiser son bébé ! Un certain nombre de femmes l'ont bien compris et arrivent à faire une échographie sous un prétexte quelconque... Les autres échographies seront programmées à 22 et 32 semaines d'aménorrhée.

L'échographie de 12 semaines a plusieurs buts :

- préciser **le nombre de fœtus** (il peut y en avoir deux !),
- vérifier **la vitalité du bébé** (il bouge beaucoup, même si vous ne le sentez pas),
- mesurer **la longueur cranio-caudale** (entre les fesses et la tête de l'embryon) et **le diamètre bipariétal**, ou BIP (diamètre du crâne). Ces deux mesures permettent de dater précisément la grossesse, en les comparant à des tables,
- mesurer également **l'épaisseur de la nuque** (la clarté nucale), qui ne doit pas dépasser 3 mm, ainsi que **la quantité de liquide amniotique**, et vérifier **la position du placenta**.

Il est désormais possible de réaliser une analyse très complète de la morphologie du fœtus (cerveau, cœur, estomac, vessie, mains...), et certaines malformations peuvent être diagnostiquées. Le sexe peut être vu, mais ce n'est pas systématique à ce terme.

Enfin, une évaluation du risque de trisomie 21 est proposée. On effectue pour cela une prise de sang afin de doser deux marqueurs, la PAPP-A et la β-HCG. Un logiciel informatique prend en compte le résultat de ces deux marqueurs sériques et la mesure échographique de la clarté nucale, et en les combinant avec l'âge maternel, il calcule le « risque combiné », qui est le risque d'avoir un fœtus trisomique 21. Une amniocentèse sera proposée lorsque ce risque dépasse un certain seuil (voir p. 250).

Conseils alimentaires et précautions

Pour éviter **la listériose**, il ne faut pas manger de fromages non pasteurisés, de viandes mal cuites, de poissons crus ou de coquillages, se passer de charcuterie, et il faut laver soigneusement les légumes. Pour éviter **la toxoplasmose**, il faut également bien laver les légumes (y compris les salades prêtes à l'emploi), bien cuire la viande (y compris surgelée), porter des gants pour toucher la terre si l'on jardine et éviter de nettoyer la litière du chat.

On déconseille également les déplacements trop longs et on recommande aux patientes d'être très vigilantes avant de prendre des médicaments. La vaccination contre la grippe est recommandée en hiver chez les femmes enceintes. Il est également souhaitable de consulter son dentiste, car un mauvais état bucco-dentaire peut être une cause d'accouchement prématuré.

Le premier trimestre peut être marqué par **une fausse couche** qui est une éventualité non exceptionnelle : elle concerne 15 % des grossesses avant 35 ans, 18 % entre 35 et 40 ans. Il est donc préférable de ne pas annoncer la grossesse à l'entourage et aux enfants avant la fin de ce trimestre.

Le document de déclaration de grossesse est en général rempli après l'échographie de 12 semaines de façon à préciser la date de la conception (on parle de DPG : date présumée de grossesse) et avoir dépassé le terme des fausses couches. Elle doit être adressée avant 14 semaines d'aménorrhée.

De nombreux sites Internet permettent de suivre l'évolution du bébé semaine après semaine. Il est fascinant d'imaginer qu'à 7 semaines d'aménorrhée l'embryon mesure 7 mm et qu'à 10 semaines d'aménorrhée, alors qu'il mesure 3 cm, le cerveau est déjà constitué. Les deux globes oculaires peuvent même être visualisés…

Le deuxième trimestre

C'est le plus agréable, les nausées ont disparu et l'utérus n'est pas encore trop volumineux.

Les symptômes courants

À partir du 4e mois sont décrits des fringales, des épisodes de mycose, voire des douleurs liées à l'étirement des ligaments qui maintiennent l'utérus.

Il est d'usage de prescrire à la future maman à partir du 6e mois un complément alimentaire associant fer, iode et vitamines, pour éviter qu'elle n'arrive anémiée à l'accouchement, ainsi que du fluor qui prévient la carie dentaire de l'enfant ou du jeune adulte. Ces médicaments ne sont bien sûr pas dangereux pour le bébé.

Au 6e mois, il peut y avoir des problèmes d'essoufflement, des douleurs dans le dos, des varices, des vergetures, des troubles du sommeil ou de l'humeur, et des épisodes d'incontinence. Le fœtus atteint la limite de la viabilité, et des contractions régulières peuvent traduire une menace d'accouchement prématuré qu'il conviendra de traiter.

Les femmes qui attendent leur premier bébé se demandent souvent comment elles pourront reconnaître **les contractions** : le ventre se durcit et devient douloureux, la contraction formant une vague qui va du fond de l'utérus au pubis. Leur nombre et leur rythmicité doivent être précisés, une contraction toutes les 5 minutes ou plus de dix contractions par jour doivent amener à consulter.

Les consultations

Chaque mois, lors de la consultation, on interroge la patiente pour rechercher les mouvements fœtaux, en général perçus à partir de 18-20 semaines d'aménorrhée, d'éventuelles contractions, des saignements, des pertes blanches, une perte de liquide ou des brûlures urinaires.

Un examen clinique est réalisé, permettant de contrôler :

- **le poids :** idéalement, on conseille 1 kg par mois, soit 9 kg, mais une prise de poids totale de 12 kg est très satisfaisante. Il faut rappeler que l'accouchement permettra de perdre, outre le poids du bébé, 1 kg de liquide amniotique et 600 g de placenta,
- **la tension artérielle :** la maximale ne doit pas dépasser 13, mais le second chiffre compte aussi (c'est la minimale) et ne doit pas dépasser 7,
- **la hauteur utérine,** qui permet de vérifier la bonne croissance du bébé,

- **le col de l'utérus,** qui doit rester fermé et qui est évalué lors du toucher vaginal.

Sur le plan biologique, on vérifie tous les mois l'albuminurie pour toutes les patientes, la sérologie de la toxoplasmose si la patiente n'est pas immunisée et les agglutinines irrégulières si elle est de rhésus négatif.

À cette période, le fœtus entend les sons. Ainsi, il peut être intéressant d'habituer l'enfant à entendre la voix de son papa, de ses frères et sœurs, voire même le son d'un jouet musical qu'il reconnaîtra après l'accouchement et qui aura la vertu de le rassurer.

L'entretien prénatal précoce

Depuis 2004, les professionnels de la périnatalité doivent proposer à toute femme enceinte un entretien prénatal précoce selon les recommandations de la Haute Autorité de santé. Les objectifs sont les suivants :

- permettre aux femmes et aux couples de rencontrer un professionnel en dehors d'une consultation et en prenant du temps,
- parler de leurs attentes, de leurs besoins et de leur projet de naissance,
- les informer du suivi de grossesse,
- leur expliquer leurs droits,
- préparer au mieux la naissance de leur enfant dans la maternité de leur choix,
- poser toutes les questions qui les préoccupent.

L'entretien se fera avec la femme ou le couple, le plus tôt possible, mais il peut être organisé à tout moment de la grossesse. Il sera assuré par les sages-femmes, les médecins généralistes ou les gynécologues. Il dure en général de 45 minutes à 1 heure. C'est un temps d'échange qui ne comporte ni examen médical ni ouverture de dossier.

Le projet de naissance

Conformément aux recommandations de la Haute Autorité de santé (HAS), le projet de naissance est l'occasion de réfléchir à l'accouchement :

- Se déroulera-t-il dans un espace physiologique sans médicalisation (voir p. 237) ?
- Aura-t-on recours à la péridurale ?
- Le papa coupera-t-il le cordon ombilical ?
- La maman allaitera-t-elle ?

On proposera à la future maman de s'inscrire aux cours de préparation à l'accouchement. L'éventail de choix est large : préparation classique, sophrologie, yoga, préparation en piscine, haptonomie, chant prénatal, fasciathérapie, acupuncture…

Cette préparation est importante, en particulier pour le premier enfant, car elle permet de dédramatiser l'accouchement et de s'y projeter.

PROJET DE NAISSANCE

Le projet de naissance est un document écrit que les futurs parents rédigent et transmettent à la maternité. Ils y indiquent leurs souhaits pour l'accouchement, l'accueil du bébé, le séjour en maternité. Ce projet leur permet de s'informer, d'être acteurs de la naissance de leur enfant et d'entamer un dialogue avec l'équipe de la maternité. Il n'y a pas de projet de naissance type : chaque couple écrit le sien. Il peut être évoqué dès l'entretien du 4e mois de grossesse.

La deuxième échographie

Réalisée à 22 semaines d'aménorrhée, c'est la plus importante, car elle étudie la morphologie du bébé en détaillant son anatomie organe après organe. Elle évalue également sa croissance, la position du placenta et le volume de liquide amniotique. Les futurs parents peuvent alors connaître le sexe de leur bébé s'ils le désirent, car celui-ci est généralement visible.

L'amniocentèse

L'amniocentèse consiste à prélever du liquide amniotique pour obtenir une analyse des chromosomes, ce que l'on appelle le « caryotype ». Pour recueillir cette information, on peut aussi pratiquer l'un de ces deux autres gestes :

- **la biopsie de trophoblaste,** ou biopsie de villosités choriales, qui permet d'analyser le caryotype dès la 13e semaine d'aménorrhée à partir de villosités placentaires (l'aiguille est alors positionnée dans le placenta),
- **la ponction de sang fœtal,** qui est une ponction du cordon du bébé pour prélever une faible quantité de sang, dont les indications sont de plus en plus rares.

Indications et technique

Si l'évaluation du risque combiné (marqueurs sériques et échographie de 12 semaines) place la patiente dans une zone à risque pour la trisomie 21, l'amniocentèse sera pratiquée entre 16 et 18 semaines d'aménorrhée. Elle peut également être demandée si une malformation est diagnostiquée à l'échographie, et dans ce cas, elle peut être réalisée à un terme plus avancé. Ce prélèvement est réalisé sous contrôle échographique permanent et dans des conditions d'asepsie strictes, c'est-à-dire en badigeonnant le ventre avec un produit antiseptique et en plaçant la sonde d'échographie dans un sac stérile.

Une fois le repérage échographique réalisé, le gynécologue va introduire une aiguille à travers la paroi abdominale, traverser la paroi utérine et entrer dans la poche des eaux. L'aiguille est longue, mais très fine, et il ne faut pas se laisser impressionner par sa taille !

Le plus souvent, ces ponctions durent très peu de temps, de 30 secondes à 1 minute, et la tolérance est excellente. Le liquide amniotique retiré est « citrin », c'est-à-dire jaune pâle comme de l'urine. On peut être amené à ponctionner plusieurs fois, par exemple en cas de bébé très mobile ou de paroi abdominale épaisse, mais c'est très rare.

Un contrôle de la vitalité du bébé est réalisé par échographie, et les patientes peuvent regagner leur domicile 1 heure après, la reprise du travail étant possible le lendemain.

⊙ Questions courantes

→ **« Risque-t-on de piquer mon bébé ? »** On choisit le lieu de la ponction en fonction de la position du bébé et du placenta. Dans la mesure où le contrôle échographique est permanent, on ne touche qu'exceptionnellement le bébé. S'il se rapprochait de l'aiguille, on la retirerait doucement. La patiente a le choix de regarder ou non l'écran d'échographie, et ainsi de vivre sa ponction en direct.

→ **« Pourquoi ne fait-on pas d'anesthésie ? »** Lors de la réalisation de l'amniocentèse, il y a deux moments douloureux : le passage de la peau et la traversée du péritoine, qui est l'enveloppe tapissant les organes à l'intérieur du ventre. Si une anesthésie était réalisée, la piqûre cutanée pour injecter le produit anesthésique serait identique à celle de l'aiguille d'amniocentèse lorsqu'elle traverse la peau. Concernant le péritoine, il est trop profond et ne peut être insensibilisé par une anesthésie locale.

→ **« Quel est le risque de fausses couches ? »** Il est d'environ 0,5 à 1 %, ce qui veut dire que, dans 99 % des cas, la grossesse évoluera favorablement. On estime que, si le lendemain de la ponction il n'y a pas eu de saignements, de contractions ni d'écoulement de liquide, il n'y aura pas de complications.

Le taux de fausses couches est lié à l'expérience de l'opérateur, et dans la plupart des centres de diagnostic prénatal, on limite le nombre de praticiens réalisant ce geste, afin de limiter les risques liés à l'apprentissage de ce prélèvement.

Le troisième trimestre

C'est le trimestre le plus fatigant. En général, c'est la période où l'on choisit le prénom du bébé et où l'on réfléchit au mode de garde si la future maman travaille.

Pendant le troisième trimestre, le bébé grossit très vite. Il passe de 1 kg à 29 semaines d'aménorrhée (début du 7e mois) à 3,5 kg à terme. Il a donc moins de place dans l'utérus, et vous percevez de plus en plus ses mouvements.

Les symptômes courants

Les « petits maux » sont les remontées acides, les envies fréquentes d'uriner, les crampes nocturnes, les problèmes de sommeil (il est recommandé de se coucher sur le côté gauche pour éviter la compression des vaisseaux par l'utérus).

Les consultations

Les problèmes médicaux que l'on peut rencontrer au troisième trimestre sont le diabète, l'hypertension, les infections urinaires et l'anémie. Attention à limiter la prise de poids : celle-ci est « inévitable » en fin de grossesse, il faut donc ne pas se laisser déborder quand on arrive au 7e mois.

Un complément en vitamine D sera prescrit au début du 7e mois, surtout en hiver, sous la forme d'une ampoule buvable en une prise.

Elle a pour but de prévenir le rachitisme et l'hypocalcémie néonatale, qui peut être à l'origine de convulsions néonatales chez les mères concernées.

Une consultation avec l'anesthésiste sera organisée au 8e mois, elle est obligatoire, même si la future maman souhaite accoucher sans péridurale. En effet, celle-ci peut changer d'avis, ou avoir besoin d'être endormie en urgence si une césarienne s'impose.

La troisième échographie

Elle est réalisée à 32 semaines d'aménorrhée, soit à la fin du 7e mois, et est très importante. Elle permet de confirmer la présentation fœtale (tête en bas, siège ou transverse), de vérifier la croissance du bébé, la position du placenta et la quantité de liquide amniotique.

Les parents sont souvent un peu déçus par la qualité des images, car le bébé étant plus volumineux, il ne rentre plus entièrement dans l'écran. On ne le visualise plus qu'organe par organe : la tête, le ventre, une jambe… Cette troisième échographie est une spécificité française qui n'est pratiquée dans aucun autre pays, que ce soit en Europe ou en Amérique du Nord.

La morphologie est importante, car même si l'examen a été complet à 22 semaines, quelques malformations, en particulier au niveau des reins, ne peuvent pas être diagnostiquées avant 32 semaines.

On confirme également la position du placenta, qui peut être bas inséré, c'est-à-dire trop proche du col, voire recouvrant, ce qui empêche le passage du bébé. Enfin, on évalue la quantité de liquide amniotique qui peut être trop ou pas assez abondant.

Le cas particulier de la consultation du 9e mois

Lorsque la grossesse a été suivie par une sage-femme, le médecin traitant ou la gynécologue médicale, il est conseillé que la visite du 9e mois soit assurée par l'obstétricien(ne) exerçant dans la maternité où sera prise en charge la patiente, afin de déterminer la voie d'accouchement et d'évaluer le pronostic obstétrical.

En cas de présentation par le siège (4 % des grossesses), une version par manœuvre externe sera proposée à 36 semaines d'aménorrhée, le principe étant de faire tourner le bébé pour le replacer la tête en bas. Son taux de succès est d'environ 50 %. Peuvent être tentées également l'ostéopathie, l'acupuncture ou certaines postures. En France, 25 à 30 % des femmes ayant une présentation par le siège accouchent par voie basse (données Audipog).

Un prélèvement vaginal sera pratiqué systématiquement pour rechercher la présence du streptocoque B, dont 10 à 20 % des femmes sont porteuses. Ce germe d'origine intestinale est sans danger pour la mère, mais peut l'être pour l'enfant. Chez les femmes porteuses, on proposera un traitement antibiotique à l'accouchement pour éviter une éventuelle complication infectieuse chez le bébé.

Durant cette période précédant l'accouchement, il ne faut pas hésiter à consulter au moindre doute : contractions, saignements, diminution des mouvements du bébé, perte de liquide… Peuvent également survenir des pertes abondantes liées à la perte du « bouchon muqueux », qui correspond au mucus obturant le col durant la grossesse et qui permet d'éviter les infections. Celle-ci peut survenir 8 à 10 jours avant l'accouchement, ou parfois moins.

✓ **Les hôpitaux et les cliniques assurent un service de garde 24 heures sur 24. Il vaut mieux venir pour rien que d'accoucher dans sa voiture…**

Si le terme est dépassé

Une « borne » sera donnée par l'obstétricien ou la sage-femme, et si la patiente n'a pas accouché à 41 semaines d'aménorrhée, une surveillance rapprochée sera mise en place toutes les 48 heures. À l'issue de cette surveillance, un déclenchement sera proposé à 41 semaines et 6 jours, car le bébé pourrait être mis en danger par une moins bonne perfusion du placenta si l'on dépasse 42 semaines. On comprend bien l'importance de la première échographie qui permet de déterminer le terme avec précision.

Pourquoi fait-on une césarienne ?

La césarienne peut être programmée ou réalisée en urgence. Les principales indications de la césarienne « en urgence » sont les hémorragies, le plus souvent liées à un décollement du placenta (hématome rétro-placentaire ou placenta bas inséré, c'est-à-dire recouvrant le col de l'utérus), et les anomalies du rythme cardiaque fœtal traduisant des ralentissements du cœur du bébé (par compression du cordon, ou procidence, c'est-à-dire lorsque le cordon glisse devant la tête du bébé).

Les urgences en obstétrique sont de vraies urgences : il faut faire naître le bébé dans les minutes qui suivent, au risque de le perdre ou de lui infliger de graves séquelles neurologiques, et ce malgré la prématurité.

Ces situations peuvent survenir à toute heure du jour ou de la nuit, aussi la présence d'un obstétricien est-elle imposée dans les maternités assurant plus de 1 500 accouchements par an, 24 heures sur 24 et 365 jours par an.

Si une césarienne doit être programmée, elle le sera aux environs de 38 ou 39 semaines d'aménorrhée. Les principales indications sont les antécédents de césarienne avec bassin rétréci, le placenta recouvrant le col, ou les indications liées au bébé (siège, grossesse multiple).

L'accouchement

Les modalités d'accouchement et les suites de couches sont détaillées chapitre 10 (voir p. 236 et 245).

L'allaitement

AVIS D'EXPERT, Dr MARIE MERCIER

Le mode d'alimentation du futur bébé doit être abordé lors des consultations de suivi de la grossesse par les soignants, que ce soit le médecin ou la sage-femme. Le choix d'allaiter ou non son enfant doit être respecté et doit être accompagné par l'équipe soignante tout au long de la grossesse, lors des séances de préparation à l'accouchement et en postnatal.

L'allaitement s'impose à certaines femmes comme une évidence. Il répond à la fois à un désir et une volonté : un désir très fort de vivre pleinement cette relation privilégiée avec son enfant et la volonté d'être une bonne mère. La femme doit avoir conscience que l'allaitement, qui peut paraître naturel pour certaines, n'est pas inné, il s'apprivoise au fil du temps. L'allaitement n'est pas toujours synonyme de simplicité, sa mise en place sera multifactorielle, et surtout, il ne faut pas se décourager.

Il n'existe pas un allaitement, mais des allaitements, tous différents, auxquels l'équipe soignante devra s'adapter en faisant du « sur-mesure ».

Certains pensent que l'allaitement maternel prive le père du plaisir nourricier. Il peut parfaitement trouver sa place en allant chercher son bébé et en le mettant au sein. La perception positive de l'allaitement par le conjoint et l'entourage est un élément décisif dans le choix d'allaiter et un gage de réussite.

Quelques éléments restent essentiels à l'instauration de l'allaitement : le peau à peau précoce après la naissance, la tétée d'accueil en salle d'accouchement, les tétées à la demande sans limitation de nombre ni de durée, et l'absence de biberons de complément facilitent sa mise en place. Le repos de la mère en post-partum, la disponibilité des soignants pour observer les tétées et ajuster la position du nouveau-né et de la mère sont également fondamentaux pour assurer la montée lactée et le succès de l'allaitement. Les mères ont toutes besoin d'être rassurées quant à leur capacité à allaiter, et il est important qu'elles reprennent confiance dans cette période du post-partum où elles doutent souvent.

De retour à la maison, pour éviter un arrêt précoce, un accompagnement avec une sage-femme libérale, le médecin traitant, une consultante en lactation ou les acteurs de la Protection maternelle et infantile (PMI) peut être organisé.

✓ **En France, 60 % des femmes allaitent à la sortie de la maternité alors que seulement 39 % des enfants seront allaités à 1 mois. Un enfant sur 4 est toujours nourri au sein à l'âge de 6 mois.**

✓ **Informer, respecter, accompagner, observer, ajuster, s'adapter au cas par cas, encourager et renforcer la confiance sont les règles d'or d'un allaitement réussi.**

La contraception du post-partum

Le post-partum est une période où les préoccupations maternelles sont principalement centrées sur le nouveau-né. La contraception a néanmoins toute son importance, elle doit donc être simple et non contraignante. Le nombre élevé de demandes d'IVG chez les femmes ayant accouché dans l'année précédente (20 % des femmes en demande d'IVG) nous amène à délivrer une information claire en post-partum immédiat et à échanger sur quelques idées reçues.

Les jeunes mères n'envisagent pas l'éventualité d'une nouvelle grossesse dans les semaines ou les mois suivant leur accouchement. Beaucoup pensent que ce n'est pas possible d'être enceinte rapidement : « J'ai mis deux ans avant d'avoir mon bébé ! » Et pourtant...

L'allaitement exclusif n'est pas une méthode de contraception fiable, dans la mesure où il requiert d'importantes contraintes en termes d'horaires et de nombre de tétées (de 6 à 10 tétées par 24 heures, toutes les 4 heures le jour et au maximum 6 heures entre deux tétées la nuit). 5 % des femmes allaitantes auront une ovulation à 6 semaines de leur accouchement. Les premières ovulations sont décrites à partir du 21e jour, d'où l'importance de reprendre une contraception dès la 3e semaine du post-partum, quel que soit le mode d'allaitement, artificiel, maternel mixte ou exclusif.

Que peut-on proposer à une jeune maman ?

Les deux premiers mois qui suivent l'accouchement sont une période à haut risque thrombo-embolique, c'est-à-dire que le risque de faire une phlébite (caillot de sang dans une veine) est important. Pour cette raison, la pilule classique qui contient deux hormones, des œstrogènes et de la progestérone, est contre-indiquée. Sa reprise pourra être envisagée ultérieurement, après discussion avec le médecin ou la sage-femme lors de la visite postnatale.

Après l'accouchement, la contraception la plus prescrite est la pilule microprogestative, le désogestrel, qui ne majore pas le risque de phlébite. Elle doit être débutée au 21e jour après l'accouchement selon les recommandations de la Haute Autorité de santé (HAS). Elle se prend en continu 28 jours sur 28, à la même heure, et est autorisée en cas d'allaitement maternel. Elle ne pourra cependant pas être prescrite chez une femme ayant une phlébite évolutive ou en cas de perturbations du bilan hépatique qui surviennent dans certaines pathologies de la grossesse comme l'hypertension. En cas d'oubli supérieur à 12 heures, la pilule du lendemain sera prescrite, à prendre dès que possible, et juste après une tétée pour les femmes allaitantes.

Si la jeune maman ne souhaite pas la contrainte de la prise quotidienne d'un comprimé, un implant progestatif ou un dispositif intra-utérin (DIU) pourront lui être proposés. Ils peuvent être posés quelques jours après l'accouchement, avant la sortie de la maternité.

Les DIU au cuivre ou à la progestérone peuvent être posés un mois après l'accouchement. Une pose dans les jours suivant l'accouchement peut néanmoins être envisagée dans certaines situations particulières (femmes sous traitement pour une autre pathologie contre-indiquant formellement toute nouvelle grossesse), mais le risque d'expulsion, d'infection ou de migration est majoré, car le col est encore ouvert.

La contraception mécanique (préservatifs) est largement utilisée lorsqu'il s'agit de patienter avant la pose d'un DIU, par exemple.

✓ **La contraception du post-partum est donc un point essentiel à aborder avec la femme, et si possible en anténatal. Cela permet de faciliter son choix contraceptif en post-partum et d'éviter une grossesse non désirée. Pendant la grossesse, nous proposons aux patientes des séances d'information autour de la contraception afin de les éclairer sur leur choix contraceptif.**

La visite postnatale

La visite postnatale est importante et doit être programmée 6 à 8 semaines après l'accouchement. Elle permet au médecin ou à la sage-femme de vérifier que l'utérus est bien rétracté, que les cicatrices (de césarienne ou d'épisiotomie) sont de bonne qualité, et d'évaluer la nécessité de proposer une rééducation périnéale qui ne doit pas être faite avant.

On place les doigts en crochet à l'entrée du vagin en demandant à la patiente de serrer comme si elle retenait un gaz. Cela permet d'évaluer la qualité des muscles releveurs de l'anus, que l'on cotera de 1 à 5. Plus de 30 % des femmes présentent une inversion de commande, c'est-à-dire qu'elles contractent leurs abdominaux au lieu de resserrer leur périnée. Les séances de rééducation sont importantes dans cette situation, car elles leur permettront de prendre conscience de leur corps et de prévenir une éventuelle incontinence urinaire ultérieure.

Cette visite permettra également de proposer de nouveau la contraception à la patiente et de réaliser un frottis si nécessaire.

✓ **Il y a beaucoup de paramètres à surveiller durant la grossesse. Fort heureusement, la plupart des grossesses et des accouchements sont normaux. Le rôle des médecins et des sages-femmes est d'accompagner la future maman et de vérifier que tout se passe bien sur le plan clinique, biologique et échographique. La fréquence des visites est propice à l'éta-**

blissement d'une relation privilégiée avec la future maman et à l'élaboration d'un projet de naissance personnalisé.

✓ Ce n'est qu'au prix d'une surveillance parfaitement rythmée et organisée que l'on peut voir diminuer la mortalité maternelle et infantile dans un pays.

Que faut-il attendre de l'échographie ?

La formidable évolution de l'échographie obstétricale

L'échographie, utilisée en obstétrique depuis moins de quarante ans, représente un progrès considérable pour toutes les femmes enceintes. Grâce à elle, le fœtus peut être visualisé par ses parents dès le premier examen.

Je fais partie de cette génération de médecins qui a vu naître l'échographie. Cette aventure a été passionnante puisque l'on est passé d'une visualisation très sommaire du fœtus (qui apparaissait en vert et noir !), où l'on mesurait seulement le diamètre bipariétal (le diamètre du crâne du fœtus), l'activité cardiaque et la localisation du placenta, à l'échographie d'aujourd'hui qui constitue une véritable prouesse technologique et scientifique.

La consultation d'échographie n'est jamais un acte anodin, même si cet examen ne fait courir aucun risque au bébé. L'échographiste, comme le dit très bien le Dr Jean-Marc Levaillant, l'un des pionniers français de l'échographie, est un « passeur d'images » qui transmet des informations à un couple légitimement ému de rencontrer son bébé. Bien sûr, l'examen échographique peut susciter angoisse et interrogations.

Il existe deux types d'échographies obstétricales :

- **l'échographie de première intention,** où l'échographiste vérifie l'absence d'anomalies morphologiques chez le fœtus selon une liste préétablie (sorte de « check-list »),

- **l'échographie de deuxième intention ou de référence,** qui est réalisée par des échographistes exerçant le plus souvent dans des centres pluridisciplinaires de diagnostic prénatal, et dont le rôle est de confirmer ou de compléter des diagnostics évoqués préalablement.

Échographiste : un métier exigeant

L'échographie est un exercice médical très particulier qui demande des compétences spécifiques, car il faut être extrêmement systématique et vérifier la morphologie fœtale en « traquant » la malformation. Heureusement, l'immense majorité des femmes enceintes ne rencontrera pas de problèmes, puisque environ 2,5 % des fœtus seulement présenteront une malformation.

C'est un métier qui exige de travailler dans une pièce sombre, devant un écran, et d'être capable d'accueillir chaque maman, pour qui ce moment est totalement magique, en faisant preuve d'enthousiasme et d'émerveillement, tout en assumant cette vertigineuse responsabilité.

L'échographie est un acte éminemment « échographiste-dépendant », c'est-à-dire que sa performance dépend de l'expertise et de l'expérience de l'opérateur.

Un radiologue lit les clichés d'un scanner ou d'une IRM, analyse des coupes, des photos, alors que l'échographiste crée des images en déplaçant sa sonde d'échographie, ce qui explique qu'il puisse y avoir une grande variabilité entre les opérateurs.

L'évolution des technologies a permis une extraordinaire amélioration de la visualisation du fœtus. Les échographistes du fœtus doivent posséder de grandes connaissances en génétique et en pathologies d'organes. Je suis toujours impressionné par leurs compétences lorsqu'ils discutent d'égal à égal d'une malformation diagnostiquée en prénatal avec un cardio-pédiatre ou un neurochirurgien infantile, qui sont par définition ultra-spécialisés dans leur domaine.

✓ **Néanmoins, et quelles que soient les compétences de l'échographiste, toutes les malformations ne peuvent pas être diagnostiquées en anténatal.**

Cette spécialité a évolué depuis ces vingt dernières années vers une ultra-spécialisation, et les échographistes de référence ont désormais une activité d'échographie fœtale exclusive.

À l'inverse, toutes les femmes enceintes ne peuvent pas bénéficier d'une échographie de référence, et il est important qu'il y ait des échographistes de premier niveau (qui souvent font également de la gynécologie ou de la radiologie) pour pouvoir répondre à la demande des femmes enceintes et sélectionner celles qui auront besoin d'un examen de référence.

Rappelons qu'il y a 800 000 naissances par an en France. Dans la mesure où trois examens échographiques sont recommandés durant la grossesse (voir p. 52), cela représente presque 3 millions d'échographies effectuées chaque année chez des femmes enceintes, certaines patientes devant réaliser plus d'échographies durant leur grossesse.

La plupart des échographistes de référence que j'ai pu rencontrer sont des professionnels passionnés, extrêmement disponibles pour leurs patientes, et qui actualisent leur formation en permanence.

Leur relation avec les femmes durant leur examen est très particulière. Certains échographistes sont totalement mutiques afin de pouvoir se concentrer, ce qui peut être difficile à vivre pour les patientes et les couples anxieux, qui redoutent qu'on ne leur annonce une malformation. D'autres, au contraire, expliquent pas à pas ce qu'ils voient, ce qui est bien sûr plus confortable pour les patientes. Enfin, certains précisent qu'ils ne parleront qu'après l'examen, ce qui rend leur silence moins inquiétant.

Les mots choisis sont extrêmement importants, car les futures mamans sont à l'affût du moindre commentaire de l'échographiste. Celui-ci doit donc être attentif à ses propos et extrêmement prudent dans ses échanges au cours de la réalisation de cet examen.

AVIS D'EXPERT, Pr PHILIPPE DUVERGER (pédopsychiatre)

L'échographie obstétricale constitue la première rencontre de la mère et du père avec la réalité du fœtus et avec l'image de leur bébé.

Elle joue de ce fait un rôle fondamental dans le processus de parentalisation et en constitue l'un des moments clés. C'est d'ailleurs sans doute pour cela que le cliché échographique, réalisé ou non en 3D, devient souvent la première photographie de l'album du bébé.

Entre émerveillement et angoisse, l'échographie est un moment attendu et redouté, un temps de rencontre mêlant désir et inquiétude. Et cet examen, en révélant le dedans, en estompant la limite entre réel et imaginaire, renforce le sentiment d'inquiétante étrangeté.

Son impact psychique chez les parents est majeur, et les mouvements psychologiques, conscients et inconscients, ne sont pas sans laisser de traces.

Cette échographie participe donc à cette transformation qui permet de passer du fœtus au bébé. Les représentations conscientes se concrétisent et les processus d'idéalisation permettent d'annuler l'émergence de sentiments de haine que toute mère ressent pour son bébé [6].

Le bébé sera objet d'amour et ne saurait être autre chose.

Témoignage d'une patiente

C'est plutôt très sereine que je suis allée passer cette deuxième échographie, sereine comme peuvent l'être, je pense, toutes les mamans pour lesquelles la première écho s'est bien passée. « Tout va bien, des premières mesures prometteuses et un beau petit profil ! » Nous l'avons souvent admiré, ce cliché de profil, avec ce petit nez retroussé ! Je suis partie tranquille, seulement « chiffonnée », car mon mari ne pouvait être avec moi pour ce moment si magique ! Une amie m'avait vanté le professionnalisme et la gentillesse de l'échographiste.

Celle-ci a tout de suite vu que quelque chose n'allait pas, car le bébé s'est présenté spontanément de face. Elle m'a annoncé au moment où elle l'a vu qu'il y avait une fente sur le visage du bébé. Elle a immédiatement précisé que c'était ce que l'on appelait communément un « bec-de-lièvre » et qu'aujourd'hui cela s'opérait très bien.

Je crois que j'ai demandé aussitôt si elle connaissait un centre vers lequel on pouvait se diriger. Elle m'a conseillé le Dr T., en me précisant qu'il faisait des miracles.

En poursuivant l'examen, elle avait du mal à voir si la fente était complète (labio-narinaire et palatine). Elle m'a montré sur l'écran de contrôle ce noir qui aurait dû être blanc. Le ton de sa voix était très calme, plutôt enjoué même, se voulant rassurant sans doute.

Moi, je n'étais plus qu'inquiétude : opération, douleur, langage... Je n'écoutais plus rien. L'écho s'est poursuivie et... je ne me souviens de rien !

Elle a dû parler de clarté nucale, nommer tout ce qu'elle voyait, préciser les mesures... Elle m'a demandé si on voulait connaître le sexe du bébé, et là, je me souviens très bien lui avoir répondu qu'on le souhaitait, mais que c'était inutile qu'elle me le dise. Je savais que c'était un garçon ! Ce qu'elle a confirmé, en précisant que les fentes étaient plus fréquentes chez les garçons.

Je ne sais plus ce que j'ai dit ou fait ensuite... Je suis sortie sonnée, et d'autant plus inquiète que la secrétaire a obtenu très rapidement un rendez-vous pour une deuxième échographie plus approfondie chez l'échographiste de référence.

J'ai immédiatement appelé mon mari et, un bonheur n'arrivant jamais seul, je suis tombée sur son répondeur. Je lui ai laissé un message que j'ai voulu le moins inquiétant possible, et puis j'ai pleuré, pleuré...

Quand on met au monde un enfant, on sait bien que, malgré tout notre amour, notre protection et notre soutien, la vie lui apportera, au milieu de mille bonheurs, des désillusions, de la peine et de gros chagrins. Mais là, la souffrance de notre bébé était programmée : plusieurs opérations, les anesthésies, les perfusions, les hospitalisations... Tous ces mots résonnaient dans ma tête.

J'ai essayé de conduire et je me suis arrêtée sur le parking du palais de justice. Même aujourd'hui, je ne peux passer devant cette place sans être submergée par l'émotion.

J'ai attendu le coup de fil de mon mari.

Quand, enfin, il a rappelé, j'ai essayé de lui expliquer et... je ne sais plus ce que je lui ai dit. Je suis allée chez ma belle-maman qui habitait à côté, et c'est elle qui m'a prise dans ses bras et a accueilli mon désarroi, ce moment devait nous unir à jamais.

Lorsque j'ai rejoint mon mari sur son lieu de travail, il m'a été impossible de répondre de façon claire à ses questions. Nous avons donc téléphoné au médecin échographiste qui, très gentiment, a parlé avec mon mari et nous a même proposé de rencontrer l'une de ses collaboratrices, qui avait un garçon porteur lui aussi d'une fente. Je n'oublierai jamais cette sollicitude !

L'échographie approfondie réalisée le lendemain a également été particulièrement marquante. Là encore, les émotions me submergeant, je ne me souviens que de trois choses : la douceur et la voix particulièrement apaisante du médecin, l'examen qui m'a semblé interminable et l'annonce d'une amniocentèse, car il pouvait y avoir d'autres malformations associées. J'ai aussi apprécié qu'elle nous précise sur une sorte d'échelle à quel niveau se situait la fente de notre bébé. Cette échographie me permettait finalement de désirer qu'il n'y ait qu'une fente ! Qui l'eût cru ?

Dès que nous avons su que notre bébé avait une fente, le temps s'est suspendu et transformé. Il a fallu que nous attendions les résultats de l'amniocentèse, au point de tout stopper dans nos préparatifs et de nous interdire toute projection excessive.

Cette annonce nous a fait changer de statut, nous devenions des parents soucieux du développement de notre enfant.

Pierre est né le 15 juillet 2006, et lorsqu'on l'a déposé sur ma poitrine, un regard avec deux billes noires ouvertes sur le monde avec détermination est venu se planter dans le mien et je n'ai vu que ce regard… Il a fallu que le médecin accoucheur me dise : « La fente est exactement comme décrite par l'échographiste. » Je ne l'avais pas vue !

Aujourd'hui, notre Pierre a 8 ans et sa fente est en voie de normalisation. Nous sommes fiers d'être ses parents ! Nous cachons notre peine lorsqu'il doit subir une intervention, pour l'aider à calmer ses angoisses. Nous nous efforçons de l'accompagner le mieux possible.

Aujourd'hui, Pierre est le grand frère de Simon et de Jeanne. Mon mari n'a jamais manqué la deuxième échographie de ces deux grossesses. Et le cœur battant, nous avons appris, chaque fois, que tout allait bien.

Dame nature et ses caprices !

Que faut-il savoir de l'interruption volontaire de grossesse ?

Les interruptions volontaires de grossesse ou IVG sont réalisées dans les centres d'orthogénie. Actuellement, deux consultations sont obligatoires :

- **la première consultation** permet de faire la demande d'IVG et de réaliser une échographie qui confirmera le terme de la grossesse,
- **la seconde consultation** avec une psychologue ou une conseillère conjugale est obligatoire pour les jeunes filles mineures. Le consentement des parents n'est pas indispensable, les patientes doivent alors simplement être accompagnées par une personne majeure (qui peut être un membre de la famille ou une amie).

Jusqu'à récemment, trois consultations étaient obligatoires, la troisième étant réalisée au moins une semaine après la première, pour laisser un temps de réflexion à la patiente. En avril 2015, la suppression de ce délai de réflexion a été votée.

AVIS D'EXPERT, Dr VANESSA BELLOEIL

Historique, cadre légal et technique

L'interruption volontaire de grossesse (IVG) est devenue légale en France il y a quarante ans, grâce à la loi Veil, permettant à toutes les femmes, quelle que soit leur origine socioculturelle, d'avoir accès à l'avortement dans des conditions médicales et sanitaires satisfaisantes. Nul n'est besoin de souligner la nécessité et l'importance de cette loi pour la santé des femmes. En effet, de tout temps, les femmes ont avorté (on en retrouve des traces avant l'Antiquité), et ce au péril de leur vie... Dans les années 1950, une femme décédait chaque jour en France des complications d'un avortement.

La loi du 17 janvier 1975 n'a pas incité les femmes à avorter plus, elle leur a simplement permis de le faire dans des conditions optimales et leur a souvent sauvé la vie. Elle a fait passer l'IVG de la sphère privée (avortements clandestins) à la sphère publique (démarche reconnue et encadrée par des professionnels de la santé). Les obligations législatives plongent encore trop souvent la femme ou la jeune fille, pourtant décidée, dans des réflexions culpabilisantes dont les sources sont variées : politiques, religieuses, médiatiques, institutionnelles... Une culpabilité venue de l'extérieur peut créer un véritable traumatisme.

Une grossesse non désirée peut être interrompue dans notre pays jusqu'à 12 semaines de grossesse, soit 14 semaines d'aménorrhée, et ce de deux façons :

- **par méthode médicamenteuse** jusqu'à 9 semaines d'aménorrhée,
- **par aspiration** dès 7-8 semaines et jusqu'à 14 semaines d'aménorrhée, sous anesthésie locale ou générale.

Dans cette démarche, la femme a le libre choix de garder ou non la grossesse, et celui de la méthode (médicaments ou aspiration), à condition qu'elle soit dans la période concernée.

Les professionnels de l'orthogénie (discipline qui s'occupe de la régulation des naissances) sont des soignants volontaires, ce qui est primordial. Ils sont volontaires pour appliquer la loi et ne vont pas discuter l'indication ni porter un jugement. C'est la femme qui choisit, pas le professionnel.

Les chiffres

Une grossesse sur 5 est interrompue chaque année en France, et ce ratio ne change pas. Le pourcentage d'IVG est relativement stable depuis une dizaine d'années, en dehors de 2013 où, suite à la crise de la pilule, 8 300 IVG supplémentaires ont été réalisées (voir p. 45). Le nombre de naissances a également augmenté cette année-là, et il est permis de penser qu'un certain nombre d'entre elles correspond à des grossesses non désirées chez des patientes qui n'ont pas pu se résoudre à effectuer une IVG.

Il y a quelques décennies, les femmes « subissaient » et menaient à terme une grossesse non désirée, alors que les femmes ont aujourd'hui plus librement recours à l'IVG. C'est le témoignage de l'évolution de notre société, passant d'une maternité sous contrainte à une maternité choisie.

Sur les 217 000 IVG réalisées en 2013, les 20-24 ans sont les plus concernées, 28,8 pour 1000 femmes, alors que la moyenne est de 15,6 pour 1000 femmes. Les mineures, contrairement à ce que l'on dit souvent, ne sont pas les plus nombreuses : 9,5 pour 1000 femmes, et elles ont plutôt 17 ans que 13 ou 14 ans... Rappelons qu'il n'y a pas d'âge pour être enceinte sans le désirer, et que des femmes de plus de 40 ans, voire 50, ont également recours à l'IVG.

Pour la plupart des femmes, cette IVG sera unique dans leur vie. Quelques-unes y auront recours une deuxième fois et certaines une troisième fois, voire plus, ce qui fera dire qu'elles sont « récidivistes ». Terme accusateur contre lequel il faut s'insurger, car empreint de beaucoup de culpabilisation. Il n'y a aucune raison d'assimiler des avortements successifs à une récidive, puisque la récidive relève du langage juridique. Or, l'IVG n'est pas une infraction...

Les différentes situations clinique

Une IVG ou des IVG ?

On ne doit pas mélanger la survenue d'une grossesse, son caractère accidentel et son éventuelle interruption. Il ne faut pas comparer la souffrance psychologique générée par une IVG à laquelle aura recours une femme se trouvant dans l'impossibilité absolue de mener sa grossesse à terme, alors qu'elle en éprouve le désir, et le soulagement ressenti lorsque l'IVG est choisie par une femme qui, tout simplement, ne désire pas être mère à ce moment précis de sa vie, quel que soit son âge.

Cette réflexion doit nous faire admettre qu'il n'existe pas une IVG et que, de ce fait, l'IVG n'est pas universellement grave ou anodine, mais qu'il existe une multitude de femmes qui sont placées devant des choix et des situations différentes qu'elles vont gérer au mieux pour elles.

La culpabilisation

Écouter, prendre du temps... Quand on vit ces situations au quotidien, on constate que les femmes ont souvent un discours de culpabilité (« J'ai oublié ma pilule, j'aurais dû savoir que le préservatif avait craqué »...). C'est notre travail de les aider à relativiser, de leur expliquer que les sentiments, la sexualité, et par extension la contraception et le désir ou le non-désir de grossesse, sont des domaines complexes, la vie n'étant pas toujours aussi simple que ce que l'on croit. Enfin, il faut leur rappeler qu'il existe des moyens de prévention pour éviter une situation qui peut être difficile pour elles.

Que dire des nouvelles violences faites aux femmes par la multiplication des sites Internet d'information sponsorisés par les mouvements anti-IVG, et qui apparaissent en tête des moteurs de recherche ? Ils sont d'autant plus nocifs qu'ils s'adressent de façon directe aux femmes en demande d'IVG, en leur imposant des violences visuelles et verbales. C'est une véritable atteinte à la liberté des femmes, qui s'exerce dans l'intimité et sans contrôle. Elle fait des ravages quotidiens et fragilise l'accès à l'avortement. Il est capital de promouvoir des sites d'informations impartiaux et fiables, comme le site officiel www.ivg.gouv.fr, mis en place par le ministère de la Santé.

Nous prenons tous des risques !

La question n'est pas de savoir pourquoi les couples se retrouvent dans la situation de demander une IVG. Toutes les femmes ont pris, prennent ou prendront des risques avec leur contraception, les hommes également. Il faut aussi admettre que certains couples sont plus fertiles que d'autres, et qu'une prise de risques sera chez eux plus fréquemment suivie d'une grossesse.

Rappelons que 3 IVG sur 4 concernent des femmes ayant une contraception… Beaucoup de femmes utilisent la pilule, selon une norme contraceptive très française. Contrairement à ce qu'on lit, ce n'est pas le « mode de contraception préféré des Françaises », c'est celui le « plus prescrit aux Françaises », ce qui est très différent. Elle est loin d'être idéale pour toutes les femmes, selon leurs rythmes de vie, leurs attentes, leurs contraintes. D'autres moyens de contraception existent : implant contraceptif, dispositif intra-utérin, anneau, patch, qui peuvent être proposés à toutes, y compris aux femmes jeunes et/ou n'ayant jamais eu d'enfants…

La question n'est pas non plus de vouloir à tout prix donner un sens à cette grossesse. Est-ce réellement quand la grossesse ne paraît pas envisageable que la femme décide une IVG ?

La prise de risque peut avoir un sens, et c'est à la femme de décider si elle veut approfondir la question ou si, pour elle, il n'y a pas de question.

En pratique, les femmes sont dans une mouvance normative puisqu'elles sont « censées » avoir leur premier enfant vers 28 ou 30 ans, pas trop tôt, mais pas trop tard non plus. Deux enfants, voire trois, c'est bien, mais les extrêmes dérangent (un ou quatre, voire plus). Encore plus étrange, ces femmes qui n'en veulent pas du tout… Et celles qui font passer leur travail d'abord, soit parce qu'il est précaire et qu'elles ont peur de le perdre, soit parce qu'elles ont ou vont avoir un poste important et intéressant, et qu'elles ont besoin d'être reconnues dans cette fonction.

Les influences socioculturelles, l'histoire familiale et personnelle, les capacités intellectuelles et financières sont autant de facteurs qui permettent un arbitrage intérieur qui sera plus ou moins complexe à l'échelon individuel.

« Il ne faut pas que l'IVG devienne banale ! »

Phrase beaucoup trop entendue… Banal signifie « ordinaire », « courant ». Concrètement, l'avortement est banal, puisque c'est l'un des actes gynécologiques les plus fréquents : 200 000 sont réalisés par an en France, et une femme sur 3 y aura recours dans sa vie.

Puisque l'avortement est banal, nous pouvons admettre que le fait d'interrompre une grossesse peut ne pas être grave pour une femme, et en tout cas probablement moins grave pour elle que de poursuivre la grossesse jusqu'au terme. Elle peut choisir d'avorter sans avoir le sentiment de « commettre » un acte lourd de conséquences.

L'enjeu sociétal actuel est de considérer l'avortement comme l'un des maillons de la chaîne de la maîtrise de la fécondité, en complément de la contraception, plutôt que comme un échec. L'IVG n'est pas l'échec, c'est la grossesse non désirée qui l'est. Autrement dit, l'IVG n'est pas toujours le problème, mais souvent la solution au problème.

Complications des IVG

Malgré l'évolution des techniques d'aspiration et le développement de l'IVG médicamenteuse, il peut encore y avoir des complications comme les infections des trompes ou les synéchies, qui sont des sortes de cicatrices à l'intérieur de l'utérus, ces complications pouvant compromettre la fertilité ultérieure. Il faut donc, lorsque l'on doit faire une IVG, l'encadrer médicalement et la faire le plus tôt et le mieux possible.

EN CONCLUSION : Les femmes ont le droit de jouir de leur liberté de conscience pour choisir de mener à bien une grossesse ou non à un moment donné de leur vie. Un climat sociétal serein doit leur permettre de prendre cette décision sans culpabilité. Nous, professionnels de l'interruption volontaire de grossesse, jouons notre rôle en étant au service des femmes, à l'écoute de leurs besoins, toujours prêts à nous adapter à chacune.

Témoignage d'une patiente

C'est important pour moi de témoigner de mon parcours, de « mes » IVG, maintenant que j'ai 38 ans. J'ai pris du recul sur ma vie, sur mes expériences.

Je viens d'une famille très libre, le dialogue a toujours été facile chez nous. Ma mère était féministe, elle nous expliquait la contraception, l'égalité des sexes, le droit à l'avortement... tout cela m'a toujours paru normal. De ce fait, c'est moi qui expliquais plein de choses à mes copines !

Quand j'étais en terminale, j'avais un amoureux, nous sommes restés dix-huit mois ensemble. Nous étions bien sûr très jeunes. J'ai découvert assez tardivement que j'étais enceinte, et comme il ne restait que quelques jours pour avorter, tout a été très vite.

Ma mère et mon copain étaient avec moi, heureusement, parce que le directeur de l'hôpital venait de s'enchaîner aux grilles pour protester contre l'IVG. C'était dur, je me sentais jugée, j'avais l'impression qu'on me faisait payer le fait de ne pas avoir pris de contraception, et que personne ne comprenait que je ne voulais pas d'enfant à 17 ans, que je voulais d'abord devenir adulte...

Les années suivantes, j'ai pris la pilule avec beaucoup de sérieux et d'application.

À 28 ans, je l'ai oubliée une fois. J'étais enceinte à la fin d'une histoire d'amour puisque nous venions de nous séparer. J'en ai parlé à mon compagnon qui avait 45 ans et pas d'enfant. Il m'a dit que c'était à moi de prendre la décision, et qu'il m'accompagnerait dans mon choix, quel qu'il soit. Mais ça ne me convenait pas, j'avais envie d'avoir un enfant un jour bien sûr, mais pas comme ça, je voulais un papa à mes côtés ! Ça a été encore plus difficile que la première fois, surtout moralement. J'ai mis du temps à me décider parce que je savais que j'avais un désir d'enfant, mais à l'évidence, ce n'était pas le bon moment. Je ne regrette pas ma décision, je sais combien il est difficile d'élever un enfant seule...

Aujourd'hui, j'ai une relation stable, un travail qui me plaît, et nous avons une belle petite fille âgée de 3 ans.

Il y a deux ans, je n'allais pas très bien, sans doute un peu déprimée après la mort de ma mère, et physiquement, quelque chose clochait. J'avais un stérilet et j'ai pensé que je ne le supportais plus. Je l'ai fait retirer et, avant de démarrer une autre contraception, j'étais enceinte. Malheureusement, on venait de me diagnostiquer un cancer de la thyroïde...

Ma petite fille avait 1 an, c'était une période difficile, et mener cette grossesse à terme n'était pas une priorité, je devais penser à moi, à ma santé. Nous étions totalement d'accord avec mon conjoint. Il m'a suivie, soutenue, et c'était très important, même si je ne suis pas totalement certaine que ce soit une décision de couple.

L'IVG s'est très bien déroulée, il y avait beaucoup de bienveillance, pas de jugement, ce qui n'était pas forcément le cas les autres fois. Tout le monde était gentil, aux petits soins. Je n'en ai pas parlé autour de moi, assez curieusement, ce n'était pas une chose si importante que cela dans le contexte.

Je ne regrette aucune de mes décisions, probablement parce que j'ai réussi à construire ma famille. Tout va bien, et s'il est évident que ces IVG font partie de ma vie, je suis bien dans ma vie, dans mon couple, dans ma tête, et ça, il faut le dire à toutes les femmes qui ont peur ou qui culpabilisent.

Que se passe-t-il à la ménopause ?

La ménopause correspond à l'arrêt du fonctionnement hormonal des ovaires. Les règles étant liées aux conséquences de la maturation d'un follicule, lorsqu'il n'y a plus d'ovocytes dans l'ovaire, il n'y a plus de règles. C'est donc un processus de vieillissement de l'ovaire qui, malgré la stimulation hypophysaire (voir p. 42), ne répond plus. L'âge moyen de la ménopause en France est de 51 ans.

Comme les règles ne sont pas régulières lorsque la puberté s'installe, de la même façon, elles ne s'interrompent pas brutalement à la ménopause. Cette période de transition, au cours de laquelle les cycles sont irréguliers, est appelée « pré-ménopause » ou « périménopause ». Elle peut durer de six mois à un an, voire plus.

On parle de « ménopause installée » lorsque l'arrêt complet des règles dure depuis un an. Il n'y a pas de relation avec l'âge de la puberté, le nombre d'enfants, l'âge à la dernière grossesse, la prise de la pilule ou le fait d'avoir eu ou non une procréation médicalement assistée.

En effet, la théorie selon laquelle la stimulation des ovaires afin d'obtenir un grand nombre d'ovocytes dans le cadre d'une fécondation in vitro anticiperait l'âge de la ménopause est fausse, et cela a largement été démontré.

Il existe en revanche, dans certaines familles, une corrélation avec l'âge de la ménopause de la mère ou des sœurs et, d'une façon certaine, une relation avec le tabagisme : **les femmes ayant une forte imprégnation tabagique ont une ménopause plus précoce, en moyenne avancée de deux ans.**

On parle de « ménopause précoce » ou d'« insuffisance ovarienne prématurée » (IOP) lorsque la ménopause survient avant l'âge de 40 ans. Cela nécessite alors impérativement une prise en charge médicale pour les raisons que nous développerons ultérieurement (voir p. 92).

Questions courantes

« J'ai 50 ans, je prends la pilule, comment puis-je savoir si je suis ménopausée ? »

Même si la contraception œstro-progestative présente plus de risques veineux et cardiovasculaires après 40 ans, cette situation est loin d'être exceptionnelle et de nombreuses femmes prennent encore la pilule à 50 ans.

Le plus simple est d'arrêter la pilule pour voir si les règles reviennent. Si l'on veut être certaine à 100 % de ne pas avoir de risque de grossesse, il convient d'utiliser des préservatifs, mais le risque de grossesse à 50 ans est exceptionnel (environ un pour 1 000).

Si les règles ne reviennent pas et que les symptômes apparaissent (bouffées de chaleur, par exemple), il s'agit probablement d'une ménopause installée, et le dosage hormonal pour le confirmer est habituellement inutile et ne sera pratiqué qu'en cas de doute.

« J'ai 50 ans, j'ai eu une hystérectomie il y a huit ans pour un fibrome et le chirurgien a conservé mes ovaires. Comment puis-je savoir si je suis ménopausée ? »

La sécrétion hormonale ovarienne persiste puisque les ovaires ont été laissés en place. Il n'est évidemment pas possible d'utiliser l'arrêt des règles comme marqueur de la ménopause, dans la mesure où l'utérus n'est plus présent. On peut donc ne plus avoir de règles à la suite d'une chirurgie et ne pas être ménopausée (au sens hormonal du terme) si les ovaires sont toujours en place.

S'il y a des signes d'ovulation (seins tendus, ventre ballonné) une fois par mois, on peut penser que la ménopause n'est pas installée. Bien sûr, des bouffées de chaleur, des troubles du sommeil ou une sécheresse vaginale peuvent indiquer un passage au stade de pré-ménopause ou de ménopause. Dans tous les cas, le plus simple est de réaliser une prise de sang pour effectuer un bilan hormonal afin de confirmer ou d'infirmer le diagnostic.

Quels sont les signes cliniques ?

Une fois la ménopause installée, les signes cliniques suivants peuvent être présents et associés de façon diverse :

- **les bouffées de chaleur** (bouffées vasomotrices) peuvent survenir le jour ou la nuit. De 30 à 40 % des femmes ménopausées n'ont pas de bouffées de chaleur. Celles-ci peuvent être extrêmement invalidantes, avec un retentissement personnel et professionnel important,

- **les sueurs nocturnes** peuvent survenir indépendamment des bouffées de chaleur,
- **le vieillissement de la peau,**
- **la sécheresse vulvo-vaginale,** qui peut entraîner des douleurs lors des rapports sexuels et qui est souvent associée à une diminution de la libido (20 % des femmes),
- **des troubles du caractère** avec irritabilité (30 % des femmes), des troubles du sommeil (30 % des femmes), une tendance dépressive, une fatigue (asthénie), une prise de poids liée à la redistribution des graisses qui ont tendance à se déposer sur le ventre, des troubles urinaires (infections urinaires plus fréquentes, impériosités mictionnelles, fuites d'urines), des douleurs articulaires et des troubles de la mémoire.

Ce tableau clinique est peu réjouissant, mais ces signes sont rarement tous présents chez une même patiente, et certaines y échappent totalement ! Ces symptômes surviennent généralement au début de la ménopause, et le plus souvent, leur fréquence et leur intensité se réduisent avec le temps.

Quels conseils au quotidien ?

Cette étape de la vie est très importante : il est recommandé de consulter un médecin (médecin traitant ou gynécologue) dès l'apparition des premiers symptômes, voire de façon systématique à 50 ans.

Avant d'envisager un éventuel traitement, rappelons qu'il est essentiel, à cette période comme à tout âge, d'avoir une bonne hygiène de vie et une alimentation saine. Il est recommandé de pratiquer une activité physique régulière (au minimum 30 à 45 minutes de marche par jour) et de veiller à son alimentation, en limitant notamment la prise d'alcool, de café et de sucre, en réduisant les graisses et en arrêtant le tabac.

On conseille également de consommer trois produits laitiers par jour (lait au petit déjeuner, fromage et yaourts) pour limiter la perte osseuse pouvant conduire à l'ostéoporose.

Il faudra également discuter des problèmes psychologiques inhérents à cette tranche de vie très particulière : prise en charge de parents vieillissants, enfants ayant quitté le domicile familial ou adolescents difficiles, situation professionnelle instable, préretraite, perte d'emploi, sans sous-estimer les problèmes de santé du conjoint, qui peut dans le même temps connaître des difficultés d'érection ou vouloir tester sa séduction avec des femmes plus jeunes…

Concernant la sexualité après la ménopause, il est conseillé d'en parler au médecin, sans gêne ni honte. Il existe très clairement une corrélation avec la vie sexuelle durant les années précédentes. Ainsi, les femmes qui ont eu peu de rapports sexuels entre 30 et 50 ans vont rarement connaître une explosion de leur libido après 50 ans.

✓ **La ménopause est souvent vécue comme un cap difficile par les femmes. Le rôle du praticien est de dédramatiser cette période et d'accompagner sa patiente au mieux en prescrivant le traitement le plus adapté à son profil.**

Il faut également savoir expliquer aux femmes que leur espérance de vie est de 85 ans, soit en moyenne trente-cinq ans après l'installation de la ménopause, et qu'elles ont encore de belles années devant elles !

Faut-il prendre un traitement ?

La ménopause n'étant pas une maladie, il n'est pas indispensable de donner des médicaments à toutes les femmes pour passer ce cap de la vie. Néanmoins, les traitements, nous allons le voir, rendent de grands services à court et à long terme.

Les traitements non hormonaux

Il ne faut pas sous-estimer les traitements non hormonaux, comme l'homéopathie.

La vitamine E, la bêta-alanine, la clonidine ou certains antidépresseurs peuvent être efficaces pour traiter les bouffées de chaleur, mais ils présentent des effets secondaires.

Les phyto-œstrogènes (soja) doivent être envisagés avec une extrême prudence, car on ne sait pas avec certitude s'ils sont dangereux par manque d'études sérieuses publiées. Leur lien avec le cancer du sein, en particulier, est mal évalué.

Le traitement hormonal

On a longtemps utilisé le terme THS (traitement hormonal substitutif), remplacé aujourd'hui par THM (traitement hormonal de la ménopause).

Au moment de la pré-ménopause (c'est-à-dire durant la période d'irrégularités menstruelles qui précède l'arrêt des règles), des douleurs mammaires ou abdominales peuvent survenir, liées à une carence en progestérone.

Une fois la ménopause installée, seul le traitement hormonal est réellement efficace contre les bouffées de chaleur, les insomnies, la sécheresse vaginale et le vieillissement de la peau. Il associe un œstrogène et un progestatif (en privilégiant la progestérone naturelle) ou un œstrogène seul par voie transdermique (sans progestatif) si l'utérus a été retiré.

J'ai l'habitude d'utiliser l'image de l'iceberg pour expliquer à mes patientes en quoi consiste ce traitement. Les bouffées de chaleur, les insomnies et la sécheresse vaginale peuvent en effet être considérées comme la partie visible de l'iceberg. Le traitement doit également être envisagé pour la partie non visible, au moins aussi importante, qui est la prévention de l'ostéoporose.

On sait que l'ostéoporose, qui se caractérise par une altération de la masse osseuse, augmente le risque de fractures osseuses après 70 ans, notamment celles du col du fémur ou des vertèbres. Elles sont responsables d'une morbidité (le plus souvent liée à la chirurgie) et d'une mortalité extrêmement importantes chez les femmes âgées. Par ailleurs, après la ménopause, les femmes perdent l'avantage qu'elles avaient sur les hommes concernant les risques d'infarctus du myocarde et d'accident vasculaire, car elles ne sont plus protégées par leurs œstrogènes.

Faut-il avoir peur du traitement hormonal ?

Tout et son contraire a été écrit concernant le traitement hormonal de la ménopause (THM) et le lien avec d'autres pathologies, dont le cancer du sein. En pratique, on peut retenir des nombreuses études publiées les éléments suivants :

- **le cancer du sein.** L'augmentation du risque est faible si le traitement n'est pas prolongé : 2 cas supplémentaires pour 1 000 femmes qui prennent un traitement durant cinq ans (soit 0,2 % seulement en plus), 6 pour 1 000 femmes qui le prennent durant dix ans. Par contre, il augmente si l'on prolonge le traitement : 12 cas supplémentaires pour 1 000 femmes traitées durant douze ans. Ces chiffres sont à mettre en parallèle avec l'incidence du cancer du sein dans les pays industrialisés (une femme sur 8 au minimum sera confrontée à ce cancer au cours de sa vie), en mettant en balance les avantages procurés par le traitement.
- **la phlébite et l'embolie pulmonaire.** Le risque de phlébite ou d'embolie pulmonaire est multiplié par 2 ou 3 lorsqu'il y a des facteurs de risque (antécédents de phlébite, obésité) et lorsque l'on prescrit un traitement par voie orale. En revanche, lorsque le traitement œstrogénique est pris par voie cutanée (gel ou patch), le risque est beaucoup plus faible. Pour cette raison, il est désormais recommandé d'utiliser un œstrogène par voie cutanée (gel ou patch), associé à un progestatif naturel.

- **l'infarctus et l'accident vasculaire cérébral.** Si le traitement débute tôt et n'excède pas dix ans, le THM semble avoir un effet protecteur.

Durée du traitement hormonal

Ce traitement sera prescrit pour une période de cinq à dix ans au maximum, surtout si la patiente présente des signes liés à l'hypo-œstrogénie (bouffées de chaleur…), et à condition bien sûr qu'elle adhère au projet thérapeutique. Le traitement est d'autant plus efficace qu'il est prescrit tôt, si possible moins d'un an après l'installation de la ménopause.

On privilégiera les traitements par voie transdermique. Les sociétés pharmaceutiques ont réfléchi à cette question et les gels contenant des œstrogènes ont un conditionnement très esthétique, similaire à celui d'un produit de beauté. Ils sont donc faciles à ranger dans la salle de bains ou dans le sac à main. Ils doivent être appliqués sur les bras, les jambes, le ventre, mais jamais sur les seins pour éviter le passage transdermique des œstrogènes qui pourraient ainsi stimuler la glande mammaire.

Il est possible de moduler le traitement pour continuer à avoir des règles ou pas. Ce choix est très personnel et doit être discuté avec le gynécologue, les deux cas de figure étant possibles avec la même efficacité thérapeutique. **Les traitements sont donc beaucoup plus personnalisés et les prescriptions moins systématiques qu'auparavant.**

Un certain nombre de patientes souhaitent poursuivre leur traitement au-delà des cinq à dix ans « réglementaires », car elles sont encore extrêmement gênées par les bouffées de chaleur et préfèrent prendre un risque « minime » plutôt que d'altérer profondément leur qualité de vie.

Il s'agit alors d'une discussion au cas par cas, qui conduit parfois à dépasser cette limite de dix ans, après avoir longuement discuté de la balance bénéfices-risques.

EN CONCLUSION : Si les contre-indications sont respectées (phlébite, embolie pulmonaire, accident cardiovasculaire, cancer de l'endomètre, cancer du sein, hypertension, diabète), que la mammographie et l'examen gynécologique sont normaux, il y a un réel bénéfice au traitement hormonal de la ménopause pour passer le cap aigu et prévenir l'ostéoporose ultérieure, en privilégiant la voie transdermique (gel ou patch) pour les œstrogènes.

Bien sûr, que la patiente ait ou non un traitement par THM, il faut poursuivre la surveillance gynécologique avec un examen annuel.

Ménopause précoce (avant 40 ans), je cours chez le gynéco !

La ménopause précoce se caractérise par la survenue d'une insuffisance ovarienne avant l'âge de 40 ans. Elle concerne 2 % des femmes (1 % entre 20 et 40 ans, et 1 % avant l'âge de 20 ans).

Elle correspond à la disparition de la réserve d'ovocytes, le patrimoine de la patiente ayant disparu trop tôt. Dans 75 % des cas, la cause de la ménopause précoce demeure inexpliquée. Elle peut être d'origine génétique (la réalisation d'un caryotype sera systématique), iatrogène (c'est-à-dire induite par un traitement chirurgical, une irradiation, une chimiothérapie) ou sans cause évidente. La problématique est souvent double pour la patiente qui doit gérer la carence hormonale et un éventuel désir de grossesse, selon son âge et ses antécédents obstétricaux.

Dans tous les cas, il faut proposer un traitement substitutif afin d'éviter que ne s'installent des problèmes vasculaires ou osseux.

✓ **Il s'agit d'une véritable urgence, car en l'absence de traitement, le risque de maladies cardiovasculaires et de déclin des fonctions cognitives (maladie d'Alzheimer) est important.**

Il faut donc consulter au plus vite pour faire un bilan de la cause, commencer un traitement rapidement et/ou faciliter une assistance médicale à la procréation.

Le traitement substitutif, semblable à celui des femmes ménopausées, ne présente pas les mêmes limitations en termes de durée. On considère en effet que, jusqu'à l'âge de 50 ans (âge normal de la ménopause), il ne fait que compenser les hormones qui auraient dû être sécrétées naturellement. On peut utiliser chez ces femmes un traitement par voie orale, voire une pilule lorsqu'elles sont très jeunes et traumatisées par leur histoire clinique.

« Pense-bête du gynéco » aux différents âges de la vie

Le gynécologue doit-il être présent auprès de sa patiente de 7 à 77 ans ? Oui, enfin presque !

On peut récapituler les grandes « étapes gynécologiques » de la vie d'une femme selon le tableau de la double page suivante.

« PENSE-BÊTE DU GYNÉCO » AUX DIFFÉRENTS ÂGES DE LA VIE

11 ans

Âge de la vaccination anti-HPV (voir p. 165).

C'est une chance pour les jeunes filles, et l'abaissement de l'âge de cette vaccination (de 14 à 11 ans, depuis 2013) va permettre de ne pas la « sexualiser ». Elle est réalisée le plus souvent par le médecin généraliste, mais les mamans en parlent souvent à leur gynécologue. À noter que les sages-femmes peuvent pratiquer ce vaccin.

À 11 ans, il y a deux doses à faire par voie intramusculaire, à six mois d'intervalle. À 14 ans ou au-delà, trois injections à zéro, deux et six mois (pour des raisons d'immunogénicité).

17 ans

Âge moyen du premier rapport sexuel, et le plus souvent début de la contraception.

Pas de frottis ni d'examen gynéco à la première visite de pilule !

25 ans

Âge des premiers frottis, à renouveler un an après, puis tous les trois ans s'il est normal, jusqu'à 65 ans. Contraception.

30 ans

Âge moyen de la première grossesse en France.

30-40 ans : 2e et 3e grossesses (ou plus)

Frottis tous les trois ans, palpation des seins une fois par an.

Rediscussion de la contraception et réflexion sur les possibilités de stérilisation tubaire par la technique Essure® (en général à partir de 35 ans), si cela correspond au souhait de la patiente (voir p. 258).

40 ans

Prise de la pilule toujours possible, à condition de ne pas fumer, de ne pas avoir d'hypertension et d'avoir un poids et un bilan biologique normaux.

Début des mammographies s'il existe des antécédents familiaux de cancer du sein en ligne directe (mère, grand-mère, tante, sœur ou fille) ou deux antécédents moins proches, mais dont un est survenu avant 40 ans.

« PENSE-BÊTE DU GYNÉCO » AUX DIFFÉRENTS ÂGES DE LA VIE

Frottis tous les trois ans, palpation des seins une fois par an. De plus, recherche des fuites urinaires lors de la pratique du sport.

50 ans

Âge de la ménopause, avec ou non traitement hormonal substitutif, ostéodensitométrie ou non.

Début des mammographies pour les femmes qui n'ont pas d'antécédents familiaux de cancer du sein, à raison d'une mammographie tous les deux ans.

Recherche d'une incontinence urinaire.

Discussion autour de l'hygiène de vie, de l'alimentation (voir p. 87).

60 ans

Fin du traitement hormonal de la ménopause. Éventuellement, traitement de l'ostéoporose en complément (calcium, vitamine D, traitements spécifiques).

Mammographie tous les deux ans et frottis tous les trois ans.

Recherche des troubles urinaires, infections, fuites.

Recherche des pathologies vulvaires (atrophie, lichen), qui doivent être traitées tôt et surveillées longtemps. Attention aux saignements vaginaux qui ne sont jamais normaux après la ménopause.

65-70 ans

Fin des frottis.

Mammographie tous les deux ans.

Examen de la vulve (lichen), recherche des troubles urinaires (fuites à l'effort, mictions impérieuses). Attention aux saignements vaginaux qui ne sont jamais normaux après la ménopause.

75 ans et plus

Arrêt des mammographies.

Surveillance clinique des seins, examen vulvaire, recherche de signes urinaires. Attention aux saignements vaginaux qui ne sont jamais normaux après la ménopause.

Chapitre 4

LE CANCER DU SEIN

En France, une femme sur 8 aura un cancer du sein.

Il s'agit donc d'une maladie extrêmement fréquente, dont la prise en charge requiert la compétence de nombreux spécialistes. Du dépistage à la reconstruction mammaire, voici les éléments clés pour mieux connaître ce cancer.

Qu'est-ce que le cancer du sein ?

On devrait plutôt dire « les » cancers du sein, tant cette entité regroupe des maladies très différentes. Nous avons déjà évoqué la fréquence de ce cancer, problème de santé publique majeur puisqu'il provoque la mort de 8 millions de femmes par an dans le monde.

✓ **En France, une femme sur 8 aura un cancer du sein, et chaque année, 57 000 femmes sont atteintes et 11 500 en décèdent.**

Il faut souligner que la mortalité a baissé depuis quinze ans, principalement en raison des campagnes de dépistage (les mammographies régulières permettant un diagnostic plus précoce) et des progrès réalisés au niveau des traitements adjuvants (chimio et radiothérapie).

Pour comprendre ce que disent les médecins dans leur jargon technique, il faut expliquer que le sein est composé de canaux et de lobules. Les lobules sont des usines chimiques qui fabriquent le lait, et les canaux amènent le lait jusqu'au mamelon, permettant ainsi l'allaitement. On distingue donc deux types de cancer du sein : **les cancers lobulaires** et **les cancers canalaires**. Les plus fréquents sont les cancers canalaires (se développant donc dans les canaux qui amènent le lait jusqu'au mamelon).

Dans chacune de ces deux familles, on distingue encore deux types de cancer : **les cancers infiltrants** et **les cancers in situ.**

Schématiquement, les cancers in situ sont restés localisés soit dans les canaux, soit dans les lobules, sans effraction de la membrane basale. Autrement dit, ils sont restés dans leur organe d'origine, sans diffuser au-delà. Dès lors que les cellules cancéreuses diffusent au-delà de la membrane basale des canaux et des lobules, le cancer est dit « infiltrant » ou « invasif ». On parle donc de cancer lobulaire in situ ou infiltrant et de cancer canalaire in situ ou infiltrant.

Les cancers infiltrants vont pouvoir diffuser et atteindre la circulation lymphatique de voisinage (les canaux lymphatiques, puis les ganglions du creux de l'aisselle) ou diffuser encore plus loin dans l'organisme, au niveau des poumons, du foie, des os et du cerveau (ce sont les « métastases »).

D'énormes progrès ont été réalisés au cours des dernières années, mais il est certain que plus le cancer est dépisté tôt, plus les chances de guérison sont grandes, d'où l'intérêt des mammographies de dépistage.

✓ **Rappelons que le dépistage est organisé en France à partir de l'âge de 50 ans, au rythme d'une mammographie tous les deux ans jusqu'à 75 ans.**

Pour interpréter les mammographies, les médecins utilisent une classification américaine, la classification ACR (American College of Radiology). Schématiquement, on peut retenir que :

- les ACR 1 et 2 correspondent à des seins normaux,
- on parle d'ACR 3 quand on ne sait pas avec certitude se positionner entre bénin et potentiellement malin, et le plus souvent, un contrôle à six mois sera recommandé,
- les ACR 4 présentent une grande suspicion de malignité et imposent une biopsie,
- les ACR 5 sont de façon quasi certaine des cancers.

Qu'est-ce que la consultation d'annonce ?

En général, elle survient à la suite d'une mammographie mettant en évidence une image suspecte. Dans l'immense majorité des cas, une biopsie est pratiquée sous anesthésie locale (geste réalisé par le radiologue) et pourra confirmer ou non la présence d'un cancer dans un délai de deux à dix jours.

La patiente est ensuite adressée au chirurgien qui réalisera le plus souvent cette consultation d'annonce, mais cela peut bien sûr être le prescripteur de la biopsie (la gynécologue médicale ou le médecin traitant).

Lorsqu'on annonce à une patiente que le résultat de la biopsie est en faveur d'un cancer du sein, il s'agit d'un moment extrêmement difficile et il est fréquent d'observer une réelle incompréhension, voire une révolte ou de l'agressivité. « Êtes-vous certain du diagnostic ? Pourquoi moi ? Suis-je responsable ? J'ai eu un choc psychologique (ou un traumatisme), a-t-il pu provoquer l'apparition de mon cancer ? »

J'ai vu des patientes redemander, incrédules à l'infirmière, à l'aide-soignante ou à l'étudiant en médecine : « On m'a opérée pour un cancer, vous en êtes certain(e) ? Ils se sont peut-être trompés ? »

Peut ensuite apparaître une certaine résignation, voire un abattement profond pouvant aller jusqu'à la dépression. Puis, le plus souvent, la combativité nécessaire pour aborder les différentes étapes du traitement réapparaît. Elle est indispensable, car celui-ci va durer plusieurs mois (de six mois à un an). Le plus souvent, la chirurgie est associée à la radiothérapie, parfois à la chimiothérapie, à l'hormonothérapie, voire à l'immunothérapie.

✓ **Cette consultation d'annonce est donc un moment très particulier, et le médecin doit toujours s'engager à dire la vérité à sa patiente. Cette relation de confiance est essentielle et sera bénéfique ultérieurement.**

Quels sont les intervenants ?

Après cette consultation, un grand nombre d'intervenants vont participer à la prise en charge thérapeutique d'une patiente présentant un cancer du sein :

- **un médecin anesthésiste,** qui va permettre l'acte chirurgical. Celui-ci sera le plus souvent réalisé sous anesthésie générale,

parfois sous anesthésie locale (la péridurale n'est pas possible pour la chirurgie des cancers du sein),
- **un radiologue,** qui procède à un repérage lorsque la lésion n'est pas palpable cliniquement, réalise les biopsies et peut être amené à réaliser un bilan d'extension (échographie du foie, scintigraphie osseuse, voire PET-scan et IRM),
- **le chirurgien,** qui va l'opérer,
- **l'anatomopathologiste,** qui analyse la tumeur et donne le résultat histologique.

Une fois que la patiente est opérée, une seconde vague de spécialistes va intervenir :
- **le dossier est discuté dans le cadre de la RCP** (réunion de concertation pluridisciplinaire), ou staff pluridisciplinaire, qui regroupe une fois par semaine un médecin oncologue-radiothérapeute (pratiquement toutes les femmes traitées pour un cancer du sein ont une irradiation), un médecin oncologue-chimiothérapeute, un chirurgien, un radiologue et un anatomopathologiste. Le traitement adjuvant est alors défini selon des protocoles bien précis et de plus en plus complexes,
- **un(e) psychologue** peut également intervenir, et éventuellement une assistante sociale, si la maladie génère des problèmes professionnels ou familiaux.

À toutes les étapes du traitement, le médecin traitant et la gynécologue médicale ont bien sûr un rôle essentiel et sont tenus informés. **Cela fait beaucoup de monde, puisque pas moins de huit médecins vont mettre leurs compétences au service d'une patiente donnée !**

Il faut que la patiente ait un médecin spécialiste référent pour cette maladie, et le plus souvent, ce sera son chirurgien ou sa gynécologue médicale, les patientes étant en effet souvent désorientées par le nombre d'intervenants sollicités. Enfin, pendant le traitement, on n'oubliera pas la surveillance par frottis ni la contraception.

Quel traitement chirurgical ?

Il a été démontré depuis plus de trente ans que l'on pouvait réaliser des traitements conservateurs (c'est-à-dire sans retirer le sein) pour des cancers infiltrants.

Tumorectomies et zonectomies

L'intervention la plus classique consiste à retirer le nodule (on appelle cela une « **tumorectomie** »), en passant au large pour laisser des berges saines, c'est-à-dire sans cancer résiduel autour du lit tumoral.

Il y a quarante ans, il était difficile de prendre la décision ne pas retirer le sein, car on ne savait pas si cela faisait courir un risque à la patiente. Avec le recul et les très nombreuses études publiées, on sait que ce n'est pas le cas, à condition de bien poser les indications opératoires.

À cette époque, pour que le sein puisse être conservé, la taille de la tumeur ne devait pas dépasser un diamètre de 2 cm, mais aujourd'hui, cette limite est repoussée à 3, voire 4 cm, en fonction du volume du sein. Ce critère est important, car si le sein est petit et que l'on doit retirer un nodule de 4 cm, le résultat esthétique sera peu satisfaisant. On peut alors être amené à proposer l'ablation du sein et sa reconstruction (voir p. 106).

Pendant l'intervention, on pratiquera également une évaluation ganglionnaire, afin de vérifier que le cancer ne s'est pas étendu aux ganglions axillaires (dans le creux de l'aisselle).

On parle de « **zonectomie** » lorsqu'on réalise l'exérèse de lésions non palpables. En effet, grâce aux mammographies de dépistage, on repère des lésions de plus en plus petites, qui apparaissent souvent sous la forme de microcalcifications.

Dans ce cas de figure, le radiologue met en place un petit harpon métallique au contact de la zone à retirer, la veille ou le matin de l'intervention, afin de diriger le geste du chirurgien. Ce geste n'est pas douloureux et permettra au chirurgien de savoir où retirer la zone pathologique. La pièce opératoire est ensuite adressée en radiologie afin de vérifier que les microcalcifications sont bien présentes. On attendra ensuite plusieurs jours le résultat histologique définitif.

Curage axillaire et ganglion sentinelle

Pendant longtemps, **le curage axillaire**, c'est-à-dire l'ablation des ganglions de l'aisselle, a été recommandé. Cela entraînait malheureusement, dans 10 à 15 % des cas, des complications à type de « gros bras », en raison de la survenue d'un lymphœdème, ou des douleurs séquellaires parfois importantes.

La technique du **ganglion sentinelle** a permis de réduire l'agressivité chirurgicale de cette évaluation ganglionnaire.

Le principe est simple : le ganglion sentinelle est le tout premier relais ganglionnaire, situé en bas du creux de l'aisselle. Il a été démontré que, s'il n'était pas envahi, les autres ganglions ne l'étaient qu'exceptionnellement. Ce ganglion est repéré de deux façons : par injection d'un liquide bleu autour de la tumeur du sein pendant l'intervention et par injection d'un produit isotopique, c'est-à-dire marqué par de la radioactivité médicale, administré la veille ou le matin de l'intervention.

Ces deux marquages vont diffuser vers le premier relais ganglionnaire, et pendant l'intervention, un compteur Geiger détecte la radioactivité du produit isotopique.

On a donc un double repérage :

- **une émission sonore** liée à la fixation du produit isotopique dans le premier relais ganglionnaire. La sonde est placée sur le ganglion concerné dans le creux axillaire (comme les détecteurs de métaux utilisés sur les plages pour repérer les pièces de monnaie enfouies sous le sable),

- **la visualisation d'une zone bleue** suite à l'injection du produit va permettre de repérer le ganglion.

✓ L'intervention consiste donc à ne retirer que ce premier ganglion, pour éviter une chirurgie beaucoup plus extensive et réduire ainsi le taux de complications.

Ce ganglion est analysé pendant l'intervention, alors que la patiente est toujours endormie, on parle d'examen « extemporané ». Si l'analyse est négative, on s'en tient là et on ne retire pas les autres ganglions, le risque qu'ils soient envahis étant très faible. En revanche, si elle est positive, il faudra retirer les autres ganglions du creux axillaire.

Le repérage et l'analyse du ganglion sentinelle sont toujours réalisés dans un premier temps, l'ablation de la tumeur devant être réalisée dans un second temps.

Mastectomie

La mastectomie consiste à retirer entièrement le sein. Les principales indications sont les tumeurs multifocales (c'est-à-dire lorsqu'il y a plusieurs cancers dans le même sein) ou les cancers volumineux n'ayant pas régressé malgré une chimiothérapie.

Pour les patientes présentant un risque génétique familial, on peut proposer une mastectomie dite « prophylactique », afin d'éviter le développement d'un cancer du sein ultérieurement (voir p. 272). La meilleure ambassadrice de cette chirurgie est l'actrice Angelina Jolie.

✓ Dans les pays industrialisés, on pratique environ 70 % de traitements conservateurs et 30 % de mastectomies.

Le grand paradoxe des traitements chirurgicaux du cancer du sein

Comme nous l'avons expliqué, il est d'usage de pratiquer un traitement conservateur pour les petits cancers infiltrants (« petits », mais pouvant mesurer jusqu'à 3 à 4 cm de diamètre !).

Cependant, dans les cancers dits « in situ », c'est-à-dire non invasifs, et en théorie de meilleur pronostic, deux, voire trois chirurgies sont parfois nécessaires, car ils sont souvent mal limités, et donc très diffus dans la glande mammaire. Suite à la première intervention, les résultats histologiques peuvent montrer que le geste chirurgical n'a pas été suffisant : on parle d'« exérèse non in sano », en raison d'une tumeur plus étendue que prévue. Lors de la deuxième intervention, on réalise des « recoupes », pour être certain d'avoir enlevé la tumeur en totalité. Si ces recoupes sont encore positives, on peut décider de réaliser une mastectomie, qui sera donc la troisième intervention pour la patiente.

✓ Ainsi, dans certains cas, on va pratiquer une ablation du sein, alors que la tumeur est de bon pronostic (cancers in situ), mais diffuse dans le sein, et paradoxalement, ne pas faire de mastectomie alors que la tumeur est plus agressive (cancer infiltrant).

✓ Il faut expliquer aux patientes que la reprise chirurgicale n'est pas un échec, mais bien une adaptation du traitement en fonction des résultats histologiques et des caractéristiques de la tumeur.

Si l'on doit recourir à une mastectomie, une reconstruction mammaire est proposée, soit immédiatement s'il n'y a pas de chimiothérapie, soit de façon différée lorsqu'une radiothérapie et une chimiothérapie sont prévues.

Que faut-il savoir de la reconstruction mammaire ?

AVIS D'EXPERT, Dr CÉLINE LEFÈBVRE-LACŒUILLE

La chirurgie est le plus souvent réalisée en premier et a pour objectif d'enlever les tissus atteints par les cellules cancéreuses. Deux types d'intervention peuvent être pratiqués : une chirurgie mammaire conservatrice, appelée « tumorectomie », ou une chirurgie mammaire non conservatrice, appelée « mastectomie ».

La mastectomie consiste à enlever tout le sein (la glande mammaire, une partie de la peau du sein, l'aréole et le mamelon). Elle est nécessaire dans environ 30 % des cas (cancers de grande taille, diffus dans le sein, ou récidivants après un traitement conservateur). Toutes les femmes confrontées à cette ablation d'un sein peuvent bénéficier d'une reconstruction mammaire dont l'enjeu est de les réconcilier avec leur corps et de les aider à se reconstruire psychologiquement. Le choix personnel d'aller vers la reconstruction mammaire doit s'appuyer sur une information complète délivrée par le chirurgien.

Il est prouvé que la reconstruction mammaire ne présente pas de risque carcinologique. Elle n'augmente pas le risque de récidives ou de métastases, ne retarde pas le diagnostic d'une récidive ou d'une métastase, et ne modifie pas le pronostic.

La reconstruction peut avoir lieu en même temps que la mastectomie **(reconstruction mammaire immédiate, ou RMI)** ou dans un second temps, après la fin des traitements du cancer du sein **(reconstruction mammaire différée, ou RMD)**.

Parfois, les critères médicaux rendent préférable la réalisation d'une reconstruction différée, notamment lorsque le cancer impose une radiothérapie après la mastectomie qui pourrait détériorer le résultat de la reconstruction. Dans les autres cas, le choix du moment de la reconstruction est possible et revient toujours à la patiente. Il doit répondre aux attentes de chacune en prenant en compte les avantages et inconvénients des différentes techniques.

La RMI évite une seconde intervention et peut engendrer moins de stress puisque, à aucun moment, le volume du sein n'est manquant. Cependant, le sein construit ne pouvant jamais être identique au sein enlevé, le résultat esthétique de la RMI peut être psychologiquement plus difficile à accepter.

La RMD impose de subir, à la fin des traitements du cancer (au minimum six mois après), une nouvelle intervention chirurgicale et de supporter, durant ce délai, l'absence d'un sein et le port d'une prothèse mammaire externe. Ce délai peut toutefois être bénéfique pour établir le choix de la technique de reconstruction et aider à l'acceptation du sein reconstruit.

Il existe différents types de reconstructions dont le choix est adapté à chaque femme en fonction notamment de sa morphologie, de la qualité et de la souplesse des tissus qui recouvrent le thorax :

- **la reconstruction par prothèse mammaire interne** permet de reconstruire le volume mammaire au moyen d'une prothèse en gel de silicone placée en arrière de la peau et du muscle du thorax (le muscle pectoral),
- **les reconstructions par lambeaux** consistent à transférer de la graisse, de la peau et pour certains du muscle à partir d'un site donneur sur le thorax. Les deux lambeaux les plus fréquemment utilisés sont des lambeaux de peau et de muscle : le lambeau du muscle grand dorsal prélevé dans le dos et le lambeau du muscle grand droit prélevé sur le ventre. Les lambeaux de peau et de graisse, prélevés par exemple sur le ventre (DIEP) ou sur la fesse, sont plus rarement utilisés, car ils sont plus longs à réaliser et comportent plus de risques de complications, notamment un risque de nécrose. Certaines techniques de lambeau peuvent être associées à la mise en place d'une prothèse permettant de reconstruire un sein plus volumineux.

Le processus de reconstruction mammaire s'étale en général sur plusieurs mois et nécessite plusieurs interventions successives. Quel que soit son moment de réalisation ou son type, la reconstruction se déroule en trois phases. La première consiste à reconstruire le volume du sein, la deuxième à apporter d'éventuelles retouches sur le volume et la forme du sein reconstruit, avec parfois une intervention sur le sein naturel pour améliorer la symétrie du résultat. La troisième, enfin, est celle de la reconstruction de l'aréole et du mamelon.

Les interventions réalisées dans les deuxième et troisième phases ne sont pas systématiques et dépendent du résultat du sein reconstruit, du sein naturel restant et du souhait de chaque patiente qui peut changer d'avis à tout moment.

Témoignages de patientes

Mme Françoise L.

Mon histoire commence le lundi 14 avril 2003.

Je me lève ce matin-là toute guillerette à la pensée des vacances de Pâques qui s'annoncent, puis me rends comme prévu à la clinique voisine, pour une mammographie de contrôle pratiquée tous les deux ans, comme me l'a conseillé ma gynécologue.

L'examen se déroule normalement, mais le radiologue revient vers moi, m'informe que les clichés ne sont pas clairs et qu'il souhaite les reprendre. Je n'imagine pas un seul instant que le ciel va me tomber sur la tête. La mammographie à peine terminée, il m'annonce que les radios sont inquiétantes, qu'il détecte un foyer suspect de microcalcifications et je capte le mot tant redouté : « cancer ».

Je rentre chez moi, abasourdie, et pleure en relatant tout cela à mon mari ; ce seront les seules larmes que je verserai. Puis je me ressaisis, serre les dents et pars assurer mes cours comme si de rien n'était.

Dans la soirée, je contacte ma gynéco que je rencontrerai une semaine plus tard. Elle m'explique que l'intervention est inévitable et se propose de prendre rendez-vous avec un chirurgien du CHU. Puisque mon cas semble sérieux, je veux mettre toutes les chances de mon côté, ce service étant très spécialisé.

Mais que l'attente est longue ! C'est cette attente que j'ai eu le plus de mal à gérer. Je ne comprends pas ce qui m'arrive : je suis en pleine forme et on me dit gravement malade ? Il me faut apprivoiser cette idée, l'accepter pour pouvoir avancer.

Je rencontre le Pr D. le 6 mai. Ce premier contact est capital. Son attitude bienveillante et son souci de dire toute la vérité instaurent immédiatement un climat de confiance. Il ne me masque pas la gravité de mon cas et confirme la présence de foyers de microcalcifications. Le degré de malignité de mon carcinome sur les mammographies est de 4 sur une échelle allant de 1 à 5.

Dès ce premier rendez-vous, il m'informe de la séquence thérapeutique : il pratiquera l'ablation de la tumeur lors d'une première intervention après avoir préalablement demandé une biopsie, puis les analyses histologiques détermineront s'il faut aller plus loin, l'objectif étant de tout faire pour essayer de conserver mon sein. Je fais face relativement sereinement, cette prise en charge tant médicale qu'humaine me rassure, je peux enfin me reposer sur quelqu'un. Jusqu'alors, je pensais que le cancer du sein se traitait par radiothérapie ou chimiothérapie et je découvre qu'il s'agit d'une maladie compliquée et que la prise en charge de chaque cancer est différente.

J'ai également compris que le délai d'attente avant l'intervention ne doit pas m'inquiéter, car la progression de cette maladie n'est pas foudroyante.

Je dois cesser mon travail, et bien sûr, les questions affluent.

1) Pourquoi ce cancer s'est-il déclaré ? Je n'ai pas d'antécédents familiaux et je m'interroge sur différents facteurs qui pourraient l'avoir favorisé :

- les chocs émotionnels qui ne m'ont pas épargnée, comme la perte d'emploi de mon mari et la découverte de son infidélité,
- la prise d'un traitement de la ménopause entamé deux ans plus tôt afin de traiter mes bouffées de chaleur,
- le fait que je n'ai pas eu d'enfants.

2) Comment vais-je assumer la mutilation de mon corps ? Mon seul objectif sera ma guérison et j'essayerai de minimiser l'impact esthétique.
3) Comment gérer l'information ? Je décide de réserver l'information sur mon cancer à un cercle familial et amical restreint. La présence chaleureuse de mes amis qui organisent dîners et rencontres m'a beaucoup aidée. J'ai cependant dû apprendre à me protéger des réflexions maladroites de personnes qui en savaient manifestement plus que moi sur mon cancer ou qui m'expliquaient que le pronostic serait inévitablement défavorable.

Une biopsie est programmée fin mai, qui confirme le diagnostic et j'entre à l'hôpital le 5 juin. Une étape préopératoire peu agréable m'attend : la pose d'un fil délimitant la zone à opérer, et le lendemain, c'est l'ablation de ce méchant carcinome. Quelques nausées troublent mon réveil, mais je ne souffre pas ; mon sein a conservé sa forme. Finalement, cette intervention m'apparaît mineure et je rentre très vite chez moi.

J'attends les résultats des analyses histologiques. Le professeur me les transmettra huit jours plus tard lors d'un rendez-vous à l'hôpital à 8 h du matin. Je le vois arriver cheveux trempés, sortant de sa douche après une nuit de garde, et remarque tout de suite que son sourire habituel a disparu. J'ai déjà compris que les résultats ne sont pas bons. Le foyer tumoral est plus important que prévu et il faut retirer une partie plus large de la glande mammaire.

Une nouvelle intervention doit donc être programmée. Le professeur part assurer une formation à l'étranger, mais me prévient qu'il « ne me lâche pas ». Il m'opérera à son retour. Je trouve sécurisant que tout soit toujours planifié et qu'il n'y ait pas de place aux tergiversations.

Donc, quinze jours plus tard, nouvelle anesthésie générale, nouvelle chirurgie. Cette fois, mon sein a été malmené, il n'est plus que « trou et bosse », et lorsque j'apprendrai que des cellules cancéreuses ont été retrouvées dans la recoupe et qu'une mastectomie est devenue indispensable, j'aurai moins de regret de devoir en subir l'ablation.

Cette fois encore, tout est parfaitement planifié et clair :

- une reconstruction simultanée du sein est envisagée afin de limiter le traumatisme psychologique de cette ablation ; le rendez-vous avec le chirurgien plasticien est déjà fixé,
- le pronostic de guérison serait de 100 %, car il s'agit d'un carcinome intra-canalaire (ou in situ),
- les ganglions ne seront pas retirés et les traitements de radiothérapie et de chimiothérapie sont exclus.

L'inquiétude me gagne. Vais-je vaincre la maladie ? Après deux interventions rapprochées, je commence à me sentir affaiblie. Il me faut récupérer. Mon mari et moi décidons de partir nous « requinquer » deux semaines dans les Alpes, au moment où la canicule sévit en ce mois d'août 2003.

Avant ce départ, je rencontre le chirurgien plasticien, dont je connais l'excellente réputation.

Tout en délicatesse, il m'explique comment il va procéder. Je découvre que la reconstruction mammaire est plus compliquée que je ne l'imaginais. Il faudra prélever un lambeau du muscle grand dorsal et le transposer pour envelopper la prothèse. Cette transposition limitera la mobilité de mon bras pendant plusieurs mois.

J'apprends aussi que, lors de la mastectomie, tout le sein doit être retiré, y compris le mamelon, mais il se veut réconfortant. Il propose de procéder à moyen terme à une reconstruction de mamelon et à une symétrisation de l'autre sein, de façon à retrouver une poitrine harmonieuse.

La date de cette troisième intervention approche. Je m'y suis préparée, j'ai repris des forces et organisé les jours à venir. Tous les soirs, mon mari enverra un bulletin de santé à nos proches, il bloquera les visites jusqu'à ce que j'en donne le feu vert. Je vais acheter une belle composition florale qui égayera ma chambre, car le séjour sera plus long. À l'hôpital, je retrouve avec plaisir une partie du staff médical que je connais déjà.

La soirée est un peu pénible malgré les encouragements et la bienveillance de mes deux chirurgiens, puis le jour J arrive. L'intervention est longue et lourde. Tout est magnifiquement géré, le Pr D. appelle mon mari sur son portable pour lui donner des nouvelles sur la progression de l'opération et son bon déroulement.

Le réveil est compliqué : nausées, douleurs, gêne causée par la pose d'un drain. Mon sein totalement scotché est surveillé de près : la greffe prend-elle ? Pendant ces journées délicates, je reçois beaucoup de témoignages d'affection ; les personnes qui comptent pour moi sont bien là. Tout se déroule favorablement et je rentre à la maison dix jours plus tard, me sachant guérie.

Les semaines qui suivent sont difficiles : je suis faible, j'ai perdu l'appétit et je ne peux pratiquement pas lever le bras. Il va me falloir en récupérer la mobilité, centimètre par centimètre, et j'enchaîne les séances de kiné. Le sèche-serviettes électrique de ma salle de bains étalonne mes progrès. Chaque barreau supérieur atteint représente une petite victoire. Mais le contrecoup me guette et je commence à déprimer. J'ai la nostalgie de l'hôpital. Comme j'étais bien là-bas ! Comme on savait bien me cocooner ! Le chômage de mon mari me revient en plein visage. Que faire ? J'ai l'impression que nous sommes déconnectés de ce que j'appelle la vraie vie. Je me traîne pendant plusieurs semaines et comprends que je m'en sortirai le jour où je reprendrai mon travail. Cela devient mon nouvel objectif.

Je reprendrai finalement mon activité professionnelle après treize mois d'arrêt maladie. Ce jour de reprise reste un merveilleux souvenir. Quel bonheur de réintégrer la vie active ! Quelle joie de retrouver la tonicité de mes élèves ! Quel accueil chaleureux de la part de mes collègues ! Je suis sur un petit nuage. Cerise sur le gâteau, mon mari lui aussi retrouvera un emploi quelques mois plus tard.

Les mois passent et mon sein reconstruit devient douloureux et induré. Je revois le chirurgien plasticien qui constate l'apparition d'une coque fibreuse autour de la prothèse. Il s'agit d'une complication classique et, pour y remédier, il faudra procéder à son remplacement. J'avais jusqu'alors repoussé l'idée d'une nouvelle intervention, mais puisqu'elle devient nécessaire, je l'accepte. Une partie du mamelon du sein non opéré va être greffée et il sera remonté et remodelé de façon à obtenir une belle symétrie, puis une aréole sera tatouée autour de la greffe. J'attendrai un an et demi pour me décider, mais le résultat est bluffant. J'arbore maintenant une poitrine de jeune femme dont je suis fière. J'ai également retrouvé toute la mobilité de mon bras et peux de nouveau pratiquer le golf, sport qui sollicite pourtant énormément l'épaule.

Les années ont passé ; les pages ont tourné. À travers cette épreuve, j'ai découvert qu'il faut toujours regarder la vérité en face, aller de l'avant, ne pas douter, et me suis révélée plus forte que je n'aurais pu l'imaginer.

Je l'attribue à la qualité de la relation que j'ai eue avec mes médecins, à la confiance qu'ils m'ont inspirée. Ils m'ont soutenue, portée... je leur en serai toujours reconnaissante.

Mme Clotilde P.

C'était le 17 juin 2011. Il pleuvait et l'été n'était pas encore au rendez-vous.

En fin de journée, toujours aucune nouvelle de ma biopsie... je prends mon courage à deux mains. J'appelle le radiologue, la secrétaire me répond que, oui, les résultats viennent d'arriver, mais qu'ils vont être transférés ce soir même à mon généraliste. Je lui téléphone quelques minutes plus tard et il me confirme que je dois venir le rencontrer à 20 h.

Je me rapproche de mon conjoint, je lui explique en larmes que j'ai probablement un cancer du sein et lui demande de m'accompagner chez le médecin. Une intuition. Paul dédramatise et nous nous y rendons... Le généraliste me confirme ce que je redoutais. Oui, j'ai effectivement un cancer stade 1, un carcinome canalaire in situ non invasif.

Les premières impressions ? Beaucoup d'interrogations, d'incompréhension et un sentiment d'injustice. Une seule certitude : le ciel s'abat sur ma tête. Je suis désorientée. Une nuit passée à pleurer en couple et, le lendemain matin, je pars à ma conférence comme si de rien n'était, les yeux rouges. Paul est là, rassurant. Je l'annonce très vite à mes collègues, partenaires professionnels et amis. La transparence sera ma façon d'être. Le cancer du sein ne peut plus être un tabou en 2011. Il touche une femme sur 8.

Le mardi, j'ai mon premier rendez-vous avec le chirurgien. Dans la salle d'attente, je tremble. L'angoisse ne me quitte pas. Il nous accueille et nous rassure. Son expérience, sa voix, sa pédagogie, les croquis, son calme, sa confiance, tout est fait pour me tranquilliser. Je me sais dorénavant entre de bonnes mains, les meilleures, pour lutter contre ce cataclysme.

Dorénavant, la guerre est déclarée contre la maladie, mais je vais me battre du mieux possible. Je commande sur Internet tous les livres qui traitent du sujet, car pour combattre, il faut nécessairement frapper l'ennemi au cœur. Je vais vaincre, j'en suis certaine. Objectivement, mes enfants sont trop petits pour que je les abandonne. Encore trop de choses à découvrir, à vivre. Je vais me documenter et me dorloter.

Arrive le moment terrible qui est l'annonce aux enfants... nous leur en parlons après leurs examens scolaires (huit jours se sont écoulés). J'ai bloqué mon profil Facebook pour qu'ils n'en sachent rien. Et pourtant, tous les jours depuis l'annonce, c'est le même rituel : je pleure au travail, je me remaquille en bas de l'immeuble et j'arrive tout sourire en faisant le clown !

Nous choisissons d'être directs et transparents. Au final, David, du haut de ses 16 ans, demande à voir les bilans de santé. Léa, 13 ans, s'effondre et veut savoir si je vais mourir... Pour la première fois, je m'écoute, je prends soin de moi par le biais de massages, d'échanges et de rencontres avec des femmes dans mon environnement professionnel qui ont été confrontées à cette maladie. Vitamines, cannelle, gingembre, curcuma, méditation, lecture, amis, baies de goji : me voilà armée et prête pour vaincre le cancer ! On me propose de rencontrer un psy, car passer du parcours FIV à un cancer en moins de trois mois n'est pas simple ! La relation de couple n'est pas simple à gérer non plus, on souhaitait un enfant, et nous voilà à nous battre pour ma vie... Contre toute attente, le psy me trouve en grande forme et me dit que je suis forte. Il me dit qu'une personne forte n'est pas celle qui ne pleure jamais. Une personne forte est celle qui peut fondre en larmes par moments pour ensuite reprendre les armes et continuer à se battre.

Première opération : une tumorectomie. Je rentre au CHU, confiante. On me retire trois petites tumeurs. Les ganglions sentinelles sont sains, ce qui est en soi une excellente nouvelle. Demeure l'attente des résultats du laboratoire. Je dis à qui veut l'entendre que « Tout ce qui ne tue pas rend plus fort » et j'en fais ma devise au quotidien.

Le professeur m'appelle dix jours plus tard sur mon portable en s'exprimant ainsi : « J'ai une bonne et une mauvaise nouvelle. La bonne, c'est que votre cancer n'est pas grave, et la mauvaise, c'est que nous allons devoir procéder à une mastectomie. » Je suis allongée, bouche bée, incrédule...

Pour moi, d'emblée, une ablation du sein me renvoie à une mine antipersonnelle, à un sabre, à un cyclope. Je ne peux plus parler. Paul prend le téléphone et fixe un rendez-vous au lendemain. Nous passons de nouveau la nuit à pleurer. Je dis à mon père que le crabe gagne du terrain. J'annonce aux enfants la nouvelle avec un air grave. David me répond que je n'ai pas le choix. Léa me dit, quant à elle, que, depuis le temps que je me plains de mes seins, je vais pouvoir enfin en améliorer l'aspect !

Nous arrivons à notre rendez-vous où on nous explique, avec cette même voix rassurante, que nous n'avons pas le choix puisque c'est l'unique moyen d'enrayer la maladie. Dans le bureau du professeur, je rencontre une autre gynécologue très douce, spécialisée en chirurgie plastique. Elle est particulièrement à l'écoute et me présente les différentes possibilités de la chirurgie reconstructrice. Toute la palette y est, c'est « Tout ce que vous avez toujours voulu savoir sur la mastectomie sans jamais oser le demander » : le grand dorsal, la prothèse, la taille, la forme, la hauteur...

Nous y passons du temps, on nous projette un film qui explique étape par étape le processus de cette double chirurgie (mastectomie et reconstruction). Au final, puisque je n'ai pas le choix, autant positiver. Je décide de réduire ma poitrine et de réaliser un rêve d'adolescente !

On me propose de partir en vacances en famille. La mastectomie est programmée à la veille de l'inauguration du nouveau service de gynécologie-obstétrique. Les vacances sont nécessaires, mais le cœur n'y est pas. En fait, j'ai hâte qu'on m'enlève tout ce qui m'éloigne de la guérison. Besoin de passer à autre chose, besoin de me savoir débarrassée de ce cancer.

La mastectomie en soi n'est pas douloureuse. Paul a dû répondre à une soixantaine d'appels de la famille et des amis le soir même. Pour beaucoup de gens, ablation est synonyme de gravité, voire de mort.

Après l'opération, je n'ai que deux souvenirs :

1) je suis en vie malgré les 7 heures d'opération,
2) je viens de découvrir mon magnifique soutien-gorge « sexy » que même ma grand-mère aurait décliné...

Le lendemain, je me réveille, en pleine forme. Le soleil rentre dans la chambre. La guérison est en bonne voie. On m'explique que je dois prévenir les infirmières si je veux me lever... mais je suis déjà assise dans le fauteuil !

Quelques heures après, me voilà dans la salle de bains à me laver les cheveux avec le bras sain, tel un défi, façon *Un long dimanche de fiançailles* ! Mieux que Koh-Lanta, je m'auto-proclame gagnante du jour ! Les visites démarrent dès 14 h et je suis prête à rire avec mes amis.

Les enfants ont réagi de manière très différente : David m'a fait porter des lettres magnifiques tout au long de mes hospitalisations. Il n'a pu venir à l'hôpital ; c'était au-dessus de ses forces. Plutôt que de le voir blanc et livide, j'ai respecté son choix. Léa, quant à elle, est venue me voir deux fois par jour. Elle rêve de devenir médecin et son attitude me fait sourire. Elle lit, voire tente de décrypter, mes bilans de santé, prend une paire de gants plastique pour son trousseau de futur médecin et goûte avec ses copines dans ma chambre avec grande fierté. Ses visites génèrent en moi un optimisme et une force à toute épreuve.

Au final, les rares moments que je considère aujourd'hui comme étant les plus douloureux sont : la biopsie (traumatisée), la scintigraphie (difficile sur un plan émotionnel) et la suppression du drain (évanouissement). Mais rien en lien direct avec la mastectomie !

Aujourd'hui, je suis une autre femme. La maladie m'a révélée. Elle m'a rapprochée de mes amis, de ma famille et de moi-même. Je connais mieux mes limites et je vais vraiment très bien. Je n'ai quasiment jamais arrêté mon job et le moral n'a jamais chuté.

Trois ans après, je me sens très femme malgré le cancer et la mastectomie. Merci à vous.

Quel traitement après la chirurgie ?

La radiothérapie

On propose de façon quasiment systématique une irradiation du sein : c'est la radiothérapie. En effet, lorsque l'on réalise un traitement conservateur, le chirurgien retire la tumeur, mais il peut rester quelques cellules tumorales que la radiothérapie va détruire, diminuant ainsi le taux de récidives.

Ce traitement radiothérapique (les « rayons », dans le langage courant) consiste en une séance quotidienne de quelques minutes, 5 jours sur 7, durant six semaines. Objectivement, ce traitement est peu invalidant et entraîne simplement un peu de fatigue et des rougeurs cutanées qui peuvent s'apparenter à des coups de soleil.

La chimiothérapie

La chimiothérapie consiste à injecter, grâce à une perfusion, des médicaments dits « cytotoxiques », qui vont détruire les cellules cancéreuses. Le principe est que, même si le contrôle local (c'est-à-dire au niveau du sein) a été obtenu par la chirurgie et la radiothérapie, des cellules circulantes peuvent subsister et entraîner ultérieurement des métastases.

La chimiothérapie peut également être réalisée avant la chirurgie en cas de tumeur volumineuse pour en diminuer le volume et permettre, si elle est efficace, un traitement conservateur, évitant ainsi la mastectomie.

En général, ces perfusions durent de 1 à 2 heures et sont administrées deux fois par mois pendant six mois. Il s'agit bien sûr du traitement le plus contraignant puisqu'il peut entraîner des effets secondaires, tels que des nausées, des vomissements et la chute des cheveux.

L'hormonothérapie

Lors de l'analyse de la lésion, l'anatomopathologiste recherche la présence de récepteurs hormonaux. S'ils sont présents, l'hormonothérapie est largement prescrite, le plus souvent après la ménopause, son but étant de diminuer les récidives.

Le traitement (Nolvadex ou anti-aromatases) dure en général cinq ans. Les effets secondaires sont peu nombreux (bouffées de chaleur, douleurs articulaires ou légère augmentation du risque de phlébite chez les personnes âgées).

Quelle surveillance, quelle contraception ?

La surveillance après le traitement est réalisée en alternance par le chirurgien, le radiothérapeute, l'oncologue, le médecin traitant ou la gynécologue médicale. D'une façon schématique, outre les examens cliniques, il faudra prévoir une mammographie par an, sans autres examens complémentaires (pas de marqueurs, pas de scintigraphies ni d'échographies ou de PET-scans).

La plupart des récidives et des métastases surviennent dans les trois ans et elles sont beaucoup plus rares au-delà de cinq ans. Néanmoins, une récidive est toujours possible même quinze ou vingt ans après le traitement initial, et de ce fait, les patientes sont surveillées pendant de nombreuses années. **Le cap des cinq ans est très important, et s'il ne faut pas relâcher la surveillance, la normalité de l'examen clinique et de la mammographie autorisent un certain optimisme année après année.**

Après les cures de chimiothérapie peut apparaître une aménorrhée (absence de règles) parfois irréversible, et donc une ménopause précoce.

En ce qui concerne la contraception, si la patiente n'est pas ménopausée naturellement ou par le traitement chimiothérapique, le stérilet au cuivre est la meilleure solution, car toutes les contraceptions hormonales sont contre-indiquées, y compris le stérilet hormonal. S'il n'y a plus de désir de grossesse, on pourra proposer une stérilisation tubaire par le système Essure® (voir p. 258).

Peut-on envisager une grossesse après un cancer du sein ?

Comme l'avait verbalisé l'une de mes patientes : « C'est la revanche de la vie ! »

Environ 10 % des cancers du sein surviennent chez des femmes de moins de 40 ans. **Contrairement aux idées reçues, la grossesse n'aggrave pas le pronostic et n'augmente pas le risque de récidives.**

Dans la mesure où la majorité des récidives survient dans les deux à trois ans après le diagnostic, il est conseillé d'attendre trois ans avant de démarrer une grossesse en cas de cancer invasif. En cas de cancer de mauvais pronostic (avec atteinte ganglionnaire, par exemple), le délai peut être porté à cinq ans si l'âge de la patiente le permet. Il est donc impératif de discuter de ce projet avec son gynécologue et son oncologue.

En cas de grossesse débutante, le suivi sera identique à toute grossesse, il n'y a pas de précautions particulières à prendre.

Il arrive également que certains cancers du sein soient diagnostiqués pendant la grossesse. Leur traitement est complexe et nécessite une prise en charge pluridisciplinaire associant gynécologue, oncologue et pédiatre, mais également la patiente et son conjoint. La conduite à tenir dépendra du terme de la grossesse au moment du diagnostic et de la taille du cancer.

Elle peut impliquer une césarienne avant le terme pour ne pas retarder le traitement chimiothérapique si la tumeur est de mauvais pronostic, voire une interruption de la grossesse si la tumeur est diagnostiquée tôt et qu'elle est très agressive.

Chapitre 5

Les PRINCIPAUX TABOUS en GYNÉCOLOGIE-OBSTÉTRIQUE

Dans cette spécialité touchant d'aussi prêt à l'intime, à la vie et parfois à la mort, un certain nombre de tabous méritent d'être exposés, tant ils jalonnent le quotidien du gynécologue. Les relations gynéco et psy, la sexualité après l'accouchement ou après un cancer, les fuites d'urines ou la réduction embryonnaire sont autant d'exemples concrets de ce qui peut déranger au quotidien.

Les enfants en consultation gynécologique

Nous voyons régulièrement des patientes arriver à la consultation avec leur enfant, le plus souvent en bas âge. Personnellement, je propose toujours qu'il soit pris en charge par une secrétaire ou une adjointe de soins. Il n'est pas rare que des patientes refusent, m'expliquant que la nudité n'est pas un problème pour leur enfant et que celui-ci peut assister à l'examen.

Bien que je ne m'oppose pas à cette attitude dans la mesure où il s'agit de leur choix, je suis toujours un peu étonné et gêné pour ce petit garçon ou cette petite fille, qui souvent reste sagement à dessiner sur le bureau de consultation, mais qui, dans un nombre non négligeable de cas, vient entre les jambes de sa mère lorsque je fais l'examen pour essayer de voir ce que fait le médecin... Tout cela me paraît peu adapté et potentiellement déstabilisant.

Entre le gynéco et le psy, où est la frontière ?

La gynécologie et la psychiatrie sont, à l'évidence, deux spécialités médicales qui interrogent et éveillent la curiosité. Faites l'expérience d'un dîner réunissant des gens qui se connaissent peu ou pas du tout : dès lors que le gynécologue et le psychiatre auront dévoilé leur profession, les questions fusent immanquablement...

À l'ère du « tout psy », où chaque événement important donne lieu à l'intervention d'un psychiatre pour analyser, décortiquer et conseiller lecteurs et auditeurs, il est évident que les gynécologues et les psys de toute obédience (-chologues, -chiatres, -chanalystes) partagent beaucoup de choses dans leur exercice professionnel.

Le gynécologue est confronté dans son exercice professionnel à l'origine de la vie, au désir de grossesse, mais aussi à la mort et au sexe. L'obstétricien, lui, navigue entre le nerf honteux et le plexus sacré ! Ces deux spécialistes ont un rôle de confesseur des temps modernes, ce que le Dr Michèle Lachowsky appelle les « gynécologues aux grandes oreilles ».

Si chacun sait que Freud a inventé la psychanalyse en étudiant l'hystérie, nous n'en sommes heureusement plus à la théorie des humeurs utérines remontant au cerveau (étymologiquement, « hystérie » vient du grec *hustera* et signifie matrice). L'idée alors prédominante voulait que l'utérus soit un organisme vivant qui avait une autonomie, et donc pouvait se déplacer. Les troubles du caractère étaient rapportés à la migration de cet utérus !

Le gynécologue ne peut donc ignorer les problématiques psychologiques et psychiatriques, car il y est confronté dans son exercice quotidien. Nous ne ferons que citer les névroses d'organes, dont la chronicité est source fréquente de consultation gynécologique (vulvo-vaginites, mycoses à répétition, herpès génital), sans oublier les aménorrhées psychogènes, les vomissements gravidiques, les patientes en procédure d'adoption qui deviennent enceintes dès lors que leur dossier est accepté, et la liste n'est pas exhaustive…

Par ailleurs, et quel que soit leur domaine d'exercice dans la spécialité, les gynécologues ont des échanges quotidiens avec les psychologues et les psychiatres qui travaillent avec eux dans les unités de chirurgie gynécologique, d'assistance médicale à la procréation, de diagnostic prénatal, de grossesses pathologiques ou de suites de couches.

La sexualité après l'accouchement

Il n'y a pas de norme, mais le plus souvent, les femmes n'éprouvent pas ou peu de désir dans les semaines qui suivent leur accouchement. L'épisiotomie peut être douloureuse et limiter les rapports. La transformation du corps liée à la grossesse et à l'accouchement est un facteur important, mais la fatigue l'est plus encore, puisque s'occuper d'un bébé 24 heures sur 24 est épuisant...

Il est classique d'attendre la visite postnatale, soit six semaines après l'accouchement, pour envisager la reprise des rapports sexuels. Dans tous les cas, il ne faut pas se précipiter, la sexualité n'étant jamais une obligation.

✓ La reprise de la sexualité doit se faire en douceur et de façon progressive. Les sensations peuvent être différentes après un accouchement. Il ne faut pas cependant s'en inquiéter : tout rentrera dans l'ordre peu à peu. Il faut en effet un temps d'adaptation pour redécouvrir son corps et se réapproprier le désir.

Enfin, n'oublions pas la rééducation périnéale, qui doit débuter à partir de la 6e semaine après l'accouchement. Elle a pour but d'éviter les incontinences urinaires ultérieures et permet également aux femmes de prendre conscience de leur corps.

Une contraception doit être prescrite à la sortie de la maternité, et il ne faut surtout pas penser que l'allaitement protège d'une éventuelle grossesse. Une IVG sur 5 survient dans l'année qui suit un accouchement, les femmes délaissant souvent leur contraception à ce moment de leur vie.

Dans la mesure du possible, il faut éviter que le bébé ne dorme dans la chambre de ses parents au-delà de quatre à six semaines après l'accouchement (respect de l'intimité des parents, meilleur sommeil pour l'enfant).

La sexualité après traitement du cancer du sein

Organe de la féminité tout autant que de la séduction, le sein tient une place essentielle dans la sexualité des femmes et dans celle des hommes. Les effets des cancers du sein sur la sexualité et la représentation que la femme a de son corps sont bien sûr très différents selon le type de cancer, les traitements proposés, l'âge de la patiente et le vécu de la maladie. Ainsi, une mastectomie avec chimiothérapie n'aura pas les mêmes répercussions qu'un traitement conservateur (qui ne laisse que deux petites cicatrices), s'il est simplement associé à une irradiation.

Le traitement peut entraîner des effets secondaires, tels que de la fatigue, une diminution du désir, des douleurs, des modifications de l'image du corps, voire une ménopause précoce. À tout cela s'ajoutent éventuellement des difficultés de communication.

Il est très important de pouvoir dialoguer avec son partenaire et d'exprimer ses craintes vis-à-vis de la maladie, les difficultés et les souffrances endurées, les inquiétudes quant à l'avenir et les appréhensions concernant la sexualité. Votre partenaire peut vous aider à dédramatiser vos réactions face à la diminution du désir sexuel, vous rassurer sur la crainte légitime de ne plus être assez désirable.

✓ **Il ne faut pas hésiter à faire appel à des professionnels (psychologues, psychiatres, sexologues), pour surmonter cette épreuve difficile.**

Les principaux effets secondaires des traitements

→ **La fatigue** est quasiment inévitable après une intervention chirurgicale et est aggravée par l'inquiétude suscitée par la maladie, son pronostic, ainsi que par les traitements complémentaires, en particulier la chimiothérapie.

→ **La diminution de la libido** est souvent provoquée par le choc psychologique lié à l'annonce du cancer et à l'angoisse quant à l'avenir. Par ailleurs, certaines chimiothérapies perturbent le désir sexuel. Il est important de savoir que ces effets secondaires disparaissent après la fin des traitements.

→ **Les douleurs** sont liées à la chirurgie, mais également à l'irradiation, qui peut entraîner des rétractions cutanées. On privilégiera une kinésithérapie par mobilisation et drainage manuel, qui améliore la vascularisation et permet de redonner de la souplesse à la peau.

Il existe d'autres techniques de massage spécifiques, qui visent à assouplir les cicatrices, et il ne faut pas hésiter à y avoir recours. La modification de l'image du corps est, comme nous l'avons vu, variable selon les patientes et les traitements. Néanmoins, la perte des cheveux, l'éventuelle prise de poids et bien sûr l'ablation du sein nécessitent un temps d'adaptation à la fois pour la patiente et pour le couple. Affronter sa propre image dans le miroir après une mastectomie est une étape extrêmement difficile, et les équipes de soins des services spécialisés sont là pour aider les patientes à passer ce cap.

Lorsque la patiente est jeune, **des troubles de la fertilité** et éventuellement **une ménopause précoce** peuvent s'ajouter à ces complications. **L'impact éventuel du cancer et de ses traitements sur la vie sexuelle et sur la fertilité est un sujet qui doit être abordé lors de la consultation, en particulier si le projet parental n'est pas complété.** Il existe aujourd'hui des solutions qui permettent de remédier à ce problème comme la congélation d'ovocytes, dont nous reparlerons.

Les symptômes de la ménopause pouvant être induite par la chimiothérapie sont les mêmes que lorsqu'il s'agit d'une ménopause naturelle : bouffées de chaleur, insomnies, hypersudation, sécheresse vaginale. Malheureusement, les œstrogènes sont formellement contre-indiqués et il faudra avoir recours à d'autres solutions thérapeutiques (voir p. 89).

Le soutien du partenaire

Une des réactions classiques du conjoint est l'évitement, alors qu'il veut le plus souvent respecter sa compagne qui traverse une épreuve difficile. Il est néanmoins très important qu'il puisse exprimer ses sentiments, sa compréhension, son acceptation du changement corporel. Les deux partenaires doivent trouver ensemble un nouveau rythme et adapter leur vie sexuelle en fonction de la fatigue induite par le traitement.

J'ai personnellement connu plusieurs couples qui sont sortis grandis de cette épreuve et qui ont retrouvé une sexualité épanouie, mais ce n'est malheureusement pas toujours le cas. Il n'y a pas de modèle de récupération, chaque femme étant différente par rapport à la maladie, sa réaction dépendant bien sûr de sa personnalité et des traitements subis.

Il est certain que l'organe sexuel le plus important demeure le cerveau, et le couple devra se reconstruire pour surmonter cette épreuve.

Les fuites d'urines

Ce problème, qui concerne environ une femme sur 3 après 50 ans, a longtemps été un tabou majeur, car les femmes n'osaient pas en parler. Grâce aux campagnes médiatiques, cette pathologie est mieux connue du grand public et des médecins, et elle est recherchée systématiquement lors de la consultation gynécologique, notamment après la ménopause.

Il faut également savoir que 10 à 15 % des femmes présentent des troubles urinaires avant 50 ans.

Les fuites d'urines, plus ou moins associées au prolapsus (descente d'organes), sont en général la conséquence des accouchements de gros bébés, de la carence en œstrogènes après la ménopause et du vieillissement des tissus (ce que nous appelons le « plancher des releveurs »).

Les trois types de fuites d'urines

→ **Les fuites à l'effort** surviennent lors du port d'une charge lourde (par exemple, un pack de lait ou d'eau minérale) et lors d'efforts modérés (toux, rire), voire très faibles (changement de position ou en marchant).

En cas d'incontinence urinaire d'effort, les fuites sont peu importantes et seules quelques gouttes sont émises, mais elles obligent les patientes à se garnir souvent, parfois en permanence.

→ **L'insuffisance sphinctérienne** se traduit par des mictions impérieuses. Le cas typique est celui de la patiente qui rentre chez elle en ayant envie d'uriner, qui se précipite aux toilettes et ne parvient pas à se retenir avant de les avoir atteintes. L'interrogatoire va faire préciser si elle a besoin de s'arrêter dans des lieux publics pour uriner, par exemple lorsqu'elle va faire ses courses (cafés, supermarché…), ce qui signifie qu'elle n'a pas l'autonomie pour revenir à la maison. Ces fuites sont importantes (beaucoup plus que quelques gouttes) et le plus souvent liées à une atteinte du sphincter à la suite d'accouchements difficiles (gros bébés, déchirures périnéales) ou à une autre carence hormonale.

→ **L'instabilité vésicale,** ou hyperactivité vésicale idiopathique, consiste en une véritable prise de pouvoir de la vessie sur le contrôle de la miction. Autrement dit, la vessie se contracte sans qu'on ne le lui demande, elle n'en fait qu'à sa tête, un peu comme un petit chien tenu en laisse imposerait à son maître de traverser la rue ! **Ce n'est plus le cerveau qui commande, mais la vessie.**

Il faut bien sûr faire la part des choses entre ces trois mécanismes, qui peuvent être associés ou isolés, car le traitement sera différent. Pour cela, on peut être amené à demander un bilan urodynamique (BUD). Cet examen n'est absolument pas douloureux, mais il est long puisqu'il dure environ 1 heure. Schématiquement, on place une petite sonde dans la vessie pour évaluer à quel moment le besoin d'uriner se fait sentir, on fait vider la vessie, puis on la remplit de nouveau en faisant tousser la patiente.

Les traitements des fuites d'urines

Un traitement chirurgical peut être proposé pour les fuites d'urines à l'effort, alors que les mictions impérieuses (par insuffisance sphinctérienne) et l'instabilité vésicale sont en général traitées par des médicaments et des séances de rééducation.

De formidables progrès ont en effet été accomplis dans la prise en charge du traitement chirurgical de l'incontinence urinaire. Lorsque j'étais interne, il fallait ouvrir le ventre par laparotomie pour suspendre le fond du vagin en arrière de l'os pubien. Ce geste a ensuite été réalisé par cœlioscopie. Désormais, la chirurgie se fait par les voies naturelles : on pose une petite bandelette qui soutient l'urètre. Cette intervention n'est pas douloureuse, et elle est réalisée en hôpital de jour, la patiente est hospitalisée le matin et rentre chez elle en milieu d'après-midi.

La patiente la plus jeune que j'aie eu à prendre en charge pour ce problème était âgée de 21 ans. C'était une sportive de haut niveau qui n'avait jamais eu d'enfants et ses fuites d'urines la gênaient énormément dans sa vie quotidienne.

À l'inverse, il ne faut pas penser que l'âge est un facteur limitant puisque, grâce aux progrès de la rachianesthésie, nous pouvons opérer des patientes très âgées et leur redonner un confort de vie satisfaisant. Je me souviens d'une patiente âgée de 96 ans qui vivait seule chez elle, allait chercher son pain à vélo tous les jours et était extrêmement gênée par des fuites quasi permanentes. La chirurgie lui a rendu son autonomie au prix de quelques heures d'hospitalisation !

Il est également possible, depuis quelques années, de traiter ces fuites d'urines à l'effort sans opérer, en réalisant des injections au niveau de l'urètre (le petit conduit qui amène les urines de la vessie à la vulve) pour traiter les fuites à l'effort, ou directement dans la vessie pour les vessies hyperactives. Dans le premier cas, on injecte un produit au nom barbare, le Polyacrilamide hydrogel, dans le second, on emploie de la toxine botulique (Botox). Leur effet n'est pas pérenne, il faut donc renouveler les injections tous les deux ou trois ans pour les injections urétrales et tous les six mois pour le Botox. Ces injections ont le mérite d'être simples à réaliser, rapides, avec très peu de complications.

✓ **Il ne faut pas culpabiliser si l'on a des fuites urinaires et en parler à son médecin traitant ou à son gynécologue.**

✓ **Il existe très vraisemblablement une solution (rééducation, médicaments ou chirurgie). Même si une intervention s'avère nécessaire, elle est relativement simple et donne d'excellents résultats.**

La réduction embryonnaire

Il s'agit, à mon sens, d'une des situations les plus complexes que nous ayons à gérer. La réduction embryonnaire consiste à réduire le nombre d'embryons de trois (ou plus) à deux.

En pratique, nous réalisons un geste fœticide précoce, sous contrôle échographique. Celui-ci consiste à injecter un produit entraînant l'arrêt du cœur du bébé. Le choix du fœtus est totalement aléatoire puisqu'il s'agit de celui qui, de par sa position dans l'utérus, se trouve le plus près de l'aiguille lorsque l'on fait la ponction. Cette situation est extrêmement difficile à vivre pour la maman et... pour le gynécologue qui pratique la ponction.

Les progrès de la fécondation in vitro font qu'heureusement il y a de moins en moins de grossesses multiples.

Ce problème éthique est complexe, car il est démontré dans la littérature médicale que les grossesses triples ou quadruples présentent beaucoup plus de complications graves que les grossesses simples ou gémellaires (accouchements très prématurés, enfants de petits poids, séquelles neurologiques graves, complications pulmonaires...).

On se retrouve donc face à une situation extrêmement difficile : si on laisse évoluer la grossesse, on s'exposera à un taux de complications important, que la réduction embryonnaire permettra de limiter. En clair, vaut-il mieux avoir deux enfants bien portants que de prendre le risque d'en avoir quatre handicapés ?

À l'inverse, la réduction embryonnaire peut entraîner une fausse couche, ce qui est bien sûr dramatique dans ce contexte.

✓ C'est donc une consultation extrêmement délicate : il faut expliquer à une future maman ayant souvent un passé d'infertilité et de fécondation in vitro parfois long et difficile, qu'il est dans son intérêt, et celui de ses futurs enfants, de diminuer le nombre d'embryons.

J'ai été confronté à la situation inverse, tout aussi culpabilisante, d'une patiente m'ayant demandé une réduction embryonnaire alors qu'elle attendait des jumeaux. Elle souhaitait en effet que la grossesse de l'un des fœtus soit interrompue pour n'avoir qu'un enfant. Dans la mesure où elle se trouvait encore dans le délai légal de l'IVG (donc avant 14 semaines d'aménorrhée), elle nous imposait une sorte de chantage, affirmant que si nous n'acceptions pas de pratiquer ce geste, elle aurait recours à l'IVG.

Ce dossier a été discuté lors de la réunion hebdomadaire du centre de diagnostic prénatal, ainsi qu'au sein du comité d'éthique, et bien évidemment, la réduction embryonnaire a été refusée, la grossesse gémellaire pouvant parfaitement être menée à terme. Comme la patiente l'avait annoncé, elle a réalisé une IVG...

Bien sûr, ce type de dossier est particulièrement douloureux, aucune solution n'étant éthiquement satisfaisante.

Chapitre 6

Le VERTIGE des SITUATIONS à HAUT RISQUE

Il n'est pas possible d'évoquer le métier de gynécologue-obstétricien sans expliquer ce qu'est le stress de la salle d'accouchement. Les grandes urgences obstétricales comme la dystocie des épaules ou l'hémorragie de la délivrance représentent des situations à très haut risque, pouvant mettre en jeu la vie de la mère et de l'enfant.

Enfin, il faut expliquer le grand paradoxe des interruptions médicales de grossesse, réalisées par des praticiens qui ont choisi ce métier pour donner la vie...

Le stress lié aux accouchements difficiles

De nombreuses spécialités médicales gèrent des urgences vitales, mais peu nécessitent des prises de décisions aussi rapides. Les urgences en salle d'accouchement peuvent mettre en jeu la vie de plusieurs personnes (la mère et son bébé), et ce de façon quasi immédiate.

Comme nous l'avons déjà vu (voir p. 36), l'apprentissage des responsabilités en chirurgie est progressif et un jeune praticien pourra toujours, au cours de ses années de formation, faire appel à un médecin senior pour un geste technique difficile.

L'obstétrique impose d'agir très rapidement, souvent au milieu de la nuit, les décisions pouvant avoir des conséquences dramatiques. Ainsi, si une césarienne n'est pas réalisée à temps et que, par voie de conséquence, l'enfant a des séquelles neurologiques, il sera bien difficile de dormir en paix et de pouvoir se regarder sereinement dans la glace le lendemain matin, sans parler du risque de procès...

Une fois la phase de formation et d'encadrement passée, l'obstétricien, même s'il est toujours aidé par une sage-femme, est seul dans la réalisation des actes et la prise de responsabilités.

L'expérience est précieuse, car elle permet de maîtriser le stress et la réalisation des gestes techniques, mais elle signifie également que l'on a plus conscience des risques et des conséquences potentielles. J'ai toujours pensé que l'obstétrique est plus stressante que la chirurgie gynécologique. En effet, même s'il existe en chirurgie des gestes opératoires difficiles et des complications à gérer, les temps opératoires sont bien codifiés, et il y a peu de situations d'extrême urgence comme on peut les vivre avec les accouchements difficiles.

Je me souviens des propos d'un patron de pédiatrie sexagénaire, croisé durant une nuit de garde en salle d'accouchement, qui résumait cette prise de risque en disant : « À mon âge, on a tout à perdre à prendre des gardes ! » Il voulait dire qu'en urgence la prise de risque est permanente alors qu'à son âge, il n'avait plus rien à prouver...

Les gardes sont usantes, mais les astreintes à domicile le sont aussi : le fait de pouvoir être appelé alors que vous êtes chez vous laisse planer une ombre sur vos soirées et vos nuits, et il est difficile d'être totalement serein.

Certaines situations en salle de naissance sont à haut risque, comme les altérations sévères et brutales du rythme cardiaque fœtal, l'hématome rétro-placentaire, le placenta prævia, la dystocie des épaules, l'accouchement par le siège, l'accouchement de jumeaux ou l'hémorragie de la délivrance.

La dystocie des épaules

Elle constitue une complication rare de l'accouchement. Le bébé, souvent d'un poids supérieur à 4 kg, se bloque au moment du passage des épaules. Cette situation est très impressionnante et génératrice de stress, car la tête est en général à l'extérieur de la vulve et le cordon comprimé : le bébé, « coincé », manque d'oxygène et devient tout bleu. Il faut donc le faire naître très rapidement.

Un certain nombre de manœuvres existent, elles sont enseignées au cours de la formation et répétées de nombreuses fois avant qu'un assistant ne soit autorisé à prendre une garde en salle de naissance. Néanmoins, et même si ces gestes ont été réalisés maintes fois « à froid » sur un mannequin ou un simulateur, il s'agit d'une situation des plus angoissantes où l'on a une obligation de résultat : le bébé ne peut en effet pas naître sans assistance.

Imaginez la scène : vous arrivez en salle d'accouchement à 4 h du matin, réveillé quelques minutes avant, la sage-femme vous ayant dit au téléphone que c'était vraiment urgent… L'atmosphère est pesante, le stress palpable, vous voyez aussitôt que le bébé suffoque : il est tout bleu, coincé entre les jambes de sa mère ! Vous ressentez un sentiment de profonde solitude, personne ne peut vous venir en aide et vous savez que vous *devez* réussir la manœuvre maintes fois répétée, sinon le bébé va mourir. On comprendra aisément que ce type de situation est toujours extrêmement éprouvant…

L'accouchement par le siège

Tous les accouchements par le siège ne sont pas compliqués. La difficulté, néanmoins, vient du fait que le volume fœtal le plus important, la tête, sort en dernier, à l'inverse d'un accouchement normal.

Cet accouchement présente plusieurs particularités :
- on ne doit pas rompre la poche des eaux, car c'est elle qui va permettre la dilatation du col. En effet, les fesses du bébé étant moins volumineuses que la tête, elles appuieront moins sur le col. Si la poche des eaux se rompt spontanément, il y a environ 50 % de risques de césarienne pendant le travail,
- dans la mesure du possible, on essaie de ne pas toucher le bébé pour ne pas stimuler sa respiration alors même que la tête est encore dans le ventre, le risque étant qu'il s'asphyxie en avalant du liquide amniotique. Toutefois, dans certaines circonstances (rotation du dos en arrière, relèvement des bras), il est nécessaire de faire des manœuvres qui sont toujours génératrices de stress, quelle que soit l'expérience de l'obstétricien.

L'accouchement par le siège ne doit être autorisé que sous certaines conditions, qui seront strictement évaluées avant la naissance par l'obstétricien. On contrôle la taille du bassin de la mère et le diamètre de la tête fœtale, l'absence d'antécédents de césarienne, et on explique clairement à la patiente les particularités de cet accouchement, qui nécessitera impérativement sa collaboration au moment de l'expulsion. **Lorsqu'il s'agit du premier bébé et qu'il est en présentation par le siège à terme, si la patiente souhaite une césarienne, la plupart des obstétriciens accèdent aujourd'hui à cette requête, la littérature médicale récente étant très controversée quant au risque pour le bébé** (voir p. 275).

L'accouchement de jumeaux

L'accouchement ne sera pas forcément deux fois plus compliqué, mais il est à l'évidence plus risqué. En effet, il faut faire naître le premier jumeau, attendre un certain délai pour que le second s'engage dans le bassin, le faire naître, puis assurer la délivrance (l'expulsion du ou des placentas). Plusieurs professionnels sont impliqués (sage-femme, obstétricien, anesthésiste, aide-soignante, pédiatre), cet accouchement devant être réalisé au bloc opératoire pour qu'une césarienne puisse être réalisée en urgence si la situation l'exige.

Alors que le premier enfant est né, si le second se place en travers de l'utérus, on peut être amené à réaliser une « rotation-grande extraction ». Cette manœuvre est indiquée lorsque apparaît une bradycardie, c'est-à-dire un ralentissement du cœur fœtal, alors même que le bébé n'est pas engagé. Elle consiste à attraper les pieds en passant la main dans l'utérus pour le faire naître au plus vite. La patiente va être anesthésiée très rapidement si elle n'a pas déjà une analgésie péridurale, et de ce fait, elle ne souffrira pas.

Ce mode d'accouchement est plus rapide et plus sécurisant pour le second jumeau. En effet, si on le faisait naître par césarienne, même lorsque la péridurale est déjà posée et que la patiente est installée au bloc opératoire, la naissance du bébé prendrait plus de temps. Pour limiter ce type de risques, certains défendent la césarienne de principe en cas de grossesse gémellaire.

L'hémorragie de la délivrance

Même si elle est rare (moins de 3 % des accouchements), il s'agit encore de la première cause de mortalité maternelle en France. C'est l'un des arguments qui nous font penser que l'accouchement à domicile fait prendre des risques inconsidérés, car cette complication n'est pas toujours prévisible.

Les causes

L'utérus peut avoir de la peine à se rétracter après la naissance : c'est **l'atonie utérine**. Une partie ou l'ensemble du placenta peut rester dans l'utérus : c'est **la rétention placentaire**. Enfin, le placenta peut être incrusté dans l'utérus plus ou moins profondément et ne plus se décoller : c'est ce que l'on appelle **le placenta accreta ou percreta**.

Dans ces trois situations, l'utérus saigne de façon abondante.

Les protocoles

Différents protocoles ont été mis en place et la prise en charge est très standardisée, allant de **l'injection de médicaments** qui vont faire rétracter l'utérus à **l'embolisation**. Celle-ci consiste à injecter sous anesthésie un produit qui est une sorte de colle, afin d'obturer le vaisseau qui saigne. Cela nécessite un plateau technique spécifique et un radiologue entraîné, disponible 24 heures sur 24, ce qui n'est bien sûr pas possible dans tous les établissements. Un petit cathéter est placé par voie fémorale, puis poussé jusqu'à l'origine de l'artère utérine pour larguer le produit qui va obturer l'artère qui saigne.

En cas d'échec de l'embolisation, **une prise en charge chirurgicale** permettra la suture des vaisseaux qui saignent, mais la persistance de l'hémorragie peut imposer l'ablation de l'utérus, c'est l'hystérectomie d'hémostase, que l'on réalise dans un contexte de sauvetage maternel. Cela nécessite l'intervention de nombreux professionnels : aide-soignante, sage-femme, infirmière anesthésiste, gynécologue-obstétricien, radiologue. Ces tableaux cliniques sont extrêmement stressants, car la situation hémodynamique peut se dégrader très vite.

Le miracle de la naissance, qui devait être un événement heureux, se transforme alors en cauchemar, avec un risque vital non négligeable pour la maman. La situation s'aggrave vite, car le sang coagulant de moins en moins bien, la patiente saigne de plus en plus.

Imaginez une jeune maman, venant d'accoucher sans problèmes particuliers, se retrouvant en quelques minutes avec deux perfusions, les jambes surélevées, huit à dix personnes autour d'elle, et qui perd rapidement connaissance. Elle est transférée en extrême urgence dans un service de radiologie interventionnelle, puis opérée pour réaliser une hystérectomie, ce qui implique qu'elle ne pourra plus avoir d'enfants…

Nous essayons de faire au mieux pour informer la famille au fur et à mesure de la procédure, mais il est souvent compliqué d'être sur tous les fronts, surtout quand ce type de prise en charge est nocturne.

✓ S'il existe des facteurs prédictifs de ce type de complications, celles-ci ne sont malheureusement pas toujours prévisibles, ce qui explique les réticences des obstétriciens vis-à-vis de l'accouchement à domicile. On peut facilement imaginer que la situation puisse s'aggraver très rapidement si la patiente se trouve dans un milieu non médicalisé, alors même que, dans une maternité de niveau III offrant toutes les possibilités techniques de traitement, le pronostic vital est parfois engagé…

L'embolie amniotique

Il s'agit d'une complication très rare, mais gravissime. Elle est la conséquence d'une effraction vasculaire qui se produit pendant un accouchement ou une césarienne : le liquide amniotique passe alors brutalement dans la circulation sanguine maternelle, entraînant un état de choc et dans 50 % des cas la mort maternelle, quelles que soient les mesures de réanimation entreprises.

Heureusement, cette complication est extrêmement rare. En quinze ans, elle ne s'est produite qu'à deux reprises dans la maternité de niveau III où j'exerce, alors que 4 300 femmes y accouchent chaque année.

Je n'oublierai jamais ma première embolie amniotique. Âgée de 32 ans, cette patiente avait déjà accouché d'un petit garçon trois ans auparavant. L'accouchement n'aurait pas dû poser de problèmes particuliers. Elle est entrée en travail un dimanche matin, une analgésie péridurale a été posée, le pronostic obstétrical était excellent : pas de pathologie, grossesse de déroulement normal, bref, tout allait pour le mieux.

Le travail a été rapide. Un ralentissement profond du rythme cardiaque fœtal est survenu brutalement alors que le bébé était engagé. Une ventouse a été réalisée par l'obstétricien de garde pour éviter la souffrance du bébé et le faire naître au plus vite.

Au moment de l'extraction, la patiente est passée en état de choc. L'anesthésiste-réanimateur présent sur place a aussitôt évoqué le diagnostic d'embolie amniotique et l'a transférée en réanimation. Malgré les soins prodigués, elle devait décéder quelques heures plus tard.

En qualité de chef de service, j'ai été immédiatement prévenu et j'ai reçu en fin d'après-midi, dans mon bureau, le mari de cette patiente, accompagné par son jeune fils de 3 ans.

Cet échange et la cruauté de la situation restent gravés dans ma mémoire. Quelques heures plus tôt, rien ne laissait prévoir cette évolution tragique, et ce jeune père accompagnait son épouse dans ce qui est la plus belle aventure humaine, donner la vie. Brutalement, alors que tous les moyens techniques avaient été déployés, sans faute médicale ni retard dans la prise en charge, il se retrouvait veuf, avec un nouveau-né et un petit garçon de 3 ans à élever…

Humainement, ce type de situation est extrêmement éprouvant et je me souviens de longues discussions avec mon épouse à la suite de cet événement tragique, car nous avions le projet d'avoir un troisième enfant. Cette perspective m'effrayait : pourquoi prendre le moindre risque alors que nous avions deux enfants en bonne santé ? Heureusement, la vie est souvent plus forte que toutes les logiques, et Raphaël est né un an plus tard…

Les complications chirurgicales

La chirurgie gynécologique, même si elle peut générer des complications, est dans l'immense majorité des cas beaucoup moins stressante que la pratique obstétricale.

Bien que le risque zéro n'existe pas en chirurgie, et ce quelle que soit la procédure effectuée (nous avons l'habitude de dire qu'il n'y a pas de « petite chirurgie »), beaucoup de gestes présentent un très faible taux de complications (chirurgie de l'incontinence urinaire, chirurgie mammaire, cœlioscopie pour lésion bénigne de l'ovaire, hystéroscopie).

Les chirurgies gynécologiques « lourdes » (reconstruction mammaire, chirurgie cancérologique pelvienne et endométriose) présentent un taux incompressible de complications, mais leur fréquence est inférieure à celles de la chirurgie digestive, dont les actes sont souvent plus compliqués.

L'interruption médicale de grossesse

Il ne s'agit pas de l'IVG, autorisée jusqu'à 14 semaines d'aménorrhée, mais de l'interruption « médicale » de la grossesse (IMG) au deuxième ou au troisième trimestre, lorsque le fœtus présente une malformation non compatible avec la vie.

C'est une véritable « autorisation de tuer » pour un praticien qui a pourtant été formé à donner la vie… Le grand paradoxe de la gynécologie-obstétrique est que nous sommes les seuls médecins à avoir l'autorisation d'interrompre la vie, l'euthanasie n'étant pas autorisée en France.

✓ **La France est le seul pays au monde autorisant l'interruption médicale de grossesse jusqu'au 9e mois, s'il existe une cause d'une particulière gravité pouvant mettre en jeu la vie de la mère ou de l'enfant. Par contre, dès lors que l'enfant est né, aucun geste fœticide ne peut être réalisé.**

En cas de malformation diagnostiquée à l'échographie

Comme nous l'avons vu dans le chapitre 1 (voir p. 29), les centres pluridisciplinaires de diagnostic prénatal (CPDPN) discutent chaque semaine les pathologies fœtales mises en évidence par l'examen échographique. Après discussion du dossier, on demande un complément d'investigation : échographie de référence, étude du caryotype (analyse des chromosomes du bébé) ou consultations spécialisées avec un chirurgien pédiatre, ce qui permet d'améliorer la prise en charge néonatale des bébés présentant des malformations curables.

Une interruption médicale de grossesse (IMG) sera proposée en cas de malformation jugée létale ou d'une « particulière gravité » comme le stipule le texte de loi. Nous n'imposons jamais cette interruption, notre rôle étant d'informer le couple lorsque l'interruption semble préférable à la poursuite de la grossesse. La décision est prise par les parents, chaque couple étant maître de son choix.

Dans notre centre, nous présentons environ 1 000 dossiers par an alors que moins de 100 interruptions médicales de grossesse sont réalisées, ces chiffres étant stables d'une année sur l'autre. **Cela signifie que 9 dossiers sur 10 ne conduisent pas à une interruption de grossesse.** Nous devons plus souvent résister à une demande parentale d'interruption de grossesse non justifiée que convaincre les parents de la réaliser, tant le souhait de l'enfant parfait est une réalité...

La décision étant prise, les patientes doivent accoucher autant que faire se peut par les voies naturelles. Et même si elles souhaitent toujours que l'interruption soit réalisée le plus rapidement possible une fois l'indication posée, il faut savoir résister à leur demande de césarienne, car on doit penser aux prochaines grossesses. La césarienne, outre ses propres complications immédiates, expose au risque d'hémorragies lors d'une grossesse ultérieure.

Bien sûr, dans ces situations, nous devons forcer la nature. Il existe différents médicaments qui permettent d'ouvrir le col, puis de déclencher les contractions.

Une analgésie péridurale est proposée systématiquement et posée dès les premières contractions.

De grands progrès ont été réalisés au cours des dernières années concernant l'analgésie fœtale. À partir du 6e mois de grossesse, on pratique une injection sous contrôle échographique au niveau du cordon ombilical pour anesthésier le fœtus qui est viable. Puis on injecte un médicament qui provoque un arrêt cardiaque, geste ô combien difficile pour le gynécologue.

Cette stratégie permet d'éviter une éventuelle souffrance fœtale durant le travail, qui poserait la question de la césarienne, et surtout la naissance d'un enfant vivant malformé qui, comme l'impose la législation française, devrait impérativement être réanimé. Cette situation serait bien sûr beaucoup plus difficile à supporter par des parents ayant pris la décision d'interrompre la grossesse.

À titre d'exemple, il m'est arrivé de réaliser un geste fœticide « en urgence » un soir de garde, alors que la patiente était à terme et en début de travail. Le fœtus avait une trisomie diagnostiquée tardivement et le couple était demandeur d'une interruption de grossesse.

Si, pour des convictions personnelles (éducationnelles ou religieuses), l'un des praticiens de l'équipe ne souhaite pas réaliser ces actes, il existe une clause de conscience et rien ne l'oblige à assumer cette pratique.

AVIS D'EXPERT, Pr PHILIPPE DUVERGER (pédopsychiatre)

La maternité est un lieu bien particulier : un lieu de naissance, un lieu de vie et de bonheur. C'est l'un des seuls services de l'hôpital où la majorité des patientes sont hospitalisées alors même qu'elles sont en bonne santé. Pourquoi alors y aurait-il besoin d'un pédopsychiatre ? À quoi servirait-il ? Certaines situations obstétricales seraient-elles problématiques ?

La médecine est aujourd'hui capable de toutes sortes d'interventions sur le corps (au moment de la procréation, avant la naissance ou dans les tout premiers temps de la vie) qui posent des problèmes inédits. Ceux-ci semblent parfois dépasser les limites de ce qui est représentable. Ainsi, médecins et parents sont-ils parfois pris de vertige face à des questions qui les amènent au-delà de ce qui peut être pensé. Ces situations n'existaient pas il y a une quarantaine d'années et tous les protagonistes, parents et professionnels, vivent aujourd'hui des épreuves dont l'importance des enjeux psychiques est devenue évidente. C'est notamment le cas de l'interruption médicale de grossesse (IMG).

Le regard social sur la maternité

Dans notre société, la grossesse et la naissance d'un bébé sont des événements qui imposent le bonheur. La maternité ne peut être que synonyme de joie et d'accomplissement : c'est une fête ! L'idéal maternel est mis en avant : une femme épanouie a des enfants, s'en occupe tout en travaillant, organise sa vie… Tout cela ne peut être que du plaisir. De même, le bébé est l'objet de toutes les attentions et tout est bon pour lui. Il devient le centre du monde. En retour, les services de maternité, par leurs investissements, leurs motivations et leurs réussites, confortent les parents dans l'idée que le fœtus ou le nouveau-né est un bien de plus en plus précieux qui pourrait être livré avec « certificat de garantie et service après-vente ».

Mais ces assurances, lorsqu'elles viennent à défaillir, plongent les parents dans une détresse d'autant plus profonde qu'ils n'y étaient pas préparés. Entre la vitrine céleste de ce temple moderne de la fécondité et la triviale arrière-boutique de ses drames quotidiens (fausses couches, mort fœtale, révélations d'anomalies, grossesses pathologiques, accidents prénataux, séparation néonatale mère-bébé, annonce de handicap...), le contraste est parfois grand.

La maternité enfante autant d'ombre que de lumière

Pour un parent, la naissance d'un bébé s'apparente à la création d'un prolongement de soi, avec toute la dimension narcissique qui l'accompagne. Et on ne peut omettre l'importance de cet investissement narcissique du bébé à venir. Ainsi, dans le meilleur des cas, le bébé est au centre du monde, c'est le plus beau ; c'est un amour de bébé.

Mais parfois, le bonheur n'est pas au rendez-vous... Anomalies, complications... Pour autant, aujourd'hui, on ne veut pas entendre parler de détresse maternelle. On ne peut pas la voir. À l'ère de la performance, on régresse à notre insu sur l'annulation de ce que nous sommes : des êtres vulnérables. C'est sans doute pour cela que, d'un côté, toutes les études épidémiologiques internationales retrouvent plus de 10 à 15 % de femmes présentant une dépression après l'accouchement (dépression du post-partum) et que, de l'autre, en pratique, la plupart des médecins passent à côté.

La découverte de malformations fœtales

La grossesse est une histoire en train de s'écrire. Il est important de respecter cette dynamique et de ne pas fixer le temps, de ne pas prédéterminer l'avenir. Or, on le sait, la découverte de malformations fœtales fait l'effet d'une véritable sidération et s'apparente parfois à un traumatisme psychique. L'annonce de malformations fœtales et l'éventualité d'une interruption médicale de grossesse, en provoquant un effet de télescopage entre une réalité trop brutale et des fantasmes mortifères, suscitent une frayeur intense, une excitation impossible à intégrer qui font effraction dans la psyché et peuvent entraîner un traumatisme. Le fœtus devient alors dangereux pour la mère, qui peut parfois se surprendre à penser que sa seule ressource serait de le détruire. Dans ce contexte, certains mots ou termes employés peuvent marquer à vie. Des années plus tard, les parents entendent encore résonner certaines phrases...

C'est à ce moment que le pédopsychiatre peut être interpellé par l'équipe médicale de la maternité (l'échographiste ou l'obstétricien, le plus souvent). J'interviens alors auprès des femmes et des couples, avec leur accord.

Conversations avec des ventres ronds

Les effets de l'annonce : une clinique du traumatisme

La découverte de l'anomalie morphologique, au cours de l'échographie, est extrêmement violente pour les futurs parents. La vision prolongée d'une image à l'écran, la modification du ton ou du débit de la voix, ou de la concentration de celui qui réalise l'examen, puis la confirmation de ces premières appréhensions dans la discussion qui suit : tout cela reflète l'effraction brutale de la réalité. Le diagnostic prénatal vient briser le rêve et l'idéalisation inhérents à tout processus de parentalisation, il bouscule l'imaginaire et enraye le désir. Le réel du diagnostic assène une vérité qui ébranle telle une détonation. Les sentiments de l'absurde et du non-sens absolu sont alors envahissants. Ce temps du traumatisme provoque une fracture, une rupture dans la filiation et des blessures narcissiques parfois considérables.

On assiste alors régulièrement, passé les premiers moments de sidération, à une tentative de dépassement du désarroi existentiel sous la forme de deux mouvements opposés (mais souvent associés) : celui d'un sentiment d'injustice et de révolte (« Pourquoi moi ? »), et celui d'une fixation culpabilisée sur des événements ou des conduites responsables du problème, voire une destinée personnelle marquée par l'échec (« Je n'aurais pas dû faire ceci… Cela tombe toujours sur moi… »). Les doutes et l'attente anxieuse des résultats complémentaires viennent amplifier cette détresse.

Face aux sentiments de haine ressentis (mais rarement exprimés verbalement) et de révolte, et face à cet impensable, chacun des protagonistes réagit différemment, selon sa propre histoire, ses ressources psychiques, ses représentations personnelles, ses mythes familiaux, ses traumatismes anciens, refoulés ou non. Il faut d'ailleurs noter qu'il existe fréquemment un décalage entre le vécu des parents, leur compréhension de l'événement, de la gravité du diagnostic et ce que pensent transmettre les soignants. Pour les parents, il s'agit d'un réel traumatisme, alors que pour les équipes, ce drame fait partie de leur quotidien ; elles l'ont apprivoisé par leur professionnalisme et la technique.

Ainsi, face à ce traumatisme, des mécanismes de défense, inconscients, prennent place chez les parents. Projection, identification, clivage, déni apparaissent au cours des entretiens avec ces parents blessés. À leur rêve d'idéal succède un monde grave, inquiétant, où il s'agit de prendre des décisions impossibles, de porter des responsabilités pesantes : décision d'IMG ? Choix de continuer la grossesse ?

Une clinique du deuil

Le traumatisme provoque stupeur et sidération. Puis s'ensuit un effondrement, un anéantissement du sentiment de soi. Chagrin, haine, douleur, culpabilité, agressivité... Les émotions sont fortes, envahissantes, et traduisent le travail psychique en cours.

Qu'il s'agisse du deuil de l'enfant idéal ou, en cas d'IMG, du deuil de l'enfant, cette période est fondamentale ; elle doit être respectée et accompagnée. Le deuil est en effet un phénomène normal et nécessaire pour surmonter la perte d'un être aimé. C'est un travail psychique comportant un temps de dépression et de fixation sur l'objet aimé. S'instaure ensuite progressivement un détachement de cette image permettant d'investir de nouveaux objets d'amour. Ce processus prend du temps.

Deuil de l'enfant idéal

Quand une malformation est dépistée sans pour autant donner lieu à une IMG, les parents sont tout autant choqués. Ils doivent faire face à l'insupportable. Le degré de malformation n'est d'ailleurs pas proportionnel à l'intensité des angoisses et des souffrances narcissiques vécues par les parents. L'attente des examens complémentaires (IRM, bilan biologique) est parfois interminable et les couples vivent de véritables « montagnes russes émotionnelles ».

Parfois, certaines mères (et souvent les pères dans un second temps) désinvestissent très rapidement le fœtus et réclament une IMG. Il arrive ainsi que des femmes, dès l'annonce de la malformation de leur bébé et jusqu'à l'IMG, soient fermement décidées à mettre un terme à leur grossesse.

Enfin, lorsque celle-ci se poursuit, l'impact psychologique de tous ces événements retentit sur les interactions précoces mère-enfant. « Le ver est dans le fruit ! » L'existence d'une suspicion de trouble ou de malformation entraîne toujours des perturbations dans les relations ultérieures entre la mère et son bébé. Les doutes restent prégnants, et à la moindre difficulté ultérieure (parfois des années après), le souvenir de cette période et des mots prononcés à l'époque resurgit, comme si c'était hier. C'est le cas de cette mère qui, devant les piètres résultats scolaires de sa fille de 10 ans, se demandait si les doutes de l'échographiste sur la mesure du périmètre crânien ne venaient pas trouver là une concrétisation. L'angoisse aurait enfin trouvé son objet.

En cas d'interruption médicale de grossesse

Comment penser la mort quand on choisit de donner la vie ? Comment accepter et décider de faire une IMG quand on rêve de vie et d'avenir ? Le temps du choix de l'IMG est un moment particulièrement difficile et la prise de décision est toujours douloureuse. Il est ici fondamental de laisser aux parents, suffisamment informés, le temps de la réflexion ; de leur laisser leur responsabilité de parents, tout en les accompagnant dans leur décision.

Parfois, cette décision est impossible à prendre et les parents souhaitent poursuivre la grossesse, laissant à la nature le choix de décider à leur place. Dans d'autres situations, c'est au nom de croyances religieuses. Parfois enfin, il n'existe pas de demande. Tout en respectant ces positions, et sans jamais prendre la décision à son compte, le pédopsychiatre doit s'assurer que ces choix sont faits sans contrainte psychique interne ou qu'ils ne répondent pas à des logiques psychiques pathologiques.

Après la décision de l'IMG, d'autres étapes se profilent, particulièrement difficiles et douloureuses : l'instant où l'on prend le comprimé qui arrêtera la grossesse, l'expulsion ou l'accouchement d'un bébé mort, puis les heures qui suivent... Le retour à la maison... Instants gravés dans la mémoire. Le deuil périnatal est d'une grande complexité, car des sentiments violents et contradictoires s'entremêlent. Comment perdre un enfant qui n'existe pas encore dans la réalité ? Il s'agit en effet de se représenter le bébé perdu, de parvenir à l'élaboration d'une perte d'un bébé qu'on n'a pas connu et qu'on ne retrouvera jamais. Lorsqu'il y a mort fœtale, l'enfant tant attendu qui devait assurer l'immortalité du Moi se dérobe, laissant à tout jamais un vide, une blessure, une honte, un sentiment d'infériorité, d'échec, voire d'indignité. Dans ces situations dramatiques, la souffrance peut s'apparenter à celle ressentie lors d'états mélancoliques.

Ces situations de deuils périnataux sont des situations à haut risque psychologique. Si les effets traumatiques ne peuvent être repris, élaborés et intégrés par un travail psychique, qui se fait difficilement sans aide étant donné les conditions du choc vécu par les patientes, le travail de deuil, indispensable à l'intégration de la réalité, ne peut s'accomplir. Deuils infaisables, deuils impossibles. Toutes les conditions sont réunies pour générer des situations de deuils pathologiques dont les issues sont très incertaines. D'autant plus que, dans bien des cas, la femme masque sa détresse pour paraître forte et répondre au discours social.

Parfois, ces circonstances suscitent des réactions en apparence paradoxales : refus de l'IMG malgré une extrême gravité et des malformations majeures, opposition à toute proposition d'accompagnement…

Un pédopsy auprès des femmes et des couples

Dans ces situations, le pédopsychiatre a un rôle fondamental. S'il ne semble pas souhaitable de s'inscrire dans un protocole préétabli, systématique, contraignant et déshumanisant, il importe cependant que la rencontre avec lui soit pensée et proposée selon la disponibilité des parents.

Je rencontre alors le couple, dans l'intimité de sa chambre plutôt que dans la salle d'échographie. Ce premier entretien est fondamental. Les mouvements transférentiels sont souvent intenses et violents. Je dois être disponible et prêt à accueillir cette détresse. Ma fonction est de permettre l'expression des ressentis et des émotions. Témoin de l'impensable et de l'irreprésentable, je reçois l'agressivité et la violence, les sentiments de haine qui débordent parfois le couple. Grâce à une écoute empathique contenante, sans interprétation directe, je tente d'accueillir les premières élaborations et permets ainsi une relance de la pensée.

Cet accueil, parfois dans l'urgence, pose cependant de nombreuses questions. Pourquoi un couple en détresse viendrait-il révéler à un inconnu, fût-il psychiatre, ce qu'il en est de son intimité et de sa souffrance intolérable ? Qu'attendre de cet inconnu ? C'est ici que se joue toute l'expérience du psychiatre, certes témoin impuissant, mais qui offre une présence, une écoute et une disponibilité, sans intrusion ni interprétation. Les premiers temps de cet accompagnement psychologique sont ainsi l'occasion d'une rencontre qui rend possible un après, qui reste à créer, au cas par cas.

Cet accompagnement et ce soutien des parents tiennent compte de la temporalité psychique propre à chaque femme et à chaque histoire. Et dans un second temps, il peut déboucher sur une véritable psychothérapie s'inscrivant sur plusieurs années. Il ne faut jamais oublier le père dans cet accompagnement psychologique. Souvent absent lors des consultations (toujours pour de « bonnes raisons »), il importe cependant de toujours interroger ces absences et de proposer des rencontres. Parfois enfin, je suis amené à rencontrer la fratrie…

Et après…

Après l'IMG, le vide est envahissant, tant dans le corps que dans la psyché. Enfant perdu, lieu de l'absence, lieu où tout sens fait défaut, refuge précaire contre le trop de chaos.

Douleur, chagrin, agressivité participent au repli. La culpabilité et les angoisses qui s'y associent sont très présentes, réactivant des blessures narcissiques incommensurables. De plus, le couple se confronte au regard des autres, douloureusement. Je veille à ne pas laisser ces femmes dans des solitudes et des vides mortifères. Le repérage et le décryptage des souffrances psychiques sont très importants, à court et à long terme, notamment en cas de projet de nouvelle grossesse. La réaction la plus fréquente étant le désir urgent de réparer les blessures en faisant un bébé de remplacement. Une nouvelle grossesse ne répare sans doute jamais la précédente ; elle n'efface pas le traumatisme et n'a jamais résolu le deuil. Mais rappelons-nous néanmoins que « l'avenir n'est pas écrit, donc tout est possible et il ne serait pas raisonnable d'hypothéquer l'avenir » [7].

Les leçons de la pratique courante

Une histoire qui finit bien

J'ai été amené à prendre en charge un jeune couple de 19 et 22 ans pour leur première grossesse. L'échographie réalisée a mis en évidence l'absence de bras droit chez l'enfant, alors que le reste de la morphologie était normal. Ce couple, très déterminé, a demandé avec beaucoup d'insistance l'interruption médicale de grossesse.

Après discussion au centre pluridisciplinaire de diagnostic prénatal, nous l'avons récusée, l'enfant pouvant être appareillé et la malformation étant isolée (le caryotype était normal). Il a été proposé à ce couple de rencontrer un chirurgien orthopédique infantile afin qu'il puisse leur expliquer ce qu'était la vie de ces enfants et quelles étaient les possibilités de prise en charge et d'appareillage.

Malgré plusieurs consultations, le couple est resté très déterminé et a confirmé son souhait de réaliser une interruption médicale de grossesse. Je me souviens parfaitement de la dernière consultation : ils m'ont agressé violemment en me traitant d'assassin, la jeune femme menaçant de se suicider en expliquant que je serais responsable de son geste.

Ces situations sont bien sûr particulièrement difficiles à vivre…

Je ne l'ai plus revue en consultation durant sa grossesse. Un an plus tard, j'ai reconnu son nom sur ma liste de consultations. Je ne l'avais bien sûr pas oublié, et j'étais mal à l'aise à l'idée de revoir ce couple, prévoyant un entretien difficile. Le jeune femme est venue, accompagnée par son mari et… son bébé. Ils voulaient me remercier d'avoir résisté à leur demande, étant très heureux d'avoir pu donner naissance à cet enfant qui les comblait de joie.

Pour la petite histoire, ils avaient consulté deux autres centres, qui avaient, eux aussi, refusé l'interruption de grossesse…

Une histoire qui finit mal

Nous avons accueilli une patiente âgée de 45 ans, enceinte de triplés après avoir bénéficié d'un transfert d'embryons à l'étranger. Une réduction embryonnaire lui avait été proposée dans un autre CHU, mais pour des raisons personnelles, elle avait refusé. Elle a été hospitalisée dans notre service pour rupture des membranes à 24 semaines d'aménorrhée, soit à 6 mois de grossesse. Quatre semaines plus tard, une poussée brutale d'hypertension a imposé la réalisation d'une césarienne.

En arrivant au bloc opératoire, la patiente a brusquement fait un arrêt cardiaque sous les yeux de l'anesthésiste, alors que son brancard sortait de l'ascenseur. Le médecin anesthésiste l'a réanimée et le gynécologue de garde a réalisé en extrême urgence une césarienne pour sauver les bébés, qui sont tous les trois nés vivants.

Malheureusement, elle ne devait pas sortir du coma.

Son dossier a été étudié par de nombreux spécialistes, mais la cause de cette défaillance cardiaque n'a pu être identifiée. Après un long séjour en réanimation, elle a été transférée dans un service de moyen séjour, son état ne s'étant pas amélioré.

Je me souviens parfaitement du papa, croisé le jour de la sortie des enfants du service de néonatalogie. Je revois la poussette triple, les trois petits bonnets, et cet homme très digne partant avec ses enfants qui ne nécessitaient plus désormais de soins spécialisés.

Nous devions apprendre quelques années plus tard qu'il s'était suicidé et que sa femme était toujours dans le coma…

Ce type de drames nous rend bien sûr très circonspects devant les « exploits procréatiques » pratiqués à l'étranger chez des femmes pour qui la loi française ne nous aurait pas autorisés à accepter la procréation médicalement assistée compte tenu de leur âge.

Chapitre 7

Quelques IDÉES FAUSSES sur la GYNÉCOLOGIE-OBSTÉTRIQUE

Beaucoup de fausses certitudes accompagnent les femmes et leur vécu de la gynécologie-obstétrique. Il était temps de refaire le point sur celles-ci, qu'elles concernent la fréquence des frottis, la prise de la pilule, le vaccin contre le papillomavirus, l'IVG ou l'hystérectomie.

✓ NON, il ne faut pas faire de frottis ni d'examen gynécologique lors de la première consultation.

Contrairement à ce qui a longtemps été préconisé (et pratiqué !), l'examen gynécologique n'est absolument pas nécessaire lors de la première consultation. Le médecin aborde avant tout la question de la prévention (sexualité, infections sexuellement transmissibles, préservatif et VIH), mais aussi des rappels sur le cycle menstruel, la période de fécondation et la pilule du lendemain. Et il y a beaucoup à dire !

Une jeune fille qui commence sa vie sexuelle n'aura pas de cancer ou de dysplasie du col de l'utérus dans les premières années suivant le premier rapport. Il n'y a donc pas lieu de l'examiner, sauf situation particulière.

Il est fréquent qu'une jeune fille de 15 ou 16 ans vienne consulter, sur les conseils de sa maman, pour une absence de règles (aménorrhée) ou des règles trop abondantes et/ou douloureuses. Une échographie par voie abdominale suffit en général à régler le problème et permet d'éviter un examen clinique.

✓ NON, il ne faut pas faire un frottis tous les six mois.

Le cancer du col de l'utérus est un cancer de la femme jeune débutant le plus souvent après 25 ans et plus fréquent après 40 ans.

On recommande actuellement un dépistage entre 25 et 65 ans, avec réalisation d'un frottis tous les trois ans lorsque les deux premiers frottis faits à un an d'intervalle sont normaux.

Sur l'ensemble des frottis réalisés, 3 à 4 % présentent des anomalies cytologiques et nécessitent une surveillance et des examens complémentaires.

L'intérêt de faire des frottis réguliers est de diagnostiquer le plus tôt possible une lésion débutante et de la traiter sans abîmer le col de l'utérus. Néanmoins, et contrairement à ce que souhaitent certaines patientes (et certains médecins !), il n'est pas nécessaire de faire des frottis trop souvent. En effet, il est plus utile de faire un frottis tous les trois ans à toutes les femmes que d'en faire tous les six mois à une population privilégiée et « surmédicalisée ».

✓ NON, il ne faut pas arrêter la pilule de temps en temps pour « mettre ses ovaires au repos ».

L'âge moyen de la première grossesse étant de 30 ans, beaucoup de femmes prennent la pilule dix à quinze ans avant d'envisager d'être enceinte. Dans ce contexte, il n'est pas rare de voir des jeunes femmes inquiètes quant à leur fertilité, qui décident d'arrêter brutalement leur contraception afin de vérifier qu'elles ovulent bien : on s'expose dans ce cas au risque de débuter une grossesse non désirée.

La pilule au long cours, même utilisée durant quinze ou vingt ans, n'est pas dangereuse pour l'organisme.

Si la contraception est bien tolérée et qu'il n'y a aucune contre-indication, aucun argument scientifique ne justifie son arrêt. Il faut donc en parler avec son médecin avant de prendre ce type d'initiative.

✓ NON, il n'est pas dangereux de prendre la pilule en continu afin de supprimer ses règles.

Petit rappel des cours de SVT de 4e !

À partir de la puberté et jusqu'à la ménopause, le cycle menstruel permet de préparer tous les mois l'appareil génital à une potentielle grossesse. La muqueuse utérine s'épaissit, et s'il n'y a pas de grossesse, la chute brutale des hormones survenant au 28e jour du cycle entraîne l'élimination de la muqueuse utérine qui se renouvellera le cycle suivant. Le sang des règles correspond à la partie superficielle du « tapis ouaté » qui aurait permis à l'œuf fécondé de s'implanter dans l'utérus et d'installer une circulation entre la mère et l'embryon pour permettre son développement.

L'utérus va se contracter et la muqueuse s'éliminer par le vagin pour former le sang des règles. Ces contractions sont responsables des douleurs ressenties avant et pendant les règles. **En cas de prise de la pilule en continu, la muqueuse utérine va arrêter de se développer, et comme il n'y a pas de chute hormonale, il n'y aura pas de règles, sans que cela soit dangereux pour l'organisme.**

Contrairement à certaines croyances populaires, cela n'entraînera pas d'accumulation de sang dans l'organisme puisque la muqueuse utérine ne se décrochera pas. Il n'y aura donc pas de problèmes d'hygiène ni d'odeurs.

Depuis quelques années, de plus en plus de jeunes filles et de jeunes femmes manifestent leur désir de ne plus avoir de règles. Si chacune comprend l'intérêt que cela peut représenter dans la vie quotidienne (sexualité, pratique sportive, vie professionnelle...), de nombreuses femmes restent cependant attachées à cette borne mensuelle qui leur prouve qu'elles ne sont pas enceintes.

Il faut donc bien se garder de toute recommandation normative, chaque femme ayant désormais le choix d'avoir des règles ou pas.

✓ NON, l'IVG n'est pas une méthode de contraception.

L'IVG (interruption volontaire de grossesse) est légale en France depuis la loi Veil votée le 17 janvier 1975. Celle-ci a été modifiée le 4 juillet 2001 (loi Aubry), et l'IVG est aujourd'hui réalisable jusqu'à 14 semaines d'aménorrhée, soit 12 semaines de grossesse (les deux semaines supplémentaires correspondant à la période séparant les dernières règles de la date de l'ovulation).

L'IVG n'est pas un acte anodin.

Après une IVG, et quelles que soient la méthode utilisée et l'expertise des équipes, on compte 5 % d'échecs ou de complications. Une aspiration peut entraîner une perforation utérine, une infection, des saignements ou des douleurs. Il existe également des risques d'infertilité liés à la survenue de synéchies (accolements des parois de l'utérus à la suite de l'aspiration), qui apparaissent essentiellement lorsqu'il y a eu des complications telles qu'une rétention, des saignements ou des curetages répétés. Le retentissement psychologique ne doit également pas être négligé.

Pour toutes ces raisons, l'IVG ne peut et ne doit pas être un mode de contraception. Il faudra, lors de la consultation post-IVG, rechercher un moyen de contraception adapté, en particulier lorsque la pilule est mal tolérée.

✓ NON, l'IVG ne concerne pas que les très jeunes filles.

Un certain nombre de chiffres donnent matière à réflexion :

- une grossesse sur 5 en France est interrompue et le nombre d'IVG augmente en même temps que celui des naissances.
- 5 femmes sur 6 ayant recours à l'IVG en auront une seule au cours de leur vie. Parmi celles qui en auront plus d'une, 75 % en auront deux.
- 50 % des femmes qui ont recours à l'IVG ont déjà un enfant et 50 % vivent en couple. En outre, l'IVG touche toutes les catégories socioprofessionnelles.
- **L'âge moyen de l'IVG est de 27 ans, la majorité des IVG étant réalisée entre 20 et 25 ans. Les mineures représentent moins de 7 % des IVG.**

Par ailleurs, l'IVG concerne un nombre non négligeable de femmes de plus de 35 ans.

Imaginez une patiente âgée de 40 ans, dont les adolescents ou les grands enfants ont déjà quitté la maison, qui pensait être à l'abri d'une grossesse et se retrouve enceinte à la suite d'un oubli de pilule ou d'un accident de préservatif. Il n'est pas toujours facile pour une femme de cet âge de s'imaginer de nouveau maman et de replonger dans les couches lorsqu'elle en est sortie depuis longtemps, que les enfants sont « casés » et qu'elle a un métier qui l'occupe à temps plein. Sans parler du conjoint, parfois plus âgé, qui ne souhaite pas forcément redevenir père !

✓ NON, il ne faut pas consulter en urgence si, à 25 ans, on n'a pas démarré une grossesse après six mois d'arrêt de pilule !

Certaines jeunes femmes s'inquiètent quand elles ne sont pas enceintes au bout de six mois d'arrêt de pilule et se demandent si elles doivent consulter.

Médicalement, on parle d'infertilité après deux ans de rapports sexuels non protégés. Néanmoins, quand un couple a décidé d'avoir un enfant, il lui est difficile d'attendre aussi longtemps et la tentation est grande de faire un bilan plus rapidement. Plusieurs choses doivent être rappelées à ce sujet.

Il faut avoir des rapports sexuels !

Cela semble aller de soi, mais beaucoup de couples ont très peu de rapports sexuels pour différentes raisons (professionnelles, déplacements, entente personnelle, éducation…). Il est très important de bien vérifier cet élément fondamental. Une question récurrente concerne donc la fréquence des rapports sexuels.

Il est recommandé d'avoir deux ou trois rapports par semaine quelle que soit la période du cycle, de façon à optimiser ses chances de débuter une grossesse. Un certain nombre de femmes ont des rapports quotidiens durant la période d'ovulation, pensant augmenter leurs chances de fécondité. En réalité, les rapports trop fréquents entraînent un appauvrissement de la concentration en spermatozoïdes et pourraient diminuer la fécondité. Le mieux est parfois l'ennemi du bien !

Il faut connaître sa période d'ovulation

L'ovulation survient 12 à 14 jours après le début des règles, mais cela n'est vrai que si l'on a un cycle de 28 jours. Lorsqu'un cycle dure 35 jours (c'est-à-dire lorsqu'il y a 35 jours entre chaque période de règles), l'ovulation a lieu 14 jours avant le 1er jour des règles, soit au 21e jour. Il n'est pas inutile de connaître sa date d'ovulation, car c'est la période du cycle où la fertilité est maximale.

Enfin, rappelons un point important : lorsque l'ovulation et le sperme sont de bonne qualité, il n'y a que 20 à 25 % de chances de grossesse spontanée par cycle, soit une chance de grossesse tous les quatre mois, et donc trois par an…

En dehors de toute pathologie, 85 % des couples vont démarrer une grossesse au bout d'un an de rapports non protégés.

✓ **À 25 ans, on préconisera donc de consulter son médecin traitant ou son gynécologue après un an de tentative de grossesse non couronnée de succès, comme cela est recommandé par la Haute Autorité de santé (HAS).**

Lors de cette consultation, on s'intéressera aux antécédents familiaux, on recherchera une pathologie chronique (hypertension, diabète, thrombophilie, conduite addictive), on vérifiera la prise de certains médicaments (certains traitements comme les traitements antiépileptiques ou psychiatriques peuvent avoir un impact au niveau de la grossesse), ainsi que les sérologies et les vaccinations.

✓ **Si la grossesse ne survient pas malgré la normalité des éléments précédents, on entreprendra un bilan plus poussé, généralement après un à deux ans de tentative, selon l'âge de la patiente.**

✓ NON, la deuxième grossesse n'est pas forcément plus facile à vivre que la première.

J'ai souvent rencontré des patientes qui étaient surprises par le fait que leur deuxième grossesse ne se déroule pas plus simplement que la première. Il n'est pas rare que cette deuxième (ou troisième) grossesse soit plus éprouvante, et ce pour diverses raisons (un ou plusieurs premiers enfants à gérer, âge de la patiente...), comme le montre le témoignage suivant.

Témoignage d'une patiente

Ma première grossesse est restée gravée en moi, les bons côtés comme les moins bons : la magie des premiers mouvements, la découverte de chaque étape de la grossesse, mon ventre qui avait pris des proportions inimaginables, l'accouchement dont je me faisais une montagne... Et maintenant, me voici repartie pour un tour. Enfin presque.

J'ai bien reconnu certains signes, tels que la fatigue des premiers mois, la poitrine qui devient plus généreuse, les émotions et une sensibilité à fleur de peau. En revanche, le parcours est complètement différent. Les sensations ne sont pas les mêmes ; elles sont soit presque absentes, soit beaucoup plus violentes. J'en ai découvert d'autres également, que je n'avais pas éprouvées lors de ma première grossesse : les nausées, un état de fatigue qui perdure et s'amplifie au fil des mois, entraînant une baisse de moral et beaucoup de difficulté à dormir.

Je ne m'étais absolument pas préparée à cela. Où était passée cette magie à laquelle je m'attendais ?

Il y a une autre réalité très importante : la présence d'un petit aîné qui me demande toujours autant d'attention, je dirais même, encore plus d'attention. La nouvelle est difficile pour lui, cela fait maintenant cinq années que sa maman est entièrement disponible pour lui. Son petit monde et notre vie sont si bien « calés » ainsi !

De mon côté, je me projette, un peu anxieuse, et je réfléchis à la future organisation (horaires de crèche ou nourrice pour le petit nouveau, horaires d'école et de garderie, activités périscolaires pour l'aîné, reprise de mon travail, tâches ménagères...). De ce fait, je suis déjà moins disponible pour lui, plus préoccupée et soucieuse. Pour moi aussi, cela représente beaucoup de changements !

Certains moments de complicité s'estompent petit à petit, et que ce soit pour mon fils ou pour moi, ce n'est pas évident à gérer. Je dois continuer à assurer la vie familiale et maintenir le rythme. Ce qui est certain, c'est que j'ai hâte de rencontrer et de découvrir mon deuxième enfant, de voir au fil du temps grandir cette complicité entre frères. Je pense que ça doit être magique.

Finalement, la magie de ma première grossesse ne va-t-elle pas arriver ensuite ?

✓ NON, on ne risque pas d'être paralysée suite à la pose d'une péridurale.

« Tu accoucheras dans la douleur ! » Les progrès de la médecine ont permis de mettre fin à ce dogme ancestral.

La péridurale est une technique d'anesthésie pratiquée par un médecin anesthésiste-réanimateur. Elle consiste à injecter dans le bas du dos, à proximité des nerfs provenant de l'utérus, un anesthésique local, associé à un dérivé morphinique. Un petit cathéter est installé dans l'espace péridural, ce qui permet de réinjecter du produit si le travail est long. L'injection se fait relativement bas dans le dos, à un endroit où il n'y a plus de moelle épinière. Il n'y a donc aucun risque de paralysie ou de lésion de la moelle épinière.

Même s'il existe quelques contre-indications (anomalies de la coagulation, fièvre, infection de la peau, pathologie neurologique, pathologie vertébrale, tatouage étendu), l'immense majorité des patientes peut aujourd'hui en bénéficier.

En France, une consultation est systématiquement programmée avec l'anesthésiste au 8e ou au 9e mois de la grossesse.

La péridurale doit être envisagée sans appréhension, elle procure un véritable soulagement pendant le travail et l'accouchement, et c'est indiscutablement un progrès majeur de la médecine au service des femmes. Les dernières enquêtes de l'Inserm montrent que plus de 80 % des femmes en France ont recours à la péridurale (alors qu'elles n'étaient que 54 % en 1995), et parmi celles qui ne souhaitent pas en bénéficier lorsqu'elles sont interrogées pendant leur grossesse, 50 % y ont recours en cours de travail [8]. **Ainsi, la France est l'un des pays, ou peut-être LE pays, où la pratique de la péridurale est la plus répandue.**

Cette analgésie entraîne parfois des effets secondaires, comme une sensation de jambes lourdes, des tremblements, des difficultés à uriner, une baisse transitoire de la tension artérielle ou des douleurs au point de ponction. Très rarement, on observe des maux de tête liés à une fuite de liquide céphalorachidien. On les traite en pratiquant un « blood patch » qui consiste à réinjecter une petite quantité de sang dans le même orifice que celui de la péridurale afin de colmater la brèche.

Lorsque mes patientes me questionnent à ce sujet, je leur réponds que si, je devais me faire opérer de l'appendicite, il ne me viendrait pas à l'esprit de refuser l'anesthésie ! Bien sûr, chaque femme est libre de ses choix, qui dépendent pour une large part de sa culture et de son éducation.

Il est très intéressant de comparer la manière dont les femmes réagissent face à la douleur de l'accouchement d'un pays à l'autre. J'ai eu la chance de travailler au Vietnam et en Afrique du Nord, et j'ai constaté que le contraste entre le « calme » asiatique et l'« exubérance » maghrébine était saisissant. À l'hôpital Tu-Du d'Hô Chí Minh-Ville (Vietnam), où 53 000 femmes accouchent chaque année, les salles de naissance sont extrêmement silencieuses et on n'entend que le cri des nouveau-nés… Pour la femme nord-africaine, l'accouchement doit être annoncé et célébré bruyamment, comme la perte de la virginité.

Toutes les femmes, bien sûr, ressentent la douleur de l'accouchement, mais le géreront différemment, les comportements étant très différents en fonction des cultures.

✓ NON, il ne faut pas avoir une vie sexuelle avec de multiples partenaires pour être exposée aux papillomavirus.

Ce virus qui porte le nom poétique de « papillomavirus » ou « Human Papilloma Virus » (HPV) comporte plus de 120 types différents, appelés « génotypes », dont 16 sont potentiellement oncogènes, c'est-à-dire qu'ils peuvent générer des cancers. Les premiers HPV chez des femmes ayant un cancer du col utérin ont été clonés en 1983 et le Pr Zür Hausen, inventeur du vaccin, a reçu le prix Nobel de médecine en 2008. C'est donc une grande famille de virus, dont certains sont dangereux et d'autres pas.

Les HPV oncogènes peuvent entraîner chez la femme des lésions cancéreuses au niveau du col de l'utérus, de la vulve, du vagin, de l'anus et de la gorge. D'autres, moins dangereux, entraînent l'apparition de verrues génitales, encore appelées « condylomes » ou « crêtes de coq ».

On sait désormais que la très grande majorité des êtres humains rencontre le papillomavirus dès lors qu'ils ont des relations sexuelles. Il ne s'agit donc pas d'un marqueur de vie sexuelle débridée, mais d'un simple témoin d'une activité sexuelle.

Dans le monde, les sous-types 16 et 18 sont responsables de 70 à 80 % des cancers du col de l'utérus, avec des variantes selon les continents et les pays.

Suite aux rapports sexuels, ce virus contamine le col de l'utérus, mais 80 à 90 % des femmes vont s'en débarrasser spontanément. C'est ce que l'on appelle la « clairance » de l'HPV.

Pour celles qui ne l'éliminent pas (soit 10 à 20 % des femmes) l'HPV persistant peut entraîner une transformation du col normal qui va, dans certains cas, développer peu à peu une lésion appelée

« dysplasie ». Elle correspond à un état précancéreux au niveau du col utérin, et si cette dysplasie n'est pas diagnostiquée et traitée, elle peut évoluer vers un cancer.

Outre le papillomavirus, d'autres facteurs interviennent dans le développement de ces dysplasies : le tabac, la malnutrition, l'immunodépression et l'herpès virus. On estime qu'il faut de dix à quinze ans pour qu'un cancer se développe, d'où la politique de dépistage des cancers du col de l'utérus par les frottis tous les 3 ans. Leur réalisation régulière permet de diagnostiquer les lésions à un stade précoce et de les traiter sans trop de dégâts pour le col utérin.

Les états précancéreux ou dysplasies touchent 85 000 patientes par an, parmi lesquelles 25 000 auront une conisation. Les 60 000 femmes restantes sont surveillées ou bénéficient de traitements moins agressifs. La **conisation** est une intervention chirurgicale qui permet d'enlever une partie du col de l'utérus en forme de cône. Son but est d'empêcher les lésions de se développer et de dégénérer en cancer. Une femme sur 4 ayant une conisation deviendra enceinte après cette intervention, avec un risque potentiel non négligeable sur sa grossesse : augmentation du risque d'accouchement prématuré, de rupture prématurée de la poche des eaux, enfant de petit poids...

Enfin, les cancers invasifs du col de l'utérus concernent 3 300 femmes par an en France et entraînent environ 1 000 décès par an.

✓ NON, le vaccin contre le papillomavirus (HPV) n'est pas dangereux pour les jeunes filles.

Beaucoup de mamans interrogent leur gynécologue afin de savoir si leur fille doit faire le vaccin anti-HPV. La situation en France est en effet paradoxale : disponible depuis 2007 et distribué dans le monde entier, ce vaccin, dont l'efficacité et la tolérance sont remarquables, est considéré aujourd'hui comme un échec dans notre pays.

Quelles sont les raisons de cette méfiance des Français à l'égard d'une vaccination qui représente pourtant un progrès médical majeur pour les femmes ?

L'âge de la vaccination

En 2007, il avait été fixé à 14 ans, c'est-à-dire à l'âge où les jeunes filles ne sont plus des enfants, mais pas encore des adultes. C'était une erreur, car les parents se voyaient confrontés à la sexualité future de leur fille, alors qu'ils étaient rarement prêts à l'envisager à un âge aussi précoce. Pour éviter cet amalgame, **les nouvelles recommandations établies en avril 2013 conseillent de vacciner les jeunes filles à l'âge de 11 ans, attitude consensuelle appliquée dans la plupart des pays industrialisés.**

Cette vaccination anti-HPV doit idéalement être effectuée avant le premier rapport sexuel, donc avant la première rencontre potentielle avec le virus. De plus, le vaccin est d'autant plus efficace qu'il est pratiqué tôt, l'âge de 11 ans est donc une excellente option, car on obtient le maximum d'efficacité et on désexualise cette injection.

La crainte de la vaccination anti-HPV

« On n'a pas assez de recul », « Je ne veux pas faire prendre le moindre risque à ma fille » sont les phrases que nous entendons régulièrement en consultation.

Pour comprendre la polémique liée à la vaccination HPV, il faut rappeler que les Français ont été traumatisés par la vaccination contre l'hépatite B, car ils ont cru qu'elle pouvait entraîner une sclérose en plaques. Bien qu'il ait été largement prouvé qu'il n'y avait pas de corrélation entre les deux, de nombreuses patientes restent méfiantes et craignent qu'il n'en soit de même avec le vaccin anti-HPV.

La survenue de ce type de maladie correspond à ce que l'on appelle une coïncidence temporelle. À l'échelle d'une population et durant une période déterminée, il y aura inévitablement des maladies qui surviendront, et ce en l'absence de toute vaccination. Cela peut être le cas par le plus grand des hasards, un jour, un mois ou un an après l'injection d'un vaccin, sans qu'il y ait de lien de causalité, mais l'amalgame est alors facile.

Un cas de ce sclérose en plaques chez une jeune fille de 15 ans vaccinée contre l'HPV a été très largement médiatisé. Même si les médecins ont beaucoup de compassion pour cette jeune fille et ses parents, il faut savoir que plus de 150 millions de doses de vaccin anti-HPV ont été distribués dans le monde et que la surveillance est très stricte. En France, l'INCa (Institut national du cancer), l'ANSM (Agence nationale de sécurité du médicament), l'Académie de médecine, la Fédération SOS hépatite, l'AFPA (Association française de pédiatrie ambulatoire), la SFG (Société française de gynécologie) et le CNGOF (Collège national des gynécologues et obstétriciens français) se sont déclarés favorables à cette vaccination. Les autorités de santé américaines, après avoir elles aussi confirmé l'absence de lien de causalité entre la vaccination anti-HPV et la sclérose en plaques, la recommandent également.

On comprend aisément que ce type de coïncidence temporelle puisse se rencontrer lorsque l'on cible 400 000 jeunes filles devant être vaccinées sur plusieurs années (il y a 800 000 naissances par an, donc 400 000 jeunes filles à un âge donné).

✓ **Tous les organismes de surveillance montrent qu'il n'y a pas plus de cas de sclérose en plaques ni de maladies auto-immunes chez les patientes vaccinées contre le HPV que dans la population générale, mais… il n'y en a pas moins, le vaccin ne protégeant pas de ces maladies !**

Lorsqu'une patiente me demande conseil pour sa fille, je prends toujours l'exemple de ma promotion d'étudiants en faculté de médecine. Nous étions 150 à être reçus en 2e année sur 950 postulants. Dans cette population de jeunes gens embarqués pour sept années d'études, une jeune fille est décédée d'un accident de la circulation, une autre d'une malformation cardiaque et un garçon a été hospitalisé en psychiatrie pour schizophrénie suite à une bouffée délirante aiguë.

Il serait absurde de conclure que le passage en 2e année de médecine a été le facteur responsable de ces trois destins brisés... Le même raisonnement s'applique au vaccin anti-HPV.

Il ne faut pas répéter l'erreur de la vaccination contre l'hépatite B et faire profiter les jeunes filles de la vaccination anti-HPV, d'autant plus que nous avons la chance de vivre dans un pays où ce vaccin est remboursé, et ce depuis 2007.

Les adversaires du vaccin invoquent souvent la théorie du complot : les pouvoirs publics et les médecins cacheraient la vérité aux patientes, ou il existerait un lien entre les « experts médecins » qui défendent la vaccination et l'industrie pharmaceutique, de sombres intérêts financiers seraient en jeu... Arrêtons ces fantasmes mercantiles alimentés par un ex-chirurgien, aujourd'hui retraité, guidé par la vente de ses propres livres (et contre qui l'ordre des médecins vient de porter plainte) ou par un médecin généraliste réunionnais qui, à l'évidence, a soigné moins de cancers du col de l'utérus que les nombreux spécialistes s'étant engagés en faveur de la vaccination...

Ces mêmes lobbys anti-vaccinaux affirment que le frottis permet d'éviter la vaccination et ses « méfaits » supposés. Il est vrai que **le frottis reste indispensable même chez les femmes vaccinées, le vaccin ne protégeant « que » contre 80 % des cancers du col utérin,** mais il semble évident qu'il vaut mieux empêcher les lésions d'apparaître que de tenter de les traiter : plutôt prévenir que guérir !

✓ N'est-il pas préférable que nos filles n'aient pas de lésions plutôt que ces dernières soient diagnostiquées à un stade où une chirurgie sera nécessaire ?

✓ Vaccin et frottis sont donc complémentaires. Protégeons nos filles avec tous les moyens dont nous disposons !

J'ai beaucoup de mal à comprendre que l'on puisse s'opposer ainsi au progrès médical et refuser de façon empirique une telle avancée pour la santé des femmes. Pour moi qui soigne des lésions précancéreuses et des cancers du col de l'utérus depuis vingt-cinq ans, la disparition de cette maladie constituerait une chance réelle pour toute une génération de femmes et de jeunes filles.

Autres bénéfices de la vaccination anti-HPV

Un autre argument moins connu en faveur de la vaccination anti-HPV est que ces virus n'agissent pas uniquement sur le col de l'utérus. Ils peuvent en effet être **responsables de condylomes, mais aussi de cancers du canal anal, de la vulve, du vagin, et de divers cancers ORL (gorge, amygdale, langue...).**

Chez les hommes, ces virus peuvent également entraîner des condylomes (verrues génitales), mais aussi des cancers de la gorge, du pénis et du canal anal. Depuis quelques années, on constate que ces cancers masculins liés à l'HPV sont en augmentation. Il semblerait donc logique de vacciner les garçons afin d'assurer une couverture de l'ensemble de la population sexuellement active.

L'histoire de la médecine devrait nous aider à réfléchir et à ne pas reproduire les erreurs du passé : dans les années 1970, en Finlande, les jeunes filles de 12 à 13 ans ont été vaccinées contre la rubéole avec 70 % de couverture vaccinale. L'évaluation réalisée dix ans plus tard a montré que cette prévention était inefficace. En 1980, les filles et les garçons ont été vaccinés et la rubéole congénitale a été éradiquée en quinze ans !

Plusieurs pays recommandent la vaccination anti-HPV systématique chez les garçons : les États-Unis depuis 2011, le Canada et l'Australie depuis 2012, l'Autriche depuis 2014 et la Suisse depuis 2015.

Enfin, si l'on compare le coût de la vaccination des garçons et des filles (potentiellement 800 000 par an dans notre pays) à celui des cancers qui pourraient être évités, les simulations économiques sont largement en faveur de la vaccination des deux sexes. Bien sûr, vacciner à l'école garçons et filles serait une décision politique courageuse, car l'investissement financier serait conséquent alors que le bénéfice ne pourrait être constaté qu'après une vingtaine d'années. Néanmoins, le retour sur investissement serait réel, car les dysplasies et les cancers liés à l'HPV disparaîtraient et le dépistage du cancer du col utérin serait considérablement allégé (voir p. 281).

Dans certains pays plus disciplinés que le nôtre, comme l'Australie, l'Angleterre ou le Danemark, les filles sont vaccinées à grande échelle grâce à une vaccination scolaire gratuite.

Cette politique a déjà des résultats positifs, puisque les dernières publications rapportent, parmi les jeunes femmes sexuellement actives ayant été vaccinées à l'école, une disparition quasi complète des condylomes ainsi que des lésions précancéreuses du col.

✓ Je suis persuadé que, dans vingt-cinq ans, le cancer du col de l'utérus aura disparu en Angleterre, au Danemark et en Australie, pays ayant organisé des programmes de vaccination scolaire. Si rien ne change, ce cancer persistera en France, tuant plus de 1 000 femmes et étant responsable de 25 000 conisations chaque année. On nous reprochera alors de ne pas avoir su appliquer les recommandations concernant la vaccination anti-HPV au détriment de nos filles et de nos petites-filles... Cette décision est politique, notre travail de médecin est d'informer et de redonner confiance aux parents afin que cette vaccination soit banalisée et que leurs enfants puissent en bénéficier.

✓ NON, il ne faut pas proposer une mammographie à toutes les femmes à partir de 40 ans.

Selon les recommandations françaises, le dépistage du cancer du sein impose, depuis 1994, **la réalisation d'une mammographie de**

50 à 75 ans, à raison d'un examen tous les deux ans, sauf cas particuliers.

Les experts de l'Institut national du cancer (INCa) et de la Haute Autorité de santé (HAS) individualisent deux groupes de patientes devant bénéficier de mammographies avant 50 ans [9] :

- **les patientes ayant un niveau de risque élevé** du fait d'antécédents personnels de cancer du sein ou qui ont été exposées à une irradiation thoracique à haute dose,
- **les patientes ayant un niveau de risque très élevé** en cas de prédispositions génétiques, notamment les mutations familiales BRCA1 et BRCA2.

Aux États-Unis, après avoir imposé une mammographie tous les deux ans à partir de 40 ans, un groupe d'experts médicaux indépendants faisant autorité dans ce pays, la Preventive Services Task Force, a également changé les recommandations et préconise désormais une mammographie tous les deux ans de 50 à 74 ans [10].

La mammographie est une radiographie du sein, de face et de profil, réalisée par un radiologue. Si elle est intéressante pour le dépistage des lésions, y compris celles de moins de 1 cm (*a priori* non palpables cliniquement), il existe néanmoins des inconvénients. En effet, lorsqu'elle est réalisée trop tôt, les seins sont denses et l'interprétation est plus difficile. Il existe de ce fait un risque de « sur-diagnostics » qui peut conduire certaines femmes à se faire opérer pour des lésions non cancéreuses.

✓ NON, l'ablation de l'utérus (hystérectomie) n'est pas une castration.

L'hystérectomie, qui consiste à retirer chirurgicalement l'utérus, était considérée à l'époque de nos grands-mères comme l'une des deux étapes les plus dangereuses de la vie d'une femme (l'autre étant l'accouchement) : « On m'a fait la totale... », entendait-on alors.

Il est important de faire un rappel sémantique :

- **l'hystérectomie totale** consiste à retirer l'utérus et le col de l'utérus. Il ne s'agit pas de l'ablation des ovaires,
- lorsque l'on enlève les ovaires et éventuellement les trompes, on parle d'**hystérectomie non conservatrice** ou d'**hystérectomie avec annexectomie** (les « annexes » étant les trompes et les ovaires),
- lorsque l'on parle de **colpo-hystérectomie,** cela signifie que l'on enlève en plus de l'utérus la partie supérieure du vagin (le mot grec *colpos* signifiant vagin). Cette intervention est réalisée en cas de cancer afin d'éviter la récidive.

En l'absence de désir de grossesse, on recommande de retirer les trompes dans le même temps opératoire du fait d'un risque de cancer non négligeable. Cela ne pose aucun problème car les trompes n'ont plus d'utilité et le geste chirurgical est très simple.

Par la suite, il n'y aura plus de frottis à prévoir dans la mesure où il n'y a plus de col, sous réserve que l'analyse de la pièce opératoire confirme qu'il n'y a pas de cancer.

Les techniques chirurgicales ont énormément évolué, et cette intervention ne doit plus être considérée comme une castration portant atteinte à la féminité et nuisant à la vie sexuelle.

Pourquoi enlève-t-on l'utérus s'il n'y a pas de cancer ?

Les principales indications sont les fibromes, l'endométriose interne (ou adénomyose) et la descente d'organes (prolapsus).

Chez une femme non ménopausée, un utérus fibromateux volumineux entraîne souvent un retentissement important sur le plan personnel et sexuel. Elle peut en effet avoir des saignements quasi quotidiens et éprouver des douleurs pelviennes permanentes rendant difficiles ou impossibles les rapports sexuels. Lorsque les traitements médicamenteux ont échoué chez une patiente âgée de 40 ans, ayant eu deux ou trois enfants et qui n'en désire plus d'autres, il est plus simple de proposer une hystérectomie que de s'entêter à conserver un utérus qui saigne et qui est douloureux… Très souvent, les patientes regrettent de ne pas avoir été opérées plus tôt !

Comment retire-t-on l'utérus ?

Les techniques chirurgicales ont beaucoup progressé au cours des vingt dernières années, et à l'exception des patientes présentant un utérus très volumineux, la plupart des hystérectomies sont réalisées par voie vaginale ou cœlioscopique, donc sans ouvrir le ventre.

L'hystérectomie vaginale permet de retirer l'utérus par les voies naturelles, il n'y a donc pas de cicatrices.

La cœlioscopie consiste à introduire des instruments chirurgicaux par de petits orifices au niveau de l'abdomen, ainsi qu'une caméra au niveau de l'ombilic, les gestes du chirurgien étant visualisés sur un écran. La procédure est réalisée avec la même efficacité que si le ventre était ouvert, les temps opératoires sont les mêmes et l'utérus est retiré par les voies naturelles en fin d'intervention.

Dans les deux cas, les suites sont beaucoup plus simples qu'après une laparotomie (où le ventre est ouvert) et les patientes peuvent ne rester hospitalisées qu'une journée, ce que l'on appelle **la chirurgie ambulatoire**. En France, elles regagnent le plus souvent leur domicile après deux ou trois jours d'hospitalisation.

Outre les progrès de l'anesthésie, réduisant considérablement les douleurs postopératoires, l'utilisation de nouvelles techniques (en particulier des énergies comme les ultrasons ou les bipolaires avancées) diminue le temps opératoire et simplifie les suites. Ces nouveaux « scalpels » permettent de disséquer et de coaguler les vaisseaux avec plus de précision et d'efficacité.

L'hystérectomie ne veut pas dire que l'on n'a plus d'hormones

Avant la ménopause, l'hystérectomie étant rarement associée à une ablation des ovaires, la fonction hormonale est le plus souvent conservée.

De nombreuses femmes s'imaginent que, l'utérus étant enlevé, elles n'auront plus de règles (ce qui est vrai) et qu'elles seront donc ménopausées (ce qui est faux puisque les ovaires n'ont pas été retirés). Le fait de laisser les ovaires en place permet de garantir une sécrétion hormonale inchangée en œstrogènes et progestérone, malgré l'absence de règles.

Témoignage d'une patiente

J'ai consulté pour un utérus polyfibromateux et pour un kyste sur un ovaire. À l'occasion d'une échographie, on a constaté une augmentation de volume du kyste, *a priori* bénin.

J'avais des fuites urinaires en toussant, riant et courant, et une gêne de plus en plus prononcée pendant les rapports sexuels. Le chirurgien m'a proposé de pratiquer une hystérectomie par voie cœlioscopique, que j'ai acceptée, après réflexion.

Entrée tôt le matin, prise en charge par le personnel soignant, j'étais détendue et confiante, prête à partir au bloc opératoire. Mon mari est resté auprès de moi jusqu'à ce moment. Endormie vers midi, je n'ai repris conscience que vers 18 h en salle de réanimation, sous l'œil attentif des infirmières. Mon réveil s'est bien passé et l'absence de douleur a été un grand soulagement.

De retour dans la chambre, où mon mari m'attendait, j'ai constaté quatre petites zones d'intervention liées à la cœlioscopie, la présence d'une perfusion pour antalgiques et pompe à morphine, ainsi qu'une sonde urinaire.

Le chirurgien, l'anesthésiste, l'interne de service sont passés prendre de mes nouvelles et les infirmières ont été aux petits soins.

Dès le lendemain, après une nuit réparatrice, un petit déjeuner et une douche, j'ai été agréablement surprise par la quasi-absence de douleurs. Le surlendemain, ma sortie a été organisée en fin de matinée.

Je retiens essentiellement de cette intervention :
- la disparition des fuites urinaires,
- un ventre moins gonflé,
- une tranquillité d'esprit relative à l'aspect bénin des lésions,
- une absence d'effet psychologique par rapport à ma féminité.

J'ai apprécié le professionnalisme de toute l'équipe médicale (chirurgien, anesthésiste, infirmières) et je suis reconnaissante au chirurgien de la qualité de ses soins et du management de son équipe.

✓ NON, le col de l'utérus n'est pas indispensable à l'orgasme.

Cette question est souvent posée, dès lors qu'une hystérectomie est envisagée.

Jusque dans les années 1980-1990, les chirurgiens réalisaient des hystérectomies sub-totales : le col utérin était conservé, car on considérait qu'il était indispensable à l'orgasme. Les patientes ainsi opérées ont souvent été mal surveillées par la suite, car elles pensaient qu'elles n'avaient plus de risque de cancer du col, et elles ne faisaient plus de frottis. De ce fait, un certain nombre de cancers du col de l'utérus, dits « cancers du col restant », ont été diagnostiqués tardivement.

Le développement de l'hystérectomie vaginale (par les voies naturelles) impose l'ablation du col de l'utérus. Suite au développement de cette technique, plusieurs études ont montré que cela ne modifie en rien la sexualité des patientes, prouvant bien que **le col utérin n'est pas nécessaire à l'orgasme.**

Il arrive néanmoins que l'on conserve le col de l'utérus lors du traitement cœlioscopique de certains prolapsus (descentes d'organes). Cela permet en effet de fixer des bandelettes sur le col, pour suspendre le fond du vagin et le col utérin. C'est ce que l'on appelle la « promontofixation ».

Mis à part ces situations spécifiques, il n'y a aucune raison de ne pas enlever le col de l'utérus lorsque l'on réalise une hystérectomie.

✓ NON, le gynécologue n'est pas un sexologue (enfin, rarement).

Il n'est pas rare qu'une patiente demande à son gynécologue en fin de consultation lorsqu'elle se lève et s'apprête à partir : « Au fait, docteur, je ne sais pas si c'est à vous que je dois en parler, mais... »

Certains gynécologues se spécialisent et deviennent sexologues, mais tous les gynécologues ne sont pas sexologues, et inversement.

S'il est vrai que les gynécologues peuvent souvent être amenés à aborder la sexualité en consultation, la plupart n'ont pas de formation spécifique en sexologie.

L'intime est au cœur de la consultation gynécologique, et le gynécologue doit être capable d'aider les patientes en passant des « maux » aux « mots ». **Son rôle est de prendre en charge les pathologies qu'il sait traiter, puis s'il s'agit d'un problème purement sexuel, d'orienter la patiente vers un sexologue.**

✓ NON, votre fertilité et celle de votre conjoint ne s'amélioreront pas avec l'âge.

En France, la fécondité naturelle est de 23 % par cycle, et après un an, 85 % des couples auront démarré une grossesse. Les causes d'infertilité sont à 58 % féminines et 42 % masculines, ce qui explique qu'il faut faire un bilan des deux conjoints lorsque l'on est confronté à un problème d'infertilité.

On sait que la fertilité féminine diminue avec l'âge. On estime qu'une femme cherchant à avoir un enfant à 30 ans a 75 % de chances d'y parvenir en douze mois, 66 % de chances si elle commence à 35 ans et 44 % si elle commence à 40 ans. Les risques de ne pas y parvenir du tout sont respectivement de 8 %, 15 % et 36 %.

L'âge de l'homme est également important puisque, à âge égal pour les femmes, le risque d'hypofertilité est beaucoup plus important si l'homme a plus de 40 ans. Les conclusions sont identiques concernant les résultats de l'assistance médicale à la procréation.

L'analyse des banques de sperme nous a appris que les hommes produisaient de moins en moins de spermatozoïdes, probablement en raison de la pollution, de l'exposition environnementale à des perturbateurs endocriniens et du stress. **Ainsi, en cinquante ans, le nombre de spermatozoïdes a baissé de 40 % en Europe alors que le nombre de cancers du testicule augmente.**

LES PERTURBATEURS ENDOCRINIENS

Le Paraben (utilisé dans les cosmétiques), les composés organiques volatiles (présents dans les colles ou les peintures), les retardateurs de flammes (présents dans les vêtements ou les meubles) ou les plastiques sont quelques-unes des nombreuses substances pointées du doigt par les scientifiques. Le bisphénol, présent dans la composition des biberons, agit comme un œstrogène à faible dose et les phtalates, présents dans les jouets en plastique, comme un anti-testostérone.

Enfin, concernant la fécondité, il y a de grandes variations selon le niveau socioéconomique du pays et l'accès aux soins. On sait que, dans les pays en voie de développement, l'âge moyen de la première grossesse est précoce, le PIB est bas, la mortalité infantile est élevée et le taux de fécondité important. À l'inverse, dans les pays développés, l'espérance de vie augmente grâce aux progrès de la médecine, la mortalité infantile diminue, l'accès à la contraception se généralise et… la fécondité diminue.

Chapitre 8

Quelques VÉRITÉS à connaître sur la GYNÉCOLOGIE-OBSTÉTRIQUE

Quelques vérités concernant la gynécologie-obstétrique doivent être rappelées, pour des problématiques aussi fréquentes que la pilule du lendemain, le coût de la fécondation in vitro, la grossesse tardive, l'accouchement à domicile ou les relations sport et cancer du sein.

✓ OUI, le premier rapport sexuel survient plus jeune.

Dans les années 1950, en France, les hommes vivaient leur première expérience sexuelle à 18 ans en moyenne et les femmes deux ans plus tard, soit dans leur 20e année.

À partir des années 1970, les choses ont notablement changé grâce à l'apparition de la contraception orale, et l'âge de la première expérience sexuelle a baissé pour les deux sexes. On estimait jusqu'alors que l'âge moyen des premiers rapports sexuels était de 17,2 ans pour les hommes et de 17,6 ans pour les femmes. Bien sûr, ces chiffres ne représentent qu'une moyenne, et l'âge moyen du premier rapport sexuel est variable à l'échelon individuel, pouvant se produire plus tôt ou plus tard.

Les deux sexes envisagent différemment cette expérience. Pour les garçons, il s'agit le plus souvent d'un rite de passage à l'âge adulte, alors que les filles la vivent plutôt comme un engagement affectif. Elles se révèlent bien sûr beaucoup plus responsables en termes de contraception. Il semble que cet âge moyen de 17 ans se soit abaissé au cours des dix dernières années, probablement en raison de l'influence d'Internet.

Une enquête internationale menée par l'Organisation mondiale de la santé (OMS) et publiée en 2013 a montré qu'en 2010, 14,1 % des jeunes filles interrogées déclaraient avoir eu des rapports sexuels avant 15 ans, alors qu'elles étaient 6,3 % en 2005. À suivre !

✓ OUI, il est souhaitable d'avoir une « pilule du lendemain » dans son sac à main lorsque l'on prend une contraception hormonale.

Chaque prescription de contraceptif oral (pilule, patch, anneau) devrait être assortie d'une prescription de pilule du lendemain. En effet, il n'est pas exceptionnel d'avoir un rapport non protégé, un accident de préservatif ou un oubli de pilule supérieur à 12 heures, voire même des vomissements ou une diarrhée profuse qui rendent inefficace le comprimé avalé. Par ailleurs, le patch peut se décoller, on peut faire une fausse manœuvre avec l'anneau, et il est regrettable d'avoir recours à l'IVG, alors qu'on a des solutions préventives.

Il existe deux types de pilules du lendemain, Norlevo® et Ellaone®, cette dernière ayant un prix plus élevé. Elles sont remboursées par la Sécurité sociale si elles ont fait l'objet d'une prescription médicale. Dans le cas contraire, elles seront délivrées par la pharmacie, mais non remboursées. Elles peuvent être distribuées gratuitement aux mineures dans les centres de planification, les infirmeries scolaires ou universitaires.

Plus ces pilules sont prises tôt après le rapport sexuel et plus elles seront efficaces. L'efficacité d'Ellaone® est de 98 % si le premier comprimé est pris dans les 12 premières heures, de 95 % s'il est pris à la 24e heure, de 85 % à la 48e heure, puis de 35 % à cinq jours.

Si des vomissements surviennent dans les 2 heures qui suivent la prise du comprimé, il faut impérativement en reprendre un, car le premier peut avoir été évacué hors de l'organisme.

En cas de retard de règles après une prise de pilule du lendemain, il est conseillé de réaliser un test de grossesse par prise de sang, au plus tôt quinze jours après avoir eu le rapport non protégé.

Peu de femmes le savent, mais **il est également possible de poser un stérilet au cuivre jusqu'à cinq jours après un rapport non protégé. On peut le proposer en plus de la pilule du lendemain, surtout si celle-ci est prise plus de 48 heures après le rapport non protégé.**

✓ OUI, il est possible d'avoir un stérilet même si l'on n'a pas eu d'enfants.

Pendant très longtemps, la nulliparité, c'est-à-dire le fait de n'avoir pas eu d'enfants, était une contre-indication formelle à la pose d'un stérilet. On craignait en effet que celui-ci ne favorise les infections, et donc augmente le taux de grossesses extra-utérines et le risque d'infertilité ultérieure.

On a démontré que ce n'était pas le cas dans la mesure où la jeune femme n'a pas une conduite à risque (partenaires multiples, rapports non protégés), ce qui autorise désormais la pose de stérilets chez des jeunes filles n'ayant jamais été enceintes. Cette contraception est une solution intéressante, notamment lorsqu'il y a des oublis fréquents de pilule, que la pilule est mal tolérée ou que la patiente souhaite une contraception sans hormones.

Il est cependant rarement prescrit en première intention, et **on le réserve en général aux femmes qui ne tolèrent pas les autres formes de contraception, en privilégiant les couples stables pour éviter les infections.** Il est dans ce cas posé après avoir réalisé un prélèvement vaginal pour rechercher une infection à chlamydiae.

Un stérilet hormonal de plus petite taille a été commercialisé en 2014. Il convient ainsi mieux aux jeunes filles qui n'ont pas eu d'enfants, car leur utérus est plus petit et leur col ne s'est jamais dilaté. Il doit cependant être changé au bout de trois ans.

✓ OUI, le stérilet hormonal a été une véritable révolution pour les femmes.

Commercialisé en France en 1997, le stérilet hormonal, ou stérilet à la progestérone, permet d'assurer une contraception efficace durant cinq ans, date à laquelle il doit être changé. Il rend la glaire cervicale imperméable aux spermatozoïdes, ce qui bloque leur progression et crée une atrophie de l'endomètre, empêchant ainsi une éventuelle nidation.

Ce stérilet a plusieurs avantages :

- comme nous l'avons vu, chez environ 2 femmes sur 3, il entraîne, au bout de trois à six mois, une diminution, voire une disparition totale des règles, ce que nombre de patientes considèrent comme un réel atout dans la vie quotidienne,
- il permet de traiter l'adénomyose (ou endométriose interne) avec une grande efficacité. L'adénomyose est une maladie de la femme de 40 ans, présente chez une femme sur 3, mais qui n'est symptomatique que chez 10 % des femmes. Pour une raison mal connue, la muqueuse utérine s'incruste dans l'épaisseur du muscle utérin (myomètre) et forme des sortes de cryptes. Cette muqueuse est active et saigne pendant les règles, ce qui crée une accumulation de sang à l'intérieur du muscle utérin. Les conséquences sont un aspect marbré et dur de l'utérus, une augmentation de son volume et des douleurs pelviennes qui peuvent être très invalidantes. Le diagnostic est fait par échographie ou IRM. Jusqu'à la commercialisation de ce stérilet, l'hystérectomie était le seul traitement de l'adénomyose, les médicaments (progestatifs et œstro-progestatifs) n'étant pas efficaces,
- on l'utilise également pour le traitement des hémorragies fonctionnelles (saignements sans cause organique authentifiée), du fait de sa capacité à diminuer les saignements utérins.

Il est cependant contre-indiqué chez les patientes traitées pour cancer du sein et peut présenter des effets secondaires type acné, prise de poids ou mastodynies (tensions mammaires).

Ainsi, grâce à ce dispositif intra-utérin, un grand nombre de femmes qui auraient dû être opérées d'une hystérectomie peuvent garder leur utérus.

✓ OUI, il est possible de ne plus être embêtée par ses règles de 15 à 50 ans.

De nombreuses femmes préfèrent ne pas avoir de règles pour diverses raisons qui ont déjà été évoquées (voir p. 156). Pour satisfaire cette demande, les gynécologues ont plusieurs options :

- **la prise de pilule en continu,** à condition qu'il n'y ait pas de contre-indications (voir p. 155),
- **la pose d'un stérilet hormonal** (voir p. 180),
- **la destruction de l'endomètre** par thermodestruction.

Cette troisième option thérapeutique, souvent peu connue, s'adresse aux femmes gênées par des hémorragies fonctionnelles. Elle est réservée à celles n'ayant plus de désir de grossesse, ayant des saignements abondants, mais qui souhaitent cependant conserver leur utérus. Il faut que ces saignements ne soient pas liés à une pathologie organique (fibrome, polype…) qui nécessiterait un traitement spécifique.

Pour thermocoaguler l'endomètre, on utilise des dispositifs qui détruisent la muqueuse utérine, entraînant un accolement des deux parois de l'utérus et ainsi un arrêt des saignements. Il s'agit soit d'un petit ballon, soit d'un dispositif en forme d'ailes de papillon qui s'ouvre dans la cavité utérine et détruit la muqueuse en la chauffant. Une fois le dispositif installé dans l'utérus, la procédure ne dure que quelques minutes. Elle est réalisée en hôpital de jour, sous anesthésie générale.

Même si le risque de grossesse est minime après destruction de l'endomètre, la contraception n'est pas assurée à 100 %. De ce fait, on pourra proposer, dans le même temps, l'occlusion des trompes par le système Essure®. Cette procédure très simple peut être reconduite quelques années plus tard en cas de récidive.

Ces nouvelles thérapeutiques (stérilet hormonal et thermodestruction) permettent de diminuer de façon importante le nombre d'hystérectomies.

✓ OUI, c'est une vraie chance de faire des fécondations in vitro en France !

Depuis la naissance de Louise Brown au Royaume-Uni en 1978, 5 millions de bébés sont nés dans le monde grâce à la technique de la fécondation in vitro (FIV), ce qui correspond à plus de deux fois la population de Paris !

Il existe de grandes différences dans la gestion des fécondations in vitro entre les différents pays, selon que l'on s'intéresse au volant financier (le remboursement des FIV) ou au versant législatif (les lois de bioéthique). Dans la plupart des pays du monde, la FIV n'est pas ou peu remboursée. En Angleterre par exemple, on ne rembourse qu'une ou deux tentatives de FIV, ce qui représente 25 % des FIV réalisées. Le gouvernement anglais considère que l'autonomie procréatrice doit être assumée financièrement par les patientes, la FIV n'est donc pas considérée comme un service médical devant être pris en charge par l'État, mais comme une réponse à un désir d'enfant que la société n'a pas à assumer.

En France, on estime que la prise en charge d'une infertilité relève de la solidarité nationale, et la FIV est un traitement à part entière. La Sécurité sociale rembourse quatre tentatives de FIV, avec un âge limite pour en bénéficier fixé à 43 ans (42 ans révolus). Quatre cycles complets, c'est-à-dire se terminant par un transfert d'embryon, sont pris en charge. Si le cycle de FIV doit être interrompu avant le transfert embryonnaire, quel que soit le moment auquel il est abandonné, il ne sera pas pris en compte comme l'une des quatre tentatives par la Sécurité sociale.

Cette limitation à quatre tentatives correspond davantage à une réalité économique qu'à une réalité médicale. On sait bien que, selon le profil clinique et biologique de chaque patiente, il sera malheureusement inutile d'aller au-delà de deux tentatives pour certaines, alors que, pour d'autres, une cinquième ou une sixième tentative seraient parfaitement justifiées sur le plan médical.

Pour faire valoir ses droits à la prise en charge de ses fécondations in vitro, il faut constituer un dossier de demande préalable auprès du médecin. Une fois obtenue, la prise en charge est valable pour une durée de deux ans et doit être renouvelée si la grossesse n'est pas obtenue. Le coût moyen pour la Sécurité sociale d'un cycle de FIV complet est de 4 100 euros. À titre d'exemple, une FIV réalisée aux États-Unis coûte environ 12 000 dollars… qui seront à la charge de la patiente.

De ce fait, chaque année, environ 22 000 enfants naissent en France grâce à la FIV, alors qu'ils ne sont que 61 000 aux États-Unis pour une population cinq fois plus importante. **Il y a donc deux fois plus de naissances par FIV en France qu'aux États-Unis, rapporté au nombre d'habitants.**

Outre ces considérations économiques, il faut insister sur le fait que les médecins français obtiennent de très bons résultats. **En cas de FIV, le taux de grossesse est d'environ 24 %,** selon les chiffres de l'Agence de la biomédecine (avec néanmoins une variabilité selon les centres).

Même s'il reste des progrès à faire dans notre pays, en particulier en ce qui concerne les dons d'ovocytes (qui sont autorisés, mais restent peu fréquents, du fait de la non-indemnisation des donneuses, voir p. 268), nous pouvons nous réjouir du fait que les femmes en France bénéficient d'un système social qui leur est extrêmement favorable dans le domaine de l'assistance à la reproduction.

✓ OUI, il est possible (et recommandé) de faire du sport durant la grossesse.

Les femmes ont souvent tendance à faire moins de sport, voire à cesser toute activité sportive durant la grossesse, alors qu'il est prouvé que celle-ci est bénéfique.

L'activité physique pendant la grossesse est recommandée par la plupart des sociétés savantes (Collège national des gynécologues et obstétriciens français, Haute Autorité de santé, Société des obstétriciens et gynécologues du Canada, Collège américain de gynécologie-obstétrique), en raison de son effet bénéfique sur :

- la prise de poids,
- le risque de diabète gestationnel,
- le bien-être physique et psychique,
- le risque thrombo-embolique veineux,
- le risque d'hypertension artérielle.

Il est recommandé au minimum 50 minutes d'activité physique par semaine, ce qui n'augmente pas le taux de fausses couches ni d'accouchement prématuré.

Les activités sportives les plus indiquées sont la marche et la natation, cette dernière étant particulièrement recommandée puisqu'elle n'entraîne ni traumatismes ni vibrations.

On évitera les activités physiques violentes telles que la boxe, le ski, le plongeon ou le saut en parachute, en raison des risques de chutes et de traumatismes. De même, la plongée sous-marine est formellement contre-indiquée pendant toute la durée de la grossesse du fait d'un risque d'hypoxie fœtale (manque d'oxygène dans le sang du fœtus), liée à la pression, celle-ci pouvant être responsable de fausses couches ou de malformations.

La reprise d'une activité physique **après la grossesse** varie selon que l'accouchement a eu lieu par les voies naturelles, avec ou sans épisiotomie, ou par césarienne.

En cas de grossesse simple et d'accouchement sans complications, une activité physique modérée, comme la marche ou la natation, peut être reprise rapidement.

Lorsque l'accouchement a été compliqué ou lorsqu'il y a eu une césarienne, il est recommandé, d'attendre la visite postnatale qui a lieu 6 à 8 semaines après l'accouchement et d'en discuter avec le gynécologue ou la sage-femme pour reprendre une activité sportive plus intense. Il faudra, quoi qu'il arrive, attendre la fin de la rééducation périnéale, surtout si les abdominaux ou le périnée sont sollicités.

On essayera de revenir au niveau sportif d'avant la grossesse, mais ce n'est pas toujours simple avec un bébé à la maison…

✓ OUI, il existe un délai idéal entre deux grossesses.

L'intervalle « idéal » entre deux grossesses a fait l'objet de nombreux travaux. On parle de délai court lorsqu'il est inférieur à dix-huit mois, et de délai long lorsqu'il dépasse trente-six mois.

Le délai optimal doit permettre à la maman de récupérer après la grossesse et l'accouchement (fatigue, allaitement, réveils nocturnes…) et d'avoir le temps de s'occuper du premier enfant avant l'arrivée du deuxième. L'Organisation mondiale de la santé (OMS) recommande un délai de deux ans entre un accouchement et une autre grossesse.

Pour les pédopsychiatres, l'écart idéal entre deux enfants serait de deux ans et demi. Néanmoins, ce choix est personnel, et chaque couple reste libre et fait comme il veut ou comme il peut, la grossesse n'étant pas forcément un fait acquis !

Enfin, en cas de césarienne, il est d'usage de recommander un délai minimal de trois mois avant de redémarrer une grossesse afin d'assurer une bonne cicatrisation de l'utérus.

✓ OUI, il est possible d'être enceinte à 40 ans (même si c'est plus simple à 25 !).

Un phénomène sociétal

L'évolution sociétale (études plus longues, carrières privilégiées, difficultés à rencontrer un partenaire, contraception maîtrisée…) entraîne une augmentation des grossesses tardives dans les pays industrialisés. L'âge moyen de la première grossesse est actuellement de 30 ans, et il est fréquent de voir en consultation des patientes de 40 ans ou plus ayant un désir de grossesse. Il peut s'agir d'une première grossesse ou d'un couple recomposé ayant déjà des enfants. Les statistiques les plus récentes montrent que les grossesses après 40 ans représentent 3,3 % des femmes enceintes en France, avec un taux de primipares de 23 % (18 % en 1994), ce qui signifie qu'**une femme sur 4 enceinte à 40 ans l'est pour la première fois!**

À cet âge, les grossesses sont plus difficiles à obtenir et nécessitent deux fois plus souvent le recours à la procréation médicalement assistée.

À 25 ans, une femme a 20 % de chances de démarrer une grossesse à chaque cycle, 12 % à 35 ans et… 6 % à 40 ans. À 45 ans, ses chances sont quasi nulles.

95 % des femmes de 30 ans qui désirent avoir un enfant y parviendront avec ou sans assistance médicale à la procréation, alors que 35 % des femmes de 40 ans n'y arriveront pas, quelles que soient les méthodes employées.

Même avec la FIV (fécondation in vitro), on note une diminution très nette du taux de succès à partir de 37 ans, et les résultats sont très mauvais après 42 ans révolus, âge limite « légal » de la FIV en France.

✓ **Les médecins doivent donc informer leurs patientes qu'il sera plus compliqué d'être enceinte après 40 ans, même si ce n'est pas toujours le message relayé par les médias lorsqu'une personnalité accouche après 40 ans.**

✓ **Certaines femmes envisageraient probablement de mener à bien leur projet de maternité plus tôt si elles étaient averties des difficultés qu'elles pourraient rencontrer par la suite.**

Les risques des grossesses tardives

Le risque de fausses couches et de malformations augmente avec l'âge, en dehors du cas particulier des dons d'ovocytes puisque, dans ce cas, les donneuses sont des femmes plus jeunes.

À 25 ans, le risque d'avoir un enfant trisomique est de un pour 900, à 35 ans de un pour 380 et à 45 ans de un pour 28.

L'amniocentèse n'étant plus réalisée systématiquement chez les femmes de plus de 38 ans, on propose, comme pour toutes les grossesses, un dépistage échographique associé à un dosage des marqueurs sériques pour calculer le risque combiné (voir p. 250). En cas de doute soit à l'échographie, soit au niveau de l'estimation du risque, une amniocentèse est réalisée, même si l'on sait qu'aucun de ces examens ne diagnostique 100 % des malformations ou des anomalies génétiques.

Concernant la grossesse, les complications telles que le diabète, l'hypertension, la prééclampsie ou le placenta prævia sont deux à trois fois plus fréquentes, de même que la mortalité in utero (mort du bébé) qui augmente durant les dernières semaines de la grossesse.

Par ailleurs, le nombre de césariennes augmente pour atteindre 60 % chez les primipares de plus de 45 ans. Les enfants naissent deux fois plus souvent prématurés, avec une mortalité périnatale doublée. Enfin, le risque de décès maternel est corrélé à l'âge maternel : il est très faible jusqu'à 30 ans et, au-delà de 45 ans, il est douze fois plus élevé que dans la tranche 20-24 ans.

Pour toutes ces raisons, la grossesse tardive demande un suivi médical particulier. Le rôle du médecin est d'accompagner ces patientes, sans culpabiliser les femmes qui souhaitent avoir un enfant après 40 ans, chaque histoire de vie étant différente. Il faut les informer et les surveiller très attentivement.

✓ Il est préférable de ne pas attendre éternellement l'homme idéal et la situation professionnelle parfaite, car vous prenez le risque de ne jamais avoir d'enfants puisque la fécondité diminue avec l'âge.

✓ Avoir un enfant après 40 ans est possible, mais il faut prévenir les couples qu'ils prennent des risques multipliés par 2 ou 3 pour la mère et pour l'enfant.

✓ OUI, l'accouchement à domicile est dangereux.

Un engouement récent

Depuis une quinzaine d'années, l'accouchement à domicile (AAD), qui était auparavant la norme, connaît un regain d'intérêt.

Dans les années 1980, les progrès technologiques de l'obstétrique ont entraîné une hyper-médicalisation de tous les accouchements, probablement excessive, afin de limiter les risques pour la mère et pour l'enfant.

Les partisans de l'AAD, favorables à une naissance plus naturelle, opposent l'hyper-médicalisation des maternités de niveau III à la douceur et à l'accompagnement personnalisé de l'accouchement à domicile. Leur argument principal est que l'accouchement se déroule le plus souvent sans problème et qu'il est de ce fait inutile de le médicaliser.

Malheureusement, et les obstétriciens sont bien placés pour le savoir, même si la grossesse s'est déroulée normalement, que le bassin de la patiente est normal avec un bébé de poids normal en position céphalique (c'est-à-dire la tête en bas), **un certain nombre de complications peuvent survenir de façon totalement imprévisible.**

Des complications non prévisibles, parfois gravissimes

La plupart des accouchements sont normaux, qu'il y ait ou non une assistance médicalisée.

Les professionnels, sages-femmes et obstétriciens travaillant dans des centres gérant la pathologie obstétricale, ne peuvent soutenir ni promouvoir l'AAD du fait du caractère imprévisible de certaines complications et de leurs conséquences parfois tragiques.

Quiconque a pris en charge, une fois dans sa vie, une hémorragie de la délivrance sévère résistant au traitement médical sait qu'il faut agir en extrême urgence pour emboliser les artères utérines, voire pratiquer une hystérectomie pour sauver la vie de la mère.

Je suis toujours surpris par le manque de confiance de certaines personnes envers les professionnels. Personnellement, lorsque je prends l'avion et que le pilote se déroute pour éviter une tempête, je ne me plains pas et je fais confiance à ce professionnel chargé d'assurer la sécurité des passagers. Il en est de même pour l'accouchement.

Sachant qu'une femme a en moyenne 2 enfants (l'indicateur de fécondité était de 1,99 en 2013 par femme en France), est-il raisonnable de prendre un risque vital pour soi-même et son enfant afin d'éviter quelques jours d'hospitalisation dans sa vie ?

J'ai été très frappé, il y a quelques années, par la remarque d'un collègue africain qui participait à l'un de nos congrès de gynécologie-obstétrique. À l'issue d'un débat très passionné sur l'AAD, il a pris la parole de façon posée pour exprimer son étonnement. Avec beaucoup de bon sens, il nous a expliqué qu'il considérait que cette évolution constituait un réel recul pour la santé des femmes, ajoutant que les femmes de son pays, qui n'avaient malheureusement pas la chance de bénéficier d'infrastructures médicalisées, seraient très heureuses de pouvoir accoucher dans de telles conditions de sécurité… Son intervention fut largement applaudie par l'assemblée.

✓ Il faut faire confiance aux professionnels qui, après avoir fait quinze ans d'études, pris de nombreuses gardes et géré beaucoup d'urgences, sont les mieux à même d'évaluer les risques d'un accouchement. Soyez persuadée qu'ils ne pensent qu'à votre sécurité et ne veulent aucunement gâcher ce moment si important de votre vie.

Pour une naissance plus naturelle

Cette évolution des mentalités a néanmoins été positive, puisque certaines maternités proposent désormais des « espaces physiologiques ». Ces salles d'accouchement non médicalisées permettent aux patientes qui le souhaitent d'accoucher de manière plus « naturelle ». Ainsi, on pourra proposer un accouchement sans péridurale ni perfusion, avec l'aide d'un ballon ou d'une liane pour pouvoir accoucher accroupie, sans oublier la possibilité d'utiliser une baignoire pour favoriser la dilatation du col.

✓ Nous défendons l'idée que ces « espaces physiologiques », gérés exclusivement par des sages-femmes, doivent être à proximité immédiate des salles de naissance, et donc dans le même bâtiment, afin de ne pas retarder une prise en charge médicalisée en cas de complications.

✓ OUI, il est possible de quitter sans risque la maternité le 2e ou 3e jour après l'accouchement (surtout si ce n'est pas le premier enfant).

Autrefois, les femmes restaient au moins une semaine à la clinique ou à l'hôpital après leur accouchement. Les pratiques ont évolué, et les patientes sortent désormais de plus en plus tôt. Il faut sans doute y voir une influence nord-américaine, puisque, aux États-Unis, les femmes quittent la clinique ou l'hôpital 24 heures après leur accouchement, pour des questions d'assurances.

En France, une sortie précoce est possible 72 heures après l'accouchement du premier enfant et 48 heures après l'accouchement des suivants, sous réserve de l'absence de complications pour la mère et l'enfant, et d'un suivi à domicile par une sage-femme organisé avant la sortie.

✓ OUI, il y a du nouveau dans le traitement des fibromes.

Les fibromes utérins touchent environ 40 % des femmes à l'âge de 40 ans, et 10 % de ces fibromes sont symptomatiques et nécessitent un traitement.

Ces fibromes se manifestent par :
- **des saignements** (règles abondantes, voire saignements entre les règles),
- **des douleurs pelviennes** (douleurs épisodiques, signes de compression vésicale avec fréquente envie d'uriner, difficultés pour aller à la selle),
- **des douleurs pendant les rapports.**

On distingue trois types de fibromes :
- **les fibromes sous-muqueux,** qui se développent à l'intérieur de la cavité utérine, entraînant des saignements abondants,
- **les fibromes interstitiels,** situés à l'intérieur du muscle utérin, responsables de signes de compression et de saignement,
- **les fibromes sous-séreux,** se développant à l'extérieur de la cavité utérine, donc dans la cavité abdominale, le plus souvent asymptomatiques.

Classiquement, les fibromes symptomatiques étaient traités chirurgicalement, puisque les médicaments étaient peu efficaces. Depuis 2013, nous disposons d'un nouveau médicament qui normalise les saignements dans 90 % des cas en quelques jours, et ce quel que soit le type de fibrome, avec très peu d'effets secondaires.

Ce traitement est prescrit pendant trois mois, avec la possibilité de reconduire le traitement pour trois mois supplémentaires après deux mois de pause.

Il s'agit d'un traitement cours d'évaluation, mais qui représente un espoir thérapeutique important, puisque d'après les premières études, la chirurgie pourrait être évitée dans plus de 50 % des cas.

✓ OUI, une femme sur 8 sera confrontée au cancer du sein dans les pays industrialisés.

Ce cancer est de loin le cancer le plus fréquent chez la femme. En France, 57 000 cas sont recensés chaque année et 11 500 femmes décèdent tous les ans malgré les progrès importants réalisés par la médecine. La fréquence de ce cancer augmente avec l'âge : il est très rare, mais possible, avant l'âge de 30 ans, et plus fréquent après la ménopause.

Les principaux facteurs de risque sont une première grossesse tardive (c'est-à-dire après 30 ans), la nulliparité (le fait de ne pas avoir eu d'enfants), l'obésité, une alimentation riche en graisses saturées et en produits laitiers, et une prédisposition génétique familiale. Certaines femmes peuvent en effet être porteuses d'une mutation favorisant le cancer du sein, il s'agit de la mutation des gènes BRCA1 ou BRCA2. Ces mutations représentent cependant moins de 10 % des cancers du sein.

Ainsi, si votre grand-mère a eu un cancer du sein à 70 ans, sans autres antécédents familiaux, vous n'avez pas plus de risque génétique d'avoir un cancer du sein. En effet, dans la mesure où une femme sur 8 est touchée par cette maladie, il est très courant d'avoir dans sa famille un tel antécédent.

Par contre, on estime qu'il existe un risque génétique s'il y a eu plus de trois ou quatre cancers du sein chez des apparentés du premier degré (mère, sœur, fille et même père), ou si un membre de la famille a développé un cancer du sein ou des ovaires avant l'âge de 40 ans. Dans ce cas, il faut prévoir une consultation onco-génétique. Des généticiens spécialisés dans ce type de pathologies étudieront votre arbre généalogique, vous expliqueront les risques de développer un cancer et évalueront la nécessité de pratiquer ou non des tests génétiques (voir p. 269).

À l'inverse, le risque d'avoir un cancer du sein est plus faible si la femme a eu des enfants jeune (avant 30 ans), si elle les a allaités (le risque serait diminué de 5 % par période d'un an d'allaitement) et si elle a un régime alimentaire riche en légumes, en graisses insaturées et en poissons.

✓ OUI, une alimentation saine et une activité sportive régulière peuvent réduire le risque de cancer du sein.

Les patientes nous interrogent souvent sur le lien entre l'alimentation ou l'hygiène de vie et les cancers du sein.

Rôle de l'alimentation

Il est admis depuis longtemps que l'alimentation joue un rôle important dans la genèse de ces cancers. On prend souvent l'exemple des femmes japonaises qui ont classiquement moins de cancers du sein que les femmes occidentales. Or, lorsque des femmes japonaises déménagent en Californie à l'âge de 20 ans, on constate qu'après 25 ans de vie aux États-Unis, elles présentent le même risque de cancer du sein que les femmes américaines. C'est la démonstration qu'il s'agit de facteurs environnementaux, notamment alimentaires. Le rôle des acides gras est maintenant reconnu.

L'obésité est un facteur favorisant puisque les graisses vont être transformées en œstrogènes par une enzyme, l'aromatase, contenue dans le tissu adipeux.

Cet excès d'œstrogènes va stimuler la glande mammaire et favoriser l'apparition d'un cancer du sein.

Rôle de l'activité physique

Le risque de cancer du sein diminue de façon significative chez les patientes ayant une activité sportive régulière. Cela s'explique par le fait que l'activité physique réduit le tissu adipeux, et par conséquent la production d'œstrogènes.

On estime que la réduction du risque est liée à l'intensité de l'activité physique et surtout à sa durée hebdomadaire. Ainsi, elle serait de 28 % chez les femmes qui font 6 heures de sport par semaine et de 7 % chez celles qui en font 3 par semaine.

La pratique du sport diminue également le risque du cancer du côlon et de l'endomètre. Il est donc très important de s'astreindre à un exercice physique régulier, en particulier après la ménopause, où le risque de cancer augmente. On estime que 30 minutes de marche rapide 5 jours sur 7 seraient suffisantes.

À l'inverse, la sédentarité augmente le risque de développer un cancer du sein et les enquêtes récentes montrent qu'au moins un tiers des femmes en France ont une activité physique insuffisante.

L'INCa (Institut national du cancer) insiste également sur l'importance de l'hygiène de vie, ce qui inclut la consommation de tabac et d'alcool, dans la prévention des cancers.

✓ OUI, il est possible d'être enceinte après un cancer du sein.

La grossesse après un cancer du sein n'est pas contre-indiquée (voir p. 119). Après un délai raisonnable (de six mois à un an pour un cancer in situ, de trois à cinq ans pour un cancer invasif), il est possible de débuter une grossesse. Celle-ci n'est pas un facteur d'aggravation du cancer. Il convient néanmoins de demander son avis à l'équipe soignante (chirurgien, oncologue, radiothérapeute), car chaque histoire clinique est différente.

✓ OUI, la pilule protège de certains cancers gynécologiques.

On sait depuis plusieurs années que la prise d'une pilule œstro-progestative diminue le risque de cancer du côlon et de l'ovaire. Il a été démontré récemment qu'il en est de même pour le cancer de l'endomètre (cancer de la cavité utérine). Ce bénéfice est d'autant plus important que la prise aura été longue, et cette diminution du risque persiste jusqu'à trente ans après l'arrêt de la pilule.

Des épidémiologistes américains ont récemment estimé que, dans les pays développés, 400 000 cas de cancers de l'endomètre ont été évités grâce à la prise de contraceptifs oraux, dont 200 000 au cours des dix dernières années [5].

Il faut bien sûr mettre en balance les effets secondaires cardiovasculaires des contraceptifs oraux, en particulier thrombo-emboliques, avant de tirer des conclusions définitives de prévention à l'échelon d'une population. Cependant, ces informations sont importantes et doivent pondérer la « peur des hormones » si répandue en France.

Chapitre 9

HISTOIRES VÉCUES : des FEMMES D'EXCEPTION

Trente années de pratique dans un service universitaire de gynécologie-obstétrique représentent beaucoup de combats et d'émotions partagés. À l'instar des musiciens ou des chanteurs qui donnent à leur public et reçoivent beaucoup en retour, les médecins sont marqués par leurs patients et évoluent à leur contact. Je dis souvent cela à mes amis impressionnés par nos horaires de travail et les situations difficiles que nous devons gérer. Les émotions intenses que nous vivons, la satisfaction ressentie lorsque nous avons fait un diagnostic, un accouchement ou une chirurgie difficiles n'ont pas de prix et justifient notre investissement personnel. Régler des problèmes complexes parfois vitaux, rendre service aux patientes, voire changer leur vie, est un facteur de motivation immense.

Comme je l'ai expliqué au début de ce livre, j'ai été formé dans une autre ville universitaire distante de 100 km. Dix-neuf ans plus tard, je vois encore des patientes que j'ai opérées à cette époque et qui n'hésitent pas à faire le trajet pour venir à ma consultation.

Voici quelques histoires cliniques vécues qui m'ont marqué et ont largement contribué à mon évolution personnelle et professionnelle.

Le désir de grossesse et contre tout

Une grossesse atypique

Mme Lucie F., 34 ans, m'a été adressée pour une grossesse gémellaire débutante peu après mon arrivée à Angers. Cette jeune femme, chef d'entreprise, m'a expliqué, lors de sa première visite, qu'elle avait déjà fait plusieurs fausses couches en raison d'un problème génétique.

L'échographie réalisée en début de grossesse a mis en évidence une grossesse gémellaire très particulière : l'un des jumeaux était une grossesse « molaire », alors que l'autre allait parfaitement bien. La grossesse molaire, ou môle, est une tumeur du placenta, il n'y a pas d'embryon, et le placenta est cancéreux. Ces tumeurs du placenta ne sont pas exceptionnelles, mais l'association à une grossesse évolutive est très rare.

La situation était très préoccupante, car nous étions au tout début de la grossesse, et si la patiente faisait le choix de la poursuivre, il fallait accepter de laisser évoluer ce cancer du placenta durant six à sept mois avec un risque de métastases pulmonaires et cérébrales. Après plusieurs consultations qui ont donné lieu à des échanges longs et argumentés, Mme F. a décidé de poursuivre sa grossesse, arguant qu'elle ne pourrait peut-être pas être de nouveau enceinte, vu ses antécédents. Elle était prête à prendre ce risque vital pour devenir mère.

Un gynécologue se doit d'accompagner ses patientes et de les assister lors de situations aussi difficiles que l'interruption volontaire de grossesse, l'interruption médicale de grossesse ou la poursuite d'une grossesse à haut risque. Cette situation étant rarissime, j'ai pris contact avec l'oncologue référente pour ce type de pathologie à l'Institut Gustave-Roussy à Villejuif, et nous avons établi conjointement un protocole de surveillance extrêmement exigeant, afin de lui donner le maximum de chances.

Chaque examen était une source de stress pour Mme F. puisqu'il devait déterminer si la tumeur du placenta avait évolué et éventuellement entraîné des métastases.

J'ai été très impressionné par son courage et sa détermination. Semaine après semaine, consultation après consultation, nous avons atteint le cap du 8e mois, et j'ai finalement dû réaliser une césarienne en raison d'une hypertension artérielle qui n'avait aucun lien avec sa tumeur placentaire. Thibault est donc né en parfaite santé, et l'examen histologique du placenta a montré que le cancer n'avait pas évolué. La surveillance ultérieure devait donner raison à Mme F. puisqu'elle n'a pas développé de métastases et va très bien. Son fils a aujourd'hui 15 ans...

Témoignage de la patiente

L'annonce

Je venais d'avoir 34 ans quand j'ai appris que j'attendais un bébé. Ma joie était immense, car j'avais déjà fait plusieurs fausses couches en raison d'une translocation entre les chromosomes 5 et 6.

Je prends donc immédiatement rendez-vous chez l'échographiste par l'intermédiaire de ma meilleure amie qui est son assistante. Elle voit une poche avec un embryon et un œuf clair. J'aurais pu attendre des jumeaux !

Deux semaines plus tard, je pars en Sicile avec mon compagnon et, à notre retour, je commence à saigner. Je suis persuadée que je fais de nouveau une fausse couche.

Quelques jours plus tard, je passe une nouvelle échographie et j'apprends que je suis enceinte d'un embryon et d'une môle (grossesse gémellaire avec une môle complète). Je n'avais bien sûr jamais entendu parler de cela.

Moi, je suis heureuse, car le fœtus est bien vivant et ce n'est pas cette môle qui va venir tout gâcher !

L'échographiste m'oriente vers le Pr D. afin de voir les différentes possibilités qui s'offrent à moi dans cette situation. D'après lui, j'ai deux solutions : soit je me fais avorter afin de retirer la môle qui peut être nuisible à ma santé (il n'est en effet pas possible de n'aspirer que la môle), soit je décide de continuer ma grossesse en étant suivie de très près, avec un risque évident de fausse couche et peut-être de répercussions sur ma santé (il me parle de métastases possibles dans le poumon et le cerveau).

La grossesse à tout prix

À cette période, le plus dur à supporter, ce sont ces pertes de sang quotidiennes dues à la présence de la môle.

Je rentre chez moi et j'appelle mon amie, à qui j'annonce que je ne me ferai pas avorter, que je garde mon bébé. Elle me traite de folle en m'expliquant les risques que je prends pour ma santé. Moi, très sereine, je reste sur mes positions : « Je ne peux pas tomber malade, car je vais avoir un enfant ! » C'est peut-être de l'inconscience de ma part, mais c'est ainsi, ma décision est prise, je ne reviendrai pas en arrière.

Je revois le professeur et l'informe de mon désir de continuer ma grossesse. Il m'explique que je devrai faire régulièrement des prises de sang pour contrôler mon taux de β-HCG (anormalement élevé), des échographies répétées, une radio des poumons et d'autres examens. J'accepte volontiers, tant qu'on me laisse poursuivre ma grossesse ! Je signe un document qui précise que je connais tous les risques de cette pathologie et les traitements qui pourront s'avérer nécessaires.

Je suis à environ 11 semaines d'aménorrhée et j'ai l'utérus d'une femme qui attend des triplés, mais qu'importe : mon bébé est dans mon ventre, et je sais que tous les deux, nous allons nous battre pour mener au mieux cette aventure avec le soutien des médecins qui s'occupent de moi.

Début novembre, je passe une nouvelle échographie. L'embryon se développe normalement, la môle est toujours là et elle grossit. L'échographiste m'annonce que j'attends un garçon (j'avais cette intuition). Il s'appellera Thibault, comme le désire le futur papa. Je suis à peine à 3 mois de grossesse, et il ne faut pas que je me réjouisse trop vite, il reste beaucoup de chemin à parcourir...

Mes semaines sont rythmées par un aménagement de mon travail (il est hors de question que je m'arrête, je travaille soit le matin, soit l'après-midi) et par des allées et venues à l'hôpital pour des prises de sang, et mes rendez-vous de consultation. Je vois également une psychologue.

Nous voilà au mois de décembre : nouvelle échographie, la môle a encore évolué, quand va-t-elle s'arrêter ? Par contre, bonne nouvelle, mon bébé grandit bien.

Après des fêtes de fin d'année agréables, je passe une nouvelle échographie début janvier 1999. Là, et je m'en souviendrai toute ma vie, le professeur me dit : « C'est incroyable, le fœtus a repoussé la môle. » En croissant, celle-ci s'est en effet positionnée sur le côté gauche de mon utérus !

À partir de cette date, je n'ai plus jamais saigné. La dernière fois, c'était fin décembre, lorsqu'un morceau assez conséquent de la môle s'est détaché. J'ai eu beaucoup de chance de ne pas faire une fausse couche à ce moment-là ! Ce morceau de placenta a été analysé, et le diagnostic a bien été confirmé. Je suis à 23 semaines.

Le mois de janvier se termine, j'ai de temps à autre des contractions, mais elles sont tout à fait supportables. Je passe de nouveau une échographie. La croissance du fœtus est normale, et la môle est repoussée et étirée. L'échographiste me dit qu'il faut que j'atteigne 33 semaines pour que le bébé ne soit pas un grand prématuré. Combien de semaines me reste-t-il à tenir ? Environ 7. Je prends un calendrier et, désormais, je ferai un grand trait sur chaque semaine écoulée – une occupation de plus, car les journées sont longues ! En effet, même si je travaille à mi-temps, je dois rester allongée une bonne partie de la journée.

En février 1999, le professeur décide de m'hospitaliser deux jours afin de faire des examens pour contrôler l'évolution de ma grossesse. Tout se passe à merveille, je rencontre des femmes dans le service des grossesses pathologiques qui connaissent également un parcours difficile, nous discutons beaucoup et c'est réconfortant de se dire : « Je ne suis pas toute seule. » Le personnel de cette unité est exceptionnel, vraiment aux petits soins. Les résultats du bilan sont bons et je rentre chez moi plus confiante que jamais.

L'accouchement

Le mois de mars arrive, je passe une nouvelle échographie, je suis à 32 semaines et demie. L'échographiste m'annonce que ce serait mieux que je sois hospitalisée, j'ai de plus en plus de contractions. Je termine mes papiers et prépare ma valise. Je suis hospitalisée le vendredi 19 mars. On me fait une injection de corticoïdes afin de maturer les poumons du bébé.

Le lundi 22, j'ai de plus en plus de contractions et je crois que j'ai perdu le bouchon muqueux en allant aux toilettes. Mon plateau-repas arrive, lorsque le professeur rentre dans ma chambre et me demande si tout va bien. Je lui raconte ce qui vient de se passer et voilà que je descends en salle d'accouchement sans dîner pour surveiller l'évolution des contractions. On me perfuse et on me remonte dans ma chambre 2 heures plus tard. Thibault ne naîtra pas ce soir !

À partir du mardi, je me mets à gonfler, je fais de la rétention d'eau et je commence à trouver le temps très long – mon corps ne supporte plus la grossesse. Je devais tenir jusqu'à 33 semaines et je les ai dépassées ! Le professeur décide que ma césarienne aura lieu vendredi, j'ai hâte...

Vendredi 26 mars, Thibault naît à 34 semaines, il pèse 2,2 kg. Je ne le vois pas, car j'ai choisi d'avoir une anesthésie générale, il part dans le service de néonatalogie.

Dimanche 28 mars, je vais voir mon fils qui dort paisiblement. Il est en pleine forme, il boit déjà au biberon.

Le vendredi 2 avril, je peux enfin rentrer chez moi, je suis en super forme. Je vais voir mon bébé avant de partir et là j'apprends que lui aussi est sortant ! Oups, sa chambre n'est pas prête !

Une nouvelle vie commence avec l'arrivée de Thibault à la maison.

Durant une année, j'aurai un suivi médical régulier (prises de sang, échographies). Tous les résultats s'avéreront excellents, aucune séquelle. Thibault aura la même évolution qu'un enfant né à terme.

J'ai vécu une aventure exceptionnelle qui aurait été impossible sans l'appui de l'ensemble de l'équipe médicale. J'ai eu la chance de rencontrer des personnes très expérimentées et compétentes. Je les remercie d'avoir été là.

Je sais que j'ai eu beaucoup de chance... J'ai cru en ma bonne étoile et j'ai eu raison. Aujourd'hui, Thibault a 15 ans, il est en pleine forme, tout comme sa maman...

Cancer du col utérin et sclérose en plaques

Mme Laurence B., 40 ans, mère de deux enfants de 6 et 2 ans, m'a été adressée par sa gynécologue pour un frottis pathologique. Elle présentait dans ses antécédents une sclérose en plaques diagnostiquée huit ans plus tôt, jusqu'alors stable.

Son frottis étant suspect, j'ai réalisé une colposcopie (examen du col avec un microscope) et des biopsies du col. Les résultats ont mis en évidence un cancer invasif du col utérin, mais aussi une grossesse débutante, ce qui n'était pas prévu !

Le traitement « classique » de ce cancer consiste en une hystérectomie associée à une irradiation, ce qui impose bien sûr l'interruption de la grossesse.

Nous avions cependant une autre possibilité, plus risquée, qui était de poursuivre la grossesse et de réaliser une cœlioscopie pour analyser les ganglions localisés autour de l'utérus. En cas d'envahissement, cela aurait signifié que le cancer avait diffusé hors de l'utérus, et une interruption de la grossesse aurait été préconisée en raison du risque de dissémination métastatique. Par contre, en cas d'absence d'envahissement ganglionnaire, la poursuite de la grossesse pouvait être autorisée avec examen clinique et IRM tous les trois mois jusqu'à l'accouchement, afin de vérifier l'absence d'évolution de la tumeur.

La décision a été particulièrement difficile à prendre par le couple. Il y avait en effet plusieurs problématiques :

- **la problématique du cancer.** Le fait d'attendre au moins six mois pour permettre au bébé d'être viable retardait bien sûr la prise en charge cancérologique. Le risque était que la tumeur évolue et se propage dans l'organisme,
- **la problématique de la sclérose en plaques.** Le traitement de Mme B. avait un impact sur la grossesse. Il a donc fallu recueillir l'avis d'un neurologue afin d'en évaluer les risques. Il existait également une probabilité non négligeable d'évolution de la sclérose en plaques pendant la grossesse, et ces éléments devaient nécessairement être pris en compte dans la décision,
- **la problématique de la prématurité.** Une consultation a été organisée avec l'un des réanimateurs néonataux pour expliquer aux futurs parents quels étaient les risques de la prématurité à 34 semaines (7 mois), date à laquelle il était prévu de déclencher l'accouchement pour débuter au plus vite le traitement (hystérectomie et radiothérapie).

Cette femme et son mari ont pris le temps de la réflexion, posant des questions toujours très pertinentes. Ils ont finalement pris la décision de poursuivre cette grossesse, décision difficile, comme on peut le comprendre, dans la mesure où cette patiente âgée de 40 ans avait déjà deux enfants et que ce choix l'exposait au risque de voir son cancer évoluer.

Je dois avouer que chaque IRM était une épreuve pour eux comme pour moi, et nous comptions les mois qui nous séparaient de la naissance ! Le cancer n'ayant heureusement pas évolué durant les six mois de surveillance, j'ai finalement réalisé une césarienne à 34 semaines et pratiqué dans le même temps une hystérectomie élargie.

Cette patiente va aujourd'hui parfaitement bien. Là encore, son courage face à la maladie et sa volonté de donner la vie ont été les plus forts.

Le plus difficile, dans ce type de situation, est de rester neutre et objectif. Il ne faut pas faire de projection personnelle, notre rôle étant d'informer de la façon la plus objective qui soit, d'expliquer la nature de la tumeur, les risques évolutifs de la maladie, le pourcentage de complications, tout en n'intervenant pas directement dans le choix final, puisque celui-ci doit revenir aux patientes.

Enceinte à 45 ans !

Mme Inès L., 45 ans, n'arrivait pas à avoir un enfant. Elle était passée par toutes les étapes de l'assistance médicale à la procréation, malheureusement sans succès, ayant fait plusieurs fausses couches. Elle était également allée en Espagne pour bénéficier d'un don d'ovocytes, mais n'avait pas pu mener à bien sa grossesse.

Lorsque je l'ai vu en consultation, elle était effondrée, car la procédure d'adoption qu'elle avait entamée n'aboutissait pas. Lors de la discussion, elle m'a demandé si je pensais qu'elle pouvait tenter une nouvelle stimulation. J'ai été obligé de lui dire que je n'y croyais pas vraiment vu son âge et ses antécédents, mais elle a insisté, et finalement pourquoi pas…

Contre toute attente, elle m'a téléphoné quelques semaines plus tard pour m'annoncer qu'elle était enceinte !

Lors de la consultation suivante, j'ai partagé sa joie, mais je suis resté prudent, lui expliquant que la bataille n'était pas gagnée. Je me souviens encore de son visage épanoui et de son regard étincelant lorsqu'elle m'a annoncé que son test était positif...

La grossesse s'est déroulée sans aucun problème et sa fille a aujourd'hui 12 ans. L'histoire de cette patiente m'a rendu extrêmement prudent quant à l'annonce d'une infertilité, et je cite souvent son cas en exemple.

Témoignage de la patiente

Un parcours difficile

Alors que j'ai 38 ans, mon conjoint et moi désirons avoir un enfant. Après une fausse couche sur une grossesse spontanée, nous entamons un parcours d'assistance médicale à la procréation : trois inséminations ont permis deux grossesses, suivies de fausses couches ; trois fécondations in vitro, avec une grossesse et une fausse couche ; puis deux dons d'ovocytes, avec une nouvelle grossesse, là encore suivie d'une fausse couche.

Pas de dépression, car j'ai une vie professionnelle et personnelle bien remplie, et je fais du sport pour libérer les tensions et apaiser mon chagrin.

À 41 ans, je décide de tenter l'adoption. Même si mon mari ne le souhaite pas vraiment, il ne s'y oppose pas. Un nouveau parcours tout aussi difficile commence.

Je choisis l'adoption directe pour raccourcir le délai et, une fois l'agrément obtenu (dossier, entretien social, entretiens psychologiques), je prends contact avec une juriste d'Europe de l'Est. Après plusieurs mois d'échanges, nous partons la voir. Nous la rencontrons avec un traducteur et effectuons de multiples démarches administratives. À l'orphelinat, nous découvrons la petite fille de 18 mois qui nous est attribuée.

Elle est mignonne, a de grands yeux expressifs, est chétive, et sa présence me paraît incongrue dans ce grand orphelinat, car les autres enfants sont plus âgés – ils ont 8 à 10 ans au minimum. Je la prends dans mes bras, et la juriste lui dit : « Voilà, tu es avec ta maman. »

Cela me fait drôle. Mon mari est un peu en retrait. J'offre à ma petite fille sa peluche et la quitte en lui promettant de venir la chercher bien vite et de l'aimer très fort. Nous finalisons le dossier. Dans trois mois, nous reviendrons la chercher.

À notre retour, je pose sa photo sur ma table de nuit. J'y crois à peine et m'endors tous les soirs en la regardant.

Changement de gouvernement, changement de loi : l'adoption en direct n'est plus possible, il faut l'aval d'une association française. La seule qui existe pour ce pays est située très loin de chez moi. J'appelle, j'explique la situation, je précise que mon dossier est bouclé, qu'il me faut simplement un accord signé et… que je suis prête à me déplacer.

La personne me répond : « Mais, madame, jamais nous ne cautionnerons votre dossier. Ce serait un double handicap pour cette enfant : non seulement elle serait adoptée, mais en plus, elle aurait des parents âgés. »

Je ne crois pas ce que j'entends. Je tente de discuter, impossible. Elle raccroche. Tout s'écroule, tout est fini, je n'aurai jamais d'enfants, je suis sous le choc. Je pense à cette petite fille dans son orphelinat. Quel gâchis, à cause d'une seule personne !

Une grossesse inespérée

N'arrivant pas à faire le deuil, je prends la décision de tenter un ultime traitement, sans y croire. Après un retard de règles de quelques jours, je fais un test de grossesse urinaire en étant persuadée qu'il sera négatif. Et là, surprise : il est positif, malgré mes 45 ans !

Tous mes espoirs de grossesse refoulés depuis tant d'années remontent au galop en quelques minutes. Je me raisonne très vite : après plusieurs fausses couches, cette nouvelle grossesse a peu de chances d'évoluer favorablement.

De semaine en semaine, les échographies révèlent la croissance de l'embryon et sa vitalité. Chaque échographie est une épreuve. Lorsque je regarde l'échographie du premier trimestre, j'ai l'impression que, sur l'écran, les images ne sont pas à moi. L'échographiste est obligé de me dire : « Madame, vous allez avoir un enfant, tout va bien. »

J'ai du mal à y croire. Il me reste six mois pour m'y préparer. Je suis en forme, je travaille toujours aussi intensément, je grossis peu, même à 5 mois, cela se voit à peine. Je me protège, je crois. Je ne préparerai la chambre de ma fille que quinze jours avant le terme, elle ne sera donc pas prête. J'achète un pyjama de naissance huit jours avant, que je contemple dans ma chambre. Je n'arrive pas à imaginer qu'un bébé à moi sera bientôt là, dans ce pyjama. Je suis heureuse enceinte, épanouie, j'ai plein d'énergie et suis consciente de vivre un moment privilégié. Je suis tellement bien dans cet état de symbiose avec mon enfant que je n'ai pas vraiment envie d'accoucher.

La naissance

Le terme approchant sans aucune contraction, la césarienne est évoquée : pas de terme dépassé pour une primipare de 46 ans. Le bébé n'est pas gros et je souhaite vivre une naissance naturelle.

J'ai confiance en mon corps, en ma fille. Trois jours avant la date, je romps la poche des eaux, c'est le bonheur. Je me prépare tranquillement, fais ce qu'il ne faut pas faire : je prends un bain et déjeune en famille, puis nous partons en fin d'après-midi à la maternité. Je suis sereine et confiante, car j'ai envie de vivre pleinement la naissance de ma fille.

La péridurale est posée, la lumière est tamisée, je ferme les yeux et suis bercée par le rythme cardiaque de mon enfant que je sens encore en moi. Je suis très présente, mais hors du temps.

L'expulsion commence. Comme on ne m'a pas réinjecté de péridurale, je sens ma fille qui arrive. Je vois ses cheveux, je vois sa tête, et tout à coup, elle est sur moi. Je la regarde, je la caresse. Je lui murmure son prénom. Un état jusqu'alors inconnu m'envahit peu à peu : une onde de bonheur. Je me sens apaisée, comblée. Je ferme les yeux.

Je suis mère, j'ai ma fille. Tout ce combat était pour elle. Je n'ai jamais lâché prise, elle a voulu exister et c'est grâce à notre ténacité à toutes les deux (à tous les trois !) que nous sommes maintenant ensemble. Je nage dans le bonheur.

Quelques années ont maintenant passé. Je n'ai pas souffert de mon âge, j'ai très rarement reçu des réflexions négatives. Ma fille me booste, nous côtoyons à l'école des parents plus jeunes que nous. À notre âge, nous avons moins de soucis professionnels et matériels, étant établis dans la vie.

Ce parcours et ce combat m'ont fait réaliser que, s'il est naturel d'avoir un enfant, ce n'est pas obligatoire. C'est une vraie chance, un vrai bonheur de vivre cette aventure.

J'aurais sûrement été heureuse sans enfant, mais d'une autre manière, et avec un manque probable toute ma vie…

Il est nécessaire d'aller jusqu'au bout des possibilités médicales actuelles ou de ses propres possibilités pour ne rien regretter.

J'ai eu beaucoup de chance.

Une aménorrhée « psychogène »

Mme Rebecca G., âgée de 33 ans, est devenue enceinte après huit ans de tentatives de grossesse « médicalisée » (quatre inséminations, quatre fécondations in vitro). La 4e FIV avait été couronnée de succès, la grossesse se déroulait bien. Malheureusement, au 9e mois, une mort fœtale in utero a été constatée. L'annonce d'une grossesse interrompue à terme est extrêmement difficile, et il s'agit à l'évidence d'une des situations les plus dures que nous ayons à gérer.

Je l'ai ensuite revue plusieurs fois en consultation après l'accouchement pour une aménorrhée (absence de règles) qui a duré cinq ans, sans qu'aucune cause « organique » ne soit trouvée malgré les différents bilans réalisés.

Le diagnostic d'aménorrhée « psychogène » a été retenu, mais elle refusait toute prise en charge psychologique. Cinq ans plus tard, elle a néanmoins fini par accepter de voir la psychologue du service, et comme si le verrou était levé, ses règles sont revenues quelques mois plus tard…

À ma grande satisfaction, cette patiente a présenté un test de grossesse positif, et fait extraordinaire, l'échographie précoce a déterminé que la date de la fécondation correspondait exactement à la date anniversaire de l'accouchement de son premier enfant mort in utero. Comme si l'organisme avait décidé que le deuil était fait et que la vie pouvait reprendre son cours…

Ces situations sont bien connues et traduisent l'extraordinaire pouvoir du cerveau humain et de l'inconscient !

Une détermination sans faille

Mme Vanessa B., 38 ans, était porteuse d'une maladie génétique grave. Elle avait déjà fait trois fausses couches et deux interruptions médicales de grossesse, le diagnostic ayant été réalisé précocement sur biopsie de trophoblaste. Elle a eu ensuite une grossesse normale qu'elle a pu mener à terme, et de nouveau, deux interruptions de grossesse suite au diagnostic précoce de l'anomalie génétique. Nous en étions à huit grossesses pour un seul enfant vivant !

Je l'ai revue en consultation avant qu'elle ne soit de nouveau enceinte, et elle m'a expliqué avec beaucoup de calme et de lucidité que son parcours était certes « un peu plus compliqué que pour une autre femme », mais qu'elle allait y arriver et avoir la famille dont elle avait toujours rêvé. Ce fut le cas, puisqu'elle a pu être de nouveau enceinte d'un enfant dont le caryotype était normal. Elle a accouché depuis et son bébé va parfaitement bien. Elle a réussi à avoir les deux enfants dont elle rêvait, tous les deux bien portants.

Quel courage, quelle détermination !

Une prise de risque extrême

Mme Léa P., 36 ans, m'a été adressée par son gynécologue pour avis quant à une éventuelle grossesse.

Son histoire est très particulière : elle avait déjà accouché par césarienne et avait un fils âgé de 6 ans, en bonne santé. Deux ans plus tard, elle devait débuter une nouvelle grossesse, mais au 9e mois, des douleurs abdominales aiguës l'ont obligée à consulter en urgence. Une césarienne a été pratiquée en extrême urgence suite à une perte de connaissance avec état de choc.

Le gynécologue de garde avait extrait l'enfant très rapidement, mais malheureusement, celui-ci était en état de mort apparente et n'avait pu être réanimé.

La cause de cet accident était une rupture utérine, secondaire à la désunion de la cicatrice de la première césarienne sous l'effet des contractions. Elle saignait énormément et son pronostic vital était engagé.

Le gynécologue avait suturé l'utérus qui s'était littéralement ouvert en deux pendant le travail, et l'intervention avait duré 3 longues heures, alors qu'une césarienne ne dure habituellement qu'une vingtaine de minutes, tout compris (de peau à peau). Mme P. avait perdu 5 litres de sang ! L'aventure n'était cependant pas terminée, puisque le choc hémorragique avait entraîné des lésions sévères au niveau de son rein. Elle a dû rester trois semaines en réanimation, échappant de peu à la dialyse.

Lorsque je l'ai rencontrée, elle n'avait pas de séquelles, mais le traumatisme subi par ce couple était évident. Leur question était simple : une nouvelle grossesse était-elle envisageable ? Bien qu'extrêmement traumatisée par ce qu'elle avait vécu. Mme P. souhaitait être enceinte, car elle avait 36 ans et n'avait qu'un enfant alors âgé de 6 ans. Elle avait bien sûr parfaitement conscience du risque de nouvelle rupture utérine.

Son mari, lui, était extrêmement réticent. Il avait failli perdre sa femme et avait été très affecté par l'accouchement précédent. Il le verbalisait en disant « qu'il n'était là que pour faire plaisir à sa femme et qu'il ne voulait prendre aucun risque ».

Nous avons discuté longuement, et je leur ai expliqué que le risque zéro ne pouvait pas exister dans ce type de situation. Néanmoins, la grossesse me paraissait possible, mais elle imposerait une hospitalisation durant les deux à trois derniers mois de grossesse, avec toutes les conséquences que cela supposait au niveau professionnel et familial (ils habitaient à plus de 100 km du CHU).

Je leur ai demandé de réfléchir, de ne pas prendre de décision hâtive, et leur ai proposé de les revoir quelques mois plus tard, s'ils le souhaitaient. Deux mois après, Mme P. recontactait ma secrétaire, elle était enceinte.

La grossesse a nécessité une surveillance très rapprochée, une hospitalisation de trois mois, mais Hugo est né (par césarienne). Il allait parfaitement bien et sa maman aussi !

Lors d'une de mes visites en suites de couches, Mme P. devait m'avouer, avec un sourire et un clin d'œil complice : « J'ai eu peur, mais j'y ai toujours cru ! » Et moi donc ! Six mois à penser à elle tous les jours, à me demander si je n'avais pas fait une erreur, et si son mari ne me le reprocherait pas toute sa vie…

Toujours cette certitude et ce « savoir » des femmes…

Il ne faut jamais renoncer !

Mme C. est suivie par l'une de mes amies, gynécologue à Nantes. Son témoignage très riche sur les grossesses « tardives » m'a paru bien résumer le parcours procréatique de ces femmes qui décident d'avoir un enfant après 40 ans.

Témoignage de la patiente

Aujourd'hui, j'ai 50 ans et deux enfants. Il m'aura fallu, il nous aura fallu, dix ans pour avoir nos enfants. Avec le recul, on comprend beaucoup de choses... Poussée par cette société de compétition, la course au meilleur job, la peur du chômage, ce féminisme aiguisé, cette éducation qui en dit long...

Je m'en souviens comme si c'était hier de ce matin de mars 2004, je venais d'avoir 39 ans et un nouveau job passionnant. Je me suis promise qu'à partir de ce jour, ma vie allait changer, et elle a changé radicalement ! Comme si mon horloge biologique me mettait au pied du mur ! J'ai rencontré le père de mes enfants à peine quatre mois plus tard, le jour de ses 42 ans.

Une amie commune nous a présentés, nous étions fraîchement célibataires tous les deux.

456 km nous séparaient, moi à Paris, lui dans l'Ouest, au bord de la mer. Situation idéale en été, beaucoup moins drôle en hiver, surtout pour la Parisienne que j'étais !

Il m'a pourtant encore fallu une année pour valider dans ma tête que c'était « le bon » !

Après quelques ajustements de caractère, d'ego et... de piédestal, nous nous sommes installés dans notre couple en nous coupant un peu des autres. Le « nous » a alors pris tout son sens.

Je le trouvais beau, très bien élevé, avec beaucoup d'obligeance et des valeurs morales comme on n'en fait plus.

Je n'avais pas de contraception et je me disais : « Arrivera ce qui arrivera ! »

Je souriais souvent en imaginant que je pouvais être enceinte, et ces pensées me ramenaient à mon vœu le plus cher depuis l'adolescence, devenir maman. À cette époque, mon mari avait fait le deuil de la paternité, mais je pense qu'au fond de lui une lueur persistait.

Les mois ont passé, et mon gynéco parisien, persuadé de ma bonne fécondité, me rassurait. Il me conseillait de faire l'amour le plus souvent possible, compte tenu des kilomètres qui me séparaient de mon bien-aimé, nos rencontres étant limitées aux week-ends et aux vacances.

Un jour, il m'a donné un traitement en me disant : « Si je vous donne ça, attention, vous allez être enceinte tout de suite et vous pouvez même avoir des jumeaux ! » Je l'ai cru...

Deux ou trois mois plus tard, nous sommes passés à un stade supérieur, avec le début des stimulations.

Les prises de sang et les échographies permettaient de s'assurer d'une bonne ovulation et définissaient le jour J. Sauf que côté ovulation, c'était la bérézina ! À peine quelques follicules, de faible diamètre, jamais de quoi donner de beaux ovocytes.

Nous avons pourtant répété l'opération à plusieurs reprises. Mon mari posait un congé au pied levé, arrivait à Paris à 23 h après avoir effectué sa journée de travail. Le lendemain, nous étions à 8 h au labo pour le recueil de sperme, puis je le redéposais à la gare, retournais au labo et, une fois la paillette magique en poche, j'allais chez mon gynéco.

Après 5 ou 6 cycles de traitement, mon moral en a pris un coup. Mon utérus aussi, miné par quelques kystes, il fallait faire une pause...

Une de mes amies ayant eu une grossesse par FIV, je me décide à prendre rendez-vous avec son « spécialiste à bébés » dans une grande clinique parisienne. « Il ne fait que cela, me dit-elle, et il écoute. » Et c'est parce qu'il « écoute », que j'y suis allée.

Dossier en poche, l'entretien a duré 1 heure. Cet homme d'une grande empathie m'a amenée à comprendre que mes chances d'être enceinte naturellement étaient très faibles, de l'ordre de 3 à 5 %. « Même pas la peine de faire une FIV, votre taux d'AMH est trop bas... »

Quelle découverte cette AMH ! Avec ses explications, je prends conscience que la PMA est une vraie spécialité en gynécologie.

Ma réserve ovarienne étant pauvre, la péri-ménopause pointant son nez, il m'explique que le don d'ovocytes existe en France, en Belgique et en Espagne. « En France, c'est anonyme, mais il y a très peu de donneuses (quel euphémisme !). En Belgique, vous amenez votre donneuse, ce n'est donc plus anonyme. En Espagne, c'est anonyme, il y a des donneuses et on s'occupe de tout. Voici une adresse à Bruxelles et une à Barcelone.

« Vous avez cependant un autre choix avec l'adoption, me dit-il. Je vous laisse réfléchir et prendre du recul, je sais que ce n'est pas facile à entendre, mais vous allez faire votre cheminement, et dans tous les cas je reste à votre disposition. »

Je me souviens de la douceur de sa voix, c'était exactement ce qu'il me fallait. Pour autant, cette douche froide m'a profondément ébranlée. Que faire ? Accepter les cellules d'une autre femme dans mon corps ? Adopter ?

Une question me taraudait : pourquoi ces femmes espagnoles donnent-elles (ou vendent-elles) leurs ovocytes ? Viennent-elles d'un milieu social défavorisé ? Sont-elles alcoolo-tabagiques ou toxicomanes ? C'est surtout cette dernière question qui m'inquiétait, car j'avais été marquée dans mon enfance par une cousine adoptée victime d'alcoolisme fœtal, et j'étais désorientée. J'avais peur de porter un bébé issu d'une mère alcoolique, ce qui est idiot, car l'adoption ne met pas à l'abri d'un enfant porteur d'une maladie, mais il me semblait que, dans cette situation, on pouvait refuser de l'adopter.

Par la suite, mon gynéco s'est entretenu avec son ancien collègue de Clamart, le « Zidane » de la PMA selon lui. J'étais tellement anéantie que je ne voulais plus consulter.

C'est dommage, car finalement, j'aurais adoré rencontrer ce grand monsieur dont j'avais dévoré le dernier livre. Son avis allait dans le même sens, ce n'était pas la peine de tenter une FIV. C'était toujours aussi dur à entendre, mais ça commençait à rentrer…

Trois mois plus tard, regonflée à bloc, je rencontrais le Ronaldinho de la PMA, un autre copain de Clamart. D'un autre tempérament, très cash, c'est droit au but qu'il m'annonça en posant les yeux sur mon analyse de sang : « Madame, vous n'aurez jamais d'enfant… naturellement bien sûr. Pour vous, c'est soit l'Espagne, soit l'adoption. »

Et moi de relever mes 3 % de chances. « 3 % ?, s'esclaffe-t-il. Vous avez une chance sur un milliard ! Si vous jouez à la loterie et que vous gagnez, revenez me voir, je serai très content pour vous. »

C'était dit et bien envoyé, je suis sortie bouche bée et j'ai versé quelques larmes. Au risque de surprendre, c'était exactement ce qu'il me fallait, j'avais enfin compris !

Ma sœur et moi sommes allées en Belgique, le rendez-vous de la dernière chance. Malheureusement, du fait de son traitement par anticoagulants, notre projet de don d'ovocytes n'a pas été accepté. Elle était effondrée et culpabilisait. Je l'ai consolée, pas question de prendre de risques pour sa santé !

J'ai alors décidé de me concentrer sur mes priorités, pas de temps pour le pathos.

Première mission : trouver un travail à proximité de mon cher et tendre, nous marier et lancer la procédure d'adoption. Il fallait courir plus vite que mon âge !

Un an plus tard, j'étais en poste dans l'Ouest, et dix mois après notre mariage, nous avions obtenu notre agrément en vue de l'adoption. J'avais alors 44 ans...

Ce sésame indispensable m'autorisait à devenir mère aux yeux de la société, et mon esprit ne se focalisait plus sur ma fécondité, mais sur le dossier d'adoption. Je passerai sur les détails de cette période difficile qui nous a fait voyager du chaud au froid, de la Polynésie à la Russie, jusqu'au jour où je rencontre dans le cadre professionnel une nouvelle cliente pharmacienne. Dans son bureau, tout se trouble, j'ai chaud, je me sens mal à l'aise et transpire à grosses gouttes. Je me sens mal et elle le voit. Elle me demande si ça va, je lui réponds que « c'est certainement lié à l'âge... » Elle me complimente sur mon bronzage et je lui réponds que je reviens de Polynésie, mais que ce n'est pas une chance, et je lui explique l'échec de l'adoption.

À ce moment, elle me prend la main, la broie et me dit : « Madame, sans être indiscrète, vous avez un utérus ? » J'acquiesce...

Elle enchaîne avec enthousiasme : « Mais pourquoi n'allez-vous pas en Espagne faire un don d'ovocytes ? Vous savez, ça marche ! Ma belle-sœur est gynéco, elle fait faire des bébés aux femmes qui n'y arrivent pas. Si vous voulez, je vous donne ses coordonnées, allez la voir de ma part. »

J'ai été regonflée à bloc et ivre de joie toute la journée ! Évidemment, de retour à la maison, j'en parle à mon mari, qui me dit : « Écoute, c'est la seule chose que nous n'ayons pas faite jusqu'à présent, alors prenons rendez-vous ! »

À partir de ce moment-là, tout a été extrêmement simple et s'est enchaîné facilement.

Nous sommes en février 2010, et je me présente au rendez-vous chez la gynéco nantaise. Elle est simple, explique clairement, présente les différentes étapes : quelques examens à faire, une prise de sang, une radio de l'utérus (hystérographie), un caryotype pour nous deux, un spermogramme pour mon mari.

« Ce n'est pas grand-chose, et si tout est bon, vous pouvez y aller ! »

Elle me rassure sur les donneuses : « Non, elles ne viennent pas d'un milieu défavorisé et ne sont pas alcooliques, elles sont sélectionnées. »

Elle dédramatise et ça me va bien !

Ensuite, elle me présente les résultats : « 61 % de réussite pour le transfert de deux embryons frais (non congelés). Ils sont très sérieux, c'est leur métier, ils ne font que ça. Après le premier rendez-vous, une donneuse se rapprochant le plus de votre phénotype (apparence physique) sera recherchée. Vousen serez avertie et commencerez votre traitement, une piqûre, puis des patchs. En parallèle, la donneuse recevra le sien, identique à celui d'une FIV. Au jour J, les ovaires de la donneuse seront ponctionnés et on introduira le spermatozoïde de votre conjoint dans chaque ovocyte. Ils vous indiqueront la date du transfert, le plus souvent au 3e jour. Enfin, une coordonnatrice vous sera attribuée que vous pourrez appeler aussi souvent que nécessaire. Il y a des vols quotidiens Nantes-Barcelone.

Vous devriez pouvoir obtenir un rendez-vous sous deux mois, allez voir leur site. »

Merci, docteur, tout est limpide, fluide.

Ça avait l'air simple comme cela, mais ça l'était surtout parce que j'étais prête dans ma tête, j'avais fait le deuil d'une grossesse avec mes propres ovocytes !

Pour autant, en mars 2010, nous sommes allés en Russie. Nous sommes restés attentifs à l'adoption et ne mettons pas tous nos œufs dans le même panier. Quel lapsus !

Nous prenons rendez-vous à Barcelone en mai 2010 après avoir réalisé les examens.

Quelques semaines passent après ce premier rendez-vous, et un jour, le téléphone sonne : « On a trouvé votre donneuse. »

Je commence aussitôt le traitement sur les conseils de Florence, ma coordonnatrice.

Elle est française, et je la contacte par téléphone ou par mail pour la moindre question durant mon traitement. Le jour J arrive vite, et un mardi soir, elle me confirme la ponction de la donneuse le vendredi. J'en tremble encore…

Elle ajoute : « Je vous appellerai vendredi pour vous dire combien la ponction a donné d'ovocytes. Il faudra vous tenir prête pour le transfert le lundi. »

Ce professionnalisme conforte mon choix, je dis bien « mon » choix, car souvent femme décide…

J'arrive donc à Barcelone, et le transfert aura bien lieu le lundi.

Tout se passe bien, je suis détendue. Arrivent la biologiste et l'infirmière : contrôle d'identité, explications et… première présentation ! Dans une enveloppe, la photo de baby ! « Félicitations, vous avez sept embryons, et aujourd'hui, nous allons en transférer 2, un de 3 cellules et un de 5, les voici… » L'image est nette, c'est juste magnifique !

Quelques instants plus tard, dans la pièce contiguë, je les vois arriver sous contrôle échographique dans mon utérus, je suis bluffée par la technique.

Bizarrement, les quatorze jours suivants n'ont pas été longs.

Ce serait mentir si je disais que je n'y ai pas pensé les trois jours précédents la prise de sang, mais ça allait. Finalement, le plus dur a certainement été pour mon mari, car si le traitement m'a fatiguée, il a considérablement modifié mon humeur et je n'étais pas à prendre avec des pincettes !

Le jour de la prise de sang, je cours chercher les résultats en fin d'après-midi. Impossible d'attendre le lendemain ! Je donne mon ticket, la secrétaire me tend l'enveloppe. J'ouvre et ne comprends pas… Habituée à lire négatif, je cherche le mot et demande une explication. La secrétaire se pose de longues secondes en face de la feuille et lève la tête en disant : « Je crois bien que ça doit être positif ! »

Ben voyons, comme si on pouvait être enceinte à moitié !

Je peste intérieurement en pensant à la lueur d'espoir qu'elle me procure et vois trouble, les voix flottent dans l'air comme au ralenti. Vite, la biologiste est appelée, on m'allonge dans une pièce voisine et elle me dit : « Mais oui madame, vous êtes enceinte, bien enceinte même, votre taux de β-HCG est élevé ! »

Cet instant de pur bonheur restera gravé à jamais dans ma mémoire, c'est indescriptible !

Je sors et appelle mon mari, impossible d'attendre le soir, et je pleure, je pleure. Il ne comprend pas. « Mais que se passe-t-il ? – Tu vas être papa ! » Et je renifle, je renifle… Il ajoute : « Ben pourquoi tu pleures alors ? »…

Notre petit garçon frappera à la porte quelques mois plus tard, un peu trop tôt, déjà pressé de nous voir. Je perds les eaux en pleine nuit, à 32 semaines, et accouche quinze jours plus tard par césarienne.

Longtemps, je me suis demandé quelle tête il aurait et si on allait se reconnaître. Ressemblance, pas ressemblance, moi, je m'en fiche, mais lui ?

Enfin, nous nous sommes regardés, je l'ai vu absorber mes yeux et mes paroles comme jamais personne ne l'avait fait auparavant. Cette rencontre avec mon bébé a été magique ! Je l'ai gardé en peau à peau de longues semaines, histoire de finir ma gestation.

Un nouveau-né change vite, trop vite. Alors, j'en ai profité 24 heures sur 24 avant de reprendre le travail cinq mois et demi plus tard.

Mais déjà, je pense à une seconde grossesse. La césarienne impose un an de patience, alors je patiente...

Un an et deux jours plus tard, je suis chez ma gynéco nantaise, maître dans l'art des bébés, et hop, c'est reparti ! Maria et Gemma sont mes deux nouvelles coordinatrices à Barcelone.

Maria a beaucoup d'humour, nous nous apprécions mutuellement. Je suis déterminée et pugnace. Il reste 5 embryons congelés, ce qui représente la possibilité de deux transferts : un avec 3 embryons, soit 36 % de chances de réussite, et un avec 2 embryons, soit 28 % de chances. Les deux transferts sont des échecs, je suis fatiguée, mais pas démoralisée.

On retente alors un don d'ovocytes avec une nouvelle donneuse. Je suis bien rodée...

Le 28 mai 2013 à 17 h, 2 embryons crevettes de 3 et 4 cellules grimpent dans mon utérus. Et hop, quinze jours plus tard, j'ai gagné !

Déjà à 12 semaines de grossesse, l'échographiste pariait sur une fille. C'est fou, mon petit gars et maintenant une fille ! Je la trouve incroyablement belle, c'est un bébé zen, paisible, elle est lumineuse, solaire, et toujours souriante. Être maman une seconde fois est un enchantement, tout est plus facile, je déborde d'émotion...

Mes deux grossesses ont été une parenthèse enchantée dans ma vie de femme, un instant de pur bonheur, une immense fierté. Oui, je suis fière d'avoir accouché à 46 ans d'un petit garçon et à 49 ans d'une petite fille.

Quand on me demandait en fin de grossesse si ce n'était pas trop dur, je répondais que non, que le plus difficile était derrière moi. Dix ans ! Il nous aura fallu dix ans pour avoir nos enfants, notre famille... Souvent, j'écoute la chanson de Goldman, *J'irai au bout de mes rêves,* et je pleure de joie à chaque fois. Écoutez-la, ça porte chance !

Le parcours des femmes endométriosiques

« Bonjour Professeur Descamps,

Je me permets de revenir vers vous après mon opération de l'endométriose du...

Nous devions nous revoir pour un rendez-vous de suivi s'il n'y avait pas de grossesse entre-temps.

Ce rendez-vous ne sera pas nécessaire puisque je suis effectivement enceinte de 4 mois. Je tenais évidemment à vous remercier, car il ne m'a fallu que quatre cycles après l'opération pour être enceinte et cela n'aurait pas été possible sans votre aide.

Cordialement... »

Ce mail m'a été adressé par une patiente éloignée géographiquement, que j'ai opérée pour une endométriose. On aimerait en recevoir de semblables tous les jours, malheureusement, la réalité est parfois différente...

Qu'est-ce que l'endométriose ?

L'endométriose est une maladie fréquente puisqu'elle touche au moins 10 à 15 % de la population féminine. Elle est causée par la migration de fragments de muqueuse utérine à travers les trompes, qui vont se répandre à l'intérieur du pelvis et de la cavité abdominale.

À partir de la puberté, les règles surviennent tous les mois lorsqu'il n'y a pas de grossesse. La muqueuse utérine qui s'est développée pendant le cycle est éliminée par le vagin grâce à des contractions utérines. Elle est ensuite régénérée le cycle suivant.

Ces contractions utérines sont responsables des douleurs ressenties pendant les règles. Assez logiquement, de petits fragments de muqueuse sont également expulsés par les trompes qui sont perméables et se retrouvent dans la cavité abdomino-pelvienne.

On pense actuellement que les femmes non atteintes par cette maladie peuvent détruire ces fragments ayant migré, alors que les femmes endométriosiques en sont incapables. Cette muqueuse, tel un petit alien, se colle alors sur les organes voisins de la cavité abdomino-pelvienne.

Ces fragments de muqueuse étant vivants, à chaque cycle, ils s'épaississent du fait de l'imprégnation hormonale et saignent tous les mois au moment des règles, entraînant une accumulation de sang couleur chocolat responsable d'adhérences, de rétractions et de douleurs. On peut retrouver des lésions endométriosiques au niveau des ovaires, du côlon, de la vessie, de l'uretère, mais également dans des localisations plus lointaines, comme la vésicule biliaire, le nerf sciatique ou les poumons.

Une de mes patientes présentait un épisode d'épistaxis (saignement de nez) tous les mois en raison d'une endométriose de sa muqueuse nasale ! Difficile de comprendre comment elle avait pu arriver là, il s'agissait probablement d'une migration durant la vie embryonnaire.

Cette maladie entraîne donc des douleurs chroniques essentiellement avant ou pendant les règles que l'on appelle les « dysménorrhées ». Certaines patientes peuvent présenter des douleurs quasi quotidiennes, des douleurs pendant les rapports sexuels (les dyspareunies), des douleurs à la miction ou à la défécation. Ces lésions peuvent également être responsables d'infertilité puisqu'elles entraînent des accolements et des rétractions pouvant gêner l'ovulation et obturer les trompes.

✓ L'endométriose est une maladie potentiellement très invalidante puisque, dans les formes les plus graves, les patientes présentent un tableau associant douleurs pelviennes pendant les rapports, à la défécation et à la miction, et infertilité.

Les traitements

La prise en charge, souvent compliquée, doit être assurée par des médecins connaissant bien cette maladie. Le traitement peut associer des médicaments et/ou une intervention chirurgicale. Il s'agit d'une chirurgie difficile, que l'on compare souvent à celle des cancers. Elle est à mon sens parfois plus difficile puisqu'il faut retirer des lésions extrêmement adhérentes tout en conservant les organes, ces patientes jeunes ayant le plus souvent un désir de grossesse.

Chaque situation clinique est particulière, et notre travail consiste en une prise en charge personnalisée. Il est en effet bien différent de traiter une patiente âgée de 24 ans, présentant un kyste endométriosique de l'ovaire isolé, sans désir immédiat de grossesse, et une femme de 36 ans ayant une endométriose profonde (avec, par exemple, atteinte de la vessie et du rectum), qui n'a jamais eu d'enfants, mais souhaite en avoir.

Nous sommes toujours frappés par le retard apporté au diagnostic (en moyenne dix ans !), qui traduit une méconnaissance de cette maladie dans le milieu médical. Très souvent, les patientes s'entendent dire qu'il est normal d'avoir mal pendant les règles, que leur mère présentait les mêmes symptômes, voire que c'est dans leur tête que ça se passe...

Nous plaidons actuellement pour la création de centres de référence pour traiter l'endométriose. En effet, il n'est pas rare de voir en consultation des patientes ayant déjà perdu plusieurs années, avec deux, voire trois, cœlioscopies inutiles, avec des traitements incomplets, donc inefficaces...

J'ai réuni ici trois témoignages très différents, qui me paraissent bien refléter cette problématique et résumer les difficultés du parcours personnel, médical et procréatique de ces patientes.

Le parcours du combattant

Mme Justine F., 38 ans, travaille dans le milieu médical, et je la suis depuis plus de dix ans. Lorsqu'elle m'a été adressée par son médecin, elle avait déjà été opérée dans un autre centre et le diagnostic avait été posé.

Son endométriose est extrêmement étendue et agressive, et après de multiples traitements médicaux et plusieurs interventions, ses symptômes très invalidants nous ont conduits à envisager ensemble de retirer son utérus (alors qu'elle n'avait que 36 ans et n'avait pas eu d'enfants), afin de soulager ses douleurs et améliorer sa qualité de vie.

Témoignage de la patiente

Description des symptômes

L'endométriose est un membre à part entière de ma vie, comme un parent ou un ami… On apprend à vivre avec, on traverse des moments de souffrance, puis des instants de joie, et vice et versa.

Pour ma part, j'ai fait la connaissance de cette maladie à l'aube de mes 16 ans. Les principaux symptômes étaient à cette époque des règles très douloureuses, abondantes et fréquentes. Plus la douleur s'intensifiait, plus je frôlais les pertes de connaissance.

Les médecins disaient alors : « C'est qu'elle ne veut pas aller à l'école » ou « C'est psychologique », ou encore « C'est le stress. » J'ai vécu ce calvaire pendant six ans, et mes souffrances se sont intensifiées.

Des troubles du transit intestinal, des douleurs lors des mictions et une grande fatigue sont venus se greffer à mes douleurs de règles. La découverte de la sexualité a été tout aussi catastrophique : rapports très douloureux, sentiment de culpabilité, de

« nullité ». Impossible d'extérioriser ce mal-être puisque même les médecins me disaient que je n'avais rien.

J'ai fini par me résigner et par me dire : « Oui, c'est dans ta tête, tu t'inventes tes douleurs. »

J'ai tenu comme cela six longues années, car j'avais la chance de travailler dans le milieu médical. J'avais accès aux médicaments et je me faisais mes propres cocktails antalgiques afin de me soulager.

Mon couple n'a pas survécu à cette vie, le discours sans équivoque des médecins ayant eu raison de la compassion de mon compagnon. Après tout, pourquoi rester avec une fille qui ne veut plus sortir, car elle est toujours souffrante, qui ne s'alimente plus, car l'absorption de nourriture solide déclenche des douleurs, et qui, de plus, fuit toute relation sexuelle ? C'est sûr qu'à 20 ans on aspire à d'autres horizons…

L'intervention et ses conséquences

C'est à 22 ans que j'ai aperçu le bout du tunnel. En déplacement, j'ai été prise, comme maintes fois auparavant, de violentes douleurs, accompagnées de saignements très abondants. J'ai été conduite aux urgences et, le soir même, j'étais sur la table d'opération.

Ce qui devait être une simple cœlioscopie s'est transformé en laparotomie qui a duré plus de 4 heures.

Le lendemain, au réveil, j'ai découvert le mot « endométriose ». Je me souviens d'avoir pleuré à chaudes larmes, non pas parce qu'on venait de m'annoncer qu'il me serait très difficile d'avoir des enfants, mais parce qu'on mettait enfin un nom sur mon calvaire. Grâce à ce gynécologue, j'avais enfin le statut de victime de cette maladie. Je n'étais donc pas folle, mais atteinte d'endométriose stade 4.

Lors de cette intervention chirurgicale, j'ai perdu une grosse partie de mes organes reproducteurs, et on m'a tout de suite prévenue : « Vous ne pourrez pas avoir d'enfants naturellement, il faudra avoir recours à l'assistance médicale à la procréation. » À l'époque, je n'ai pas vraiment pris conscience de ce que cela signifiait, c'est bien plus tard que j'ai compris que ma vie serait à jamais liée à cette maladie.

Vivre avec l'endométriose

J'ai ensuite été enfin adressée à un centre de référence pour la prise en charge de l'endométriose.

J'ai enchaîné de nombreux traitements, parfois légers, parfois lourds, mais chaque fois c'était un retour à la case départ : les symptômes revenaient toujours, perturbant ma vie quotidienne. La seule différence était que j'apprenais à vivre avec, que je détectais les signaux d'alerte. La parfaite relation de confiance qui s'était instaurée avec mon gynécologue était ma bouée de sauvetage. Je savais que, si j'atteignais mon seuil de tolérance à la douleur, il interviendrait afin de me soulager. Il se démenait pour m'apporter un maximum de répit, même si la maladie, insidieuse, restait la plus forte.

Dans ce parcours chaotique, au bout de quelques années, j'ai éprouvé le désir de devenir mère. Nous avons dû avoir recours aux FIV, mais là encore, la maladie a pris le dessus. Il a fallu renoncer très vite, les stimulations provoquant des flambées d'endométriose.

Aujourd'hui, je comptabilise dix interventions chirurgicales en douze ans. En accord avec mon gynécologue, j'ai opté il y a deux ans pour une hystérectomie, pensant être enfin libérée. J'avoue que c'est raté ! La maladie n'en a pas fini avec moi.

J'alterne encore des périodes de poussée avec des périodes de répit. J'ai trouvé par contre un conjoint formidable, à mes côtés dans mon combat, toujours à mon écoute et faisant preuve d'une grande tolérance. Nous avons appris à profiter pleinement des moments de calme accordés par la maladie, pour être plus soudés lors des flambées éprouvantes et destructrices. Mon infertilité nous a menés sur le chemin de l'adoption. C'est avec un immense bonheur que nous sommes allés, il y a six ans, chercher notre petite fille âgée de 4 mois. Alors oui, l'endométriose a provoqué beaucoup de souffrances, de chagrins et de désespoirs, mais elle m'a permis de construire une relation de couple solide, et malgré mon parcours de vie singulier, j'ai finalement réussi à avoir une fille. Quel bonheur !

De Charybde en Scylla

Mme Marie-Claire L., que je suis également depuis une dizaine d'années, a eu un parcours particulièrement long et difficile, comme elle le relate très bien dans son témoignage.

Là encore, on retrouve le retard au diagnostic, la méconnaissance de la maladie, puis malgré une prise en charge médicale adaptée, un retentissement extrêmement important dans sa vie quotidienne.

Témoignage de la patiente

J'ai 45 ans et j'ai deux garçons, Antoine, 20 ans, conçu naturellement et né par césarienne, et Thomas, 14 ans, conçu par FIV. J'ai une endométriose profonde, voici mon parcours.

Des symptômes douloureux

J'ai eu mes règles à 13 ans, elles ont toujours été longues (environ 12 jours), douloureuses et abondantes, voire très hémorragiques. Mes cycles étaient irréguliers, de 18 à 65 jours.

Je ratais le collège et le lycée tous les mois pendant les deux ou trois premiers jours de mes règles. Les douleurs, pareilles à des crampes, m'empêchaient de pratiquer toute activité sportive, et j'étais la « bête noire » des profs de sport qui me prenaient pour une menteuse : « Tes règles deux fois dans le même mois, tu te fiches de moi ? » ou « Tiens, le mois dernier, tu n'as pas raté de cours. Tu n'as pas eu tes règles ? »

Il faut dire qu'en plus, à 17 ans, on m'a diagnostiqué un rhumatisme articulaire aigu, qui a dû être traité pendant huit ans par des antibiotiques et de l'aspirine. Ça ne fonctionnait que pour les douleurs rhumatismales, celles des règles restaient les mêmes. Parfois, j'avais tellement mal que je demandais à une amie de s'asseoir sur mon ventre, car cela aidait à évacuer les caillots...

Ces douleurs articulaires et ces douleurs d'endométriose ont fait que je n'ai cessé de souffrir durant mon adolescence. Heureusement, j'ai rencontré à cette époque celui qui allait devenir mon mari.

Pendant des années, j'ai supporté, comme j'ai pu, les douleurs, les crampes, les règles débordantes, les rapports douloureux, les antidouleur et les maxi-couches la nuit, bien sûr dans l'incompréhension générale. Tout le monde dans mon entourage, y compris les médecins, me faisait comprendre qu'il fallait que je prenne des antidouleur et que je leur « foute la paix ».

Un diagnostic enfin posé

À 25 ans, à la fin du traitement pour rhumatisme articulaire aigu, j'ai été autorisée à avoir un enfant. J'ai été enceinte naturellement trois mois après l'arrêt de la pilule. La grossesse a été fatigante, avec des crampes et des malaises jusqu'à la fin. J'ai accouché à terme par césarienne, un 31 décembre...

Le diagnostic d'endométriose a été posé à ce moment-là, même si je ne l'ai pas su tout de suite.

Deux ans plus tard, nous avons essayé d'avoir un deuxième enfant, sans succès. Mon gynécologue de l'époque m'a avoué que, vu l'état de mon ventre au moment de ma césarienne, il savait que ma prochaine grossesse ne serait pas naturelle. Il m'a dit qu'il n'avait jamais vu cela, qu'il y avait de l'endométriose partout, et que ma première grossesse avait été un miracle !

C'était la première fois que j'entendais parler d'endométriose. Je ne savais pas ce que c'était, il m'a juste dit que cela pouvait provoquer des kystes douloureux, et la stérilité, bien sûr... Pourquoi ne pas m'en avoir parlé avant ? Pourquoi avoir attendu le désir d'enfant et l'échec ?

Nous avons tenté la stimulation ovarienne pour finalement en arriver à la fécondation in vitro.

Par chance, une seule tentative a suffi. Nous avons obtenu cinq embryons, en avons implanté deux et obtenu une grossesse gémellaire avec, au final, un seul bébé vivant de 1,010 kg. Trois mois d'hospitalisation en néonatalogie, et nous avons récupéré notre petit Thomas. Le retour a été difficile, le deuil de son frère jumeau aussi, j'ai donc laissé l'endométriose de côté.

Début 2001, aux douleurs habituelles se sont ajoutées de fortes douleurs au rein droit. La cystoscopie a été très douloureuse, l'intérieur de la vessie était tapissé de rouge (selon l'urologue), j'ai donc eu une urographie intraveineuse qui a montré un rétrécissement de l'uretère à droite et un rein dilaté, tout cela à cause de l'endométriose !

On a dû mettre une sonde dans l'uretère droit (sonde double J), car il était dilaté, ainsi que le rein droit. J'ai gardé cette sonde pendant trois mois, mais quand on me l'a retirée, ce n'était pas mieux. On m'a opérée pour réimplanter l'uretère dans la vessie, il y avait de l'endométriose partout...

Gros ras-le-bol général... Les douleurs, les opérations, le deuil du bébé que je n'avais pas pu faire, et un mari pas très compréhensif, pas à l'écoute... J'ai « pété les plombs », j'ai pensé me séparer de mon conjoint, mais finalement je suis restée... J'avais perdu confiance en moi, mon corps était plein de cicatrices, avec un excès de peau dû à mes grossesses. J'avais une image de moi pas très flatteuse et l'impression d'embêter tout le monde avec mes douleurs, de passer pour une « chochotte ». J'ai pris alors la décision de subir une chirurgie esthétique (abdominoplastie) pour réparer au moins l'extérieur. Cela a été très douloureux, mais je n'ai aucun regret. Même si j'ai eu droit à des réflexions du style « Ah, tu aimes ça, toi, les opérations ! » ou « Je préfère que ce soit toi que moi ! » Sympa !

Et puis Internet est arrivé dans nos vies. J'ai fait des tas de recherches sur l'endométriose et j'ai pu comprendre beaucoup de choses. J'ai surtout constaté avec soulagement que je n'étais pas la seule dans ce cas-là. J'ai découvert l'association EndoFrance et j'ai pu rencontrer des femmes qui ressentaient les mêmes choses que moi, qui avaient subi les mêmes interventions, et surtout qui me comprenaient. Une vraie renaissance ! Cela fait un bien fou de ne pas se sentir seule, de partager, de se confier et d'écouter les autres.

En 2005, j'ai changé de travail. Je sentais les douleurs revenir, mais j'ai fait l'autruche. Puis je me suis décidée à consulter et le verdict est tombé : j'avais un nodule sur l'ovaire droit, au niveau du sigmoïde, sur le ligament utéro-sacré gauche, et sans doute de l'adénomyose (endométriose à l'intérieur du muscle utérin). Le transit était déjà douloureux et chaotique, j'avais mal au rectum, j'étais en larmes tous les matins sur les toilettes, ça tirait la vessie, l'utérus... J'ai passé une coloscopie, l'endoscope n'est pas passé au niveau du sigmoïde, car il était trop serré.

Mon gynéco a voulu m'opérer rapidement, mais je venais de trouver un nouveau travail et j'ai préféré attendre. Il m'a proposé de mettre mon organisme au repos avec une injection efficace pendant trois mois, pour me permettre d'attendre sans douleurs. J'ai accepté, car je l'avais bien supportée jusqu'alors. Les effets secondaires ont commencé au bout d'une dizaine de jours et j'ai dû arrêter de travailler... pendant trois ans. Vertiges, troubles visuels, prise de poids, perte de cheveux, pilosité augmentée, palpitations, douleurs articulaires, articulations gonflées, déficit de concentration, impossibilité de conduire jusqu'à l'école et surtout pas au-delà de 80 km/h (quand le paysage défilait trop vite, j'étais prise de vertiges, même en tant que passagère). Mais aucun effet sur les douleurs !

Bataille avec le médecin généraliste, le gynécologue et, bien sûr, la CPAM... Bizarrement, le seul qui m'a prise au sérieux, c'est le médecin conseil de la CPAM. Pour tous les autres, c'était dans ma tête, et il fallait que je vois un psychiatre !

J'ai changé de gynécologue, ayant trouvé le nom d'un spécialiste de l'endométriose *via* EndoFrance, qui m'a apporté soutien et écoute. Il a changé ma pilule, ce qui a légèrement amélioré mon état général. J'ai décidé d'attendre, de perdre les 8 kg que j'avais pris avec le traitement précédent et j'ai accepté l'idée de me séparer de mon utérus, même si mon médecin m'a prévenue que je risquais l'intervention en urgence pour occlusion. Finalement, j'ai tenu jusqu'à la date prévue. J'y suis allée confiante, car tout m'avait été expliqué avant.

On m'a retiré l'utérus, l'ovaire et la trompe à droite, réimplanté l'uretère droit sur la vessie (pour la deuxième fois). Depuis, ma vessie est un peu autoritaire et exigeante, mais je m'adapte. On a libéré mes intestins qui ne faisaient qu'un bloc et rendaient le transit difficile et douloureux. Bref, tout a été nettoyé...

Le retour à la vie normale a été long, j'étais très fatiguée, la reprise du transit a été douloureuse, l'autonomie urinaire aussi... Je ne suis pas montée à l'étage de ma maison pendant les trois semaines qui ont suivi l'opération, c'était trop fatigant et les cicatrices tiraient. J'ai marché quotidiennement, un peu plus loin chaque jour, au bras de ma mère. On aurait dit que j'étais plus vieille qu'elle ou que j'étais un bébé qui apprenait à marcher ! J'ai recommencé à conduire deux mois après l'intervention et j'ai pu reprendre mon travail à mi-temps.

Voilà, j'ai cru être tirée d'affaire... Et puis, il y a quelques mois, je me suis cognée violemment au niveau de la fesse, alors que je souffrais de douleurs de sciatique depuis des années. La douleur m'a clouée sur place et s'est amplifiée au fil des jours, avec une perte de sensibilité et un engourdissement. J'ai donc été une nouvelle fois en arrêt de travail et j'ai dû reprendre des anti-inflammatoires, des antidouleur et des décontractants.

Mais cette fois, rien n'y a fait. J'ai donc consulté un rhumatologue. Sa première réaction a été agaçante, mais tellement connue : « Ce n'est pas une sciatique, il faut apprendre à se détendre. »

J'ai alors repris contact avec mon chirurgien gynécologue afin d'avoir son avis. Il m'a répondu immédiatement que ce tableau clinique évoquait une endométriose du nerf sciatique. J'ai passé une IRM qui a confirmé ce diagnostic. Malheureusement, c'est inopérable...

Conclusion

Voilà où j'en suis actuellement. J'ai l'impression que, chaque fois que je pense être tranquille, la bête se réveille... L'endométriose m'a fait beaucoup de mal, mais elle m'a également rendue plus forte. J'ai changé de métier pour conserver une activité professionnelle. Je me suis battue contre certains médecins, j'ai appris à leur dire non (pour moi ou pour mes enfants), je me suis battue contre la CPAM, j'ai passé plusieurs mois à constituer un dossier de demande d'indemnisation auprès de l'assurance de mon prêt immobilier pendant mon ALD (affection de longue durée). Passer devant les experts pour justifier ma demande a été une épreuve. « L'endométriose ? C'est quoi, cette maladie ? » J'ai appris à supporter les traitements, les manipulations diverses et variées, les soins douloureux, les remarques désobligeantes, et j'ai perdu ma pudeur... Je me suis retrouvée nue dans des positions inconfortables devant des médecins, des internes, des infirmières, des élèves-infirmières, des sages-femmes, des élèves sages-femmes...

J'ai 45 ans et je soigne mon corps depuis trente ans. Il n'est pas parfait, mais je n'en ai pas d'autre... Alors, je m'autorise à prendre des décisions concernant ma santé. Le moral n'est pas toujours là, mais aujourd'hui, je me sens bien entourée par mes enfants, ma famille, mes collègues, mon médecin généraliste, mon chirurgien gynécologue et ma petite troupe d'endogirls...

Le prix de la chirurgie

Mme Pauline C., 28 ans, a présenté une endométriose extrêmement agressive avec plusieurs localisations profondes (rectum, vessie), ce qui a rendu la chirurgie particulièrement difficile. Elle aussi insiste sur le retard au diagnostic, les douleurs de l'endométriose mal connues du corps médical, et son désir de grossesse plus fort que tout.

Durant son parcours chirurgical qui, comme elle l'explique très bien, a été long et compliqué, elle a fait preuve d'une force et d'une confiance tout à fait exemplaires. Elle vient de débuter une grossesse suite à une fécondation in vitro…

Témoignage de la patiente

Des douleurs incomprises

Avoir un enfant? La question se pose à un moment donné de notre vie. Pour la plupart des femmes, c'est assez facile, on arrête la contraception et on s'y met, alors que, pour d'autres, l'arrêt de la contraception prend un goût amer quand on vous annonce qu'une maladie envahit votre utérus et votre ventre, et vous empêche d'être enceinte.

Les douleurs provoquées par l'endométriose sont tellement mal connues que certains médecins ne vous croient pas. Il m'est pourtant arrivé de ne pas pouvoir me lever pendant des jours à cause d'elles, de ne pas pouvoir aller au lycée, puis plus tard, au travail…

Au début, les douleurs survenaient au moment de mes règles, mais au fur et à mesure, elles sont devenues plus fréquentes et, au bout de quelques mois, elles étaient présentes tout le temps.

J'ai mis plus de trois ans à trouver un spécialiste qui connaissait ce type de douleurs et comprenait mon mal-être.

Des opérations à répétition

Avant de me décider à me faire opérer, j'ai été sous analogues (un traitement induisant une ménopause artificielle) durant neuf mois. Même si les douleurs étaient importantes, une opération ne se fait pas sur un coup de tête.

Lorsque j'ai arrêté ce traitement, les douleurs sont revenues de manière encore plus intense, à tel point que je ne pouvais plus marcher quand j'étais en crise. À ce moment-là, je ne voulais qu'une chose : être opérée. Je ne voulais plus souffrir, ma vie se résumait à avoir mal et à pleurer. Je n'en pouvais plus.

L'endométriose est le nom de cette maladie qui m'a tant fait souffrir et qui continue d'être présente dans ma vie, malgré les multiples opérations que j'ai subies. Celles-ci se sont en effet succédé, car les complications n'arrivent pas qu'aux autres. J'ai eu une iléostomie, je devais garder la poche avec l'anus artificiel trois ou quatre mois, et finalement, elle a fait partie de ma vie pendant quatorze mois. Mais même ça, on s'y fait...

Le plus dur reste ce désir d'enfant que je n'arrive pas à combler. Maintenant, pour notre couple, une question se pose : « Comment avoir un enfant ? » Tout cela reste compliqué, alors nous allons entamer un parcours de procréation médicalement assistée pour essayer d'avoir cet enfant que nous désirons depuis bientôt cinq ans...

Comme cette maladie est peu connue, la plupart des médecins ne s'attardent pas sur la douleur. Pourtant, ils devraient. Je me suis plainte pendant des années avant d'avoir le bon diagnostic et de trouver le bon chirurgien en qui j'ai entièrement confiance. Je voudrais que les générations à venir soient prises en charge plus tôt, pour qu'elles ne vivent pas ce que j'ai dû endurer.

Enfin, et c'est peut-être le plus important, il faut trouver LE chirurgien gynécologue avec qui l'on se sentira en sécurité et en confiance, et qui fera de son mieux pour vous sortir de là...

Chapitre 10

L'incroyable RÉVOLUTION de la GYNÉCOLOGIE-OBSTÉTRIQUE

Il n'est pas question de récrire l'« histoire » de la gynécologie-obstétrique, mais plutôt de mettre en exergue certaines évolutions majeures ayant transformé cette spécialité en moins d'un demi-siècle. En effet, peu de spécialités médicales ont connu des évolutions aussi importantes que le diagnostic prénatal, la chirurgie mini-invasive ou l'assistance médicale à la reproduction.

Les femmes accouchent-elles toujours de la même façon ?

S'il existe un moment totalement magique, c'est bien celui de l'accouchement. La naissance d'un enfant qui « vient au monde », que ce soit par voie naturelle ou par césarienne, est toujours un moment riche en émotions.

La féminisation de l'assistance à l'accouchement

Sans détailler l'historique de l'accouchement (pour les lecteurs passionnés, je ne peux que recommander les excellents livres de Jacques Gellis qui font autorité en la matière [11]), il faut rappeler qu'au fil des siècles, les femmes ont initialement été assistées par les « matrones » (appelées également « ventrières »), puis par les barbiers chirurgiens (des hommes) et enfin par les sages-femmes en collaboration avec les obstétriciens qui étaient en grande majorité des hommes.

Après des siècles de domination de la médecine (et donc de l'obstétrique) par les hommes, on assiste depuis quelques années à une féminisation de cette profession puisque 60 à 80 % des étudiants en médecine sont des femmes dans les pays industrialisés. L'accouchement redevient en quelque sorte une « affaire de femmes » (sages-femmes plus obstétriciens femmes), même s'il y a aujourd'hui des sages-femmes hommes, les maïeuticiens.

La médicalisation de l'accouchement

Jusqu'à la fin du XIXe siècle, l'accouchement représentait un risque vital majeur pour les femmes, puisqu'une sur 10 mourait en donnant la vie. Aujourd'hui, 300 000 femmes décèdent encore chaque année dans le monde en raison de complications liées à la grossesse ou à l'accouchement. La médicalisation de la surveillance de la grossesse et de l'accouchement, l'hygiène et l'antibiothérapie ont permis de diminuer de façon spectaculaire les taux de mortalité materno-infantile dans les pays industrialisés.

D'autres évolutions ont été très importantes :

- **l'analgésie péridurale,** qui a libéré les femmes de cette douleur qui planait comme une menace au-dessus de leur tête de génération en génération. Pouvoir en bénéficier a profondément modifié la philosophie de l'accouchement. Elle peut être réalisée en tout début de travail ou plus tard et, contrairement à certaines idées reçues, l'analgésie péridurale n'entraîne pas une « dépossession du travail » pour la patiente, mais bien une libération, à condition qu'elle ait la liberté d'en faire la demande dès lors qu'elle le juge nécessaire,
- **l'évolution des soins néonataux** et la prise en compte de la douleur et du statut du nouveau-né qui est devenu une personne à part entière,
- enfin, **la présence des pères,** de plus en plus fréquente, a changé la culture de l'accouchement. Cet espace réservé aux femmes s'est enfin ouvert aux hommes, qu'ils le souhaitent ou non... Ce nouveau privilège n'est pas toujours bien vécu, certains hommes étant très mal à l'aise malgré leur souhait de soutenir leurs femmes dans ce moment particulier de la vie d'un couple. J'en ai connu plusieurs qui ont mis très longtemps à s'en remettre (le stress du monitoring, l'épisiotomie, l'hémorragie, l'expulsion du placenta).

Définition des espaces physiologiques et des maisons de naissance

Afin d'améliorer la prise en charge des patientes n'ayant pas de pathologie liée à la grossesse, les concepts de « maisons de naissance » et d'« espaces physiologiques » se sont développés.

Le principe de **la maison de naissance** est d'assurer un suivi global et personnalisé de la grossesse et de l'accouchement : consultation prénatale, préparation à l'accouchement, surveillance du travail... La prise en charge des femmes se fait par des sages-femmes, dans un lieu spécifique, séparé du plateau technique. En cas de problème médical (hémorragie, ralentissement du cœur du bébé...), la patiente est transférée dans une unité médicalisée. Une expérimentation a été demandée en France, à la condition que ces maisons de naissance jouxtent les maternités, mais elle tarde à se mettre en place.

L'espace physiologique consiste à installer des salles d'accouchement dites « naturelles », au sein même des salles d'accouchement, de façon à pouvoir garantir une intervention médicale immédiate en urgence.

Il faut toutefois rappeler que l'on ne peut garantir à 100 % qu'un accouchement se passera de façon physiologique, même lorsque tous les indicateurs sont au vert (bassin sans anomalie, bébé de poids normal, non prématuré, en présentation céphalique). De ce fait, je ne suis personnellement pas favorable aux maisons de naissance qui nécessitent le transfert des patientes, fût-ce dans un établissement contigu, dès lors qu'il y a un problème sérieux. Il me semble que cela constitue, dans des situations non exceptionnelles, un risque pour la maman et son bébé, même si un rapport récent de la Cour des comptes a souligné l'intérêt, sur le plan financier, de développer ces maisons de naissance (évidemment bien moins onéreuses que les maternités de niveau III !).

En revanche, l'espace physiologique semble plus adapté à la demande des patientes, à l'évolution sociétale et aux exigences sécuritaires. Une des critiques formulées à leur encontre consiste à avancer que le personnel accompagnant la naissance dans ces structures ne pourra pas être dédié à cette activité dans les grosses maternités. Nous avons mis en place ce système au CHU d'Angers, dans une maternité de niveau III qui assure plus de 4 000 accouchements par an, et à condition de bien s'organiser, la prise en charge est tout à fait possible par des sages-femmes dédiées sans qu'elles ne soient affectées de façon exclusive à ce secteur. Cela leur permet de conserver leurs compétences techniques pour gérer la pathologie, ce qui ne serait plus le cas si elles ne s'occupaient que des accouchements normaux pendant plusieurs années.

AVIS D'EXPERT, Mme MARTINE BOUREL-HÉRAULT

Depuis trente ans, les politiques périnatales successives ont eu comme objectif d'améliorer la sécurité de la naissance, les chiffres français de mortalité maternelle et néonatale étant parmi les plus mauvais d'Europe.

Les différentes réformes ont conduit à des regroupements d'établissements, ce qui a supposé la fermeture de petites maternités, associés à des règles de fonctionnement fixant des quotas drastiques en personnel et en équipement. Le nombre d'établissements de santé réalisant des accouchements a donc considérablement diminué et l'activité s'est concentrée dans les maternités de niveaux II et III.

Les progrès médicaux et techniques, et les bons résultats en termes de morbidité et de mortalité maternelle et néonatale ont convaincu la population générale que la sécurité de la naissance passait par une hyper-médicalisation de celle-ci.

Hautement technicisées, les maternités de niveau III ont pour vocation de prendre en charge les suivis de grossesse et les accouchements à risque. Du fait de leur haut niveau d'équipement et de la présence d'équipes entraînées à gérer toutes les pathologies, les établissements de niveau III donnent le sentiment d'être les plus sécuritaires. Pour cette raison, ils sont devenus attractifs. Aujourd'hui, ce sont les maternités de niveau III qui ont le plus gros volume d'activité (2 600 naissances par an en moyenne).

Longtemps la population générale s'est satisfaite de ce message sécuritaire et encore aujourd'hui, dans l'inconscient collectif, l'accouchement est un acte médical à risque qu'il faut encadrer d'un maximum de sécurité.

Les professionnels de santé de ma génération ont été élevés dans l'idée que tout accouchement est potentiellement à risque et que la sécurité est liée au niveau d'équipement des maternités et à la qualité de la formation des professionnels. Il faut néanmoins reconnaître que les évolutions technologiques, la généralisation de la péridurale, la surveillance à distance par l'intermédiaire de machines de plus en plus sophistiquées ont amélioré les conditions d'accouchement et leur sécurité, mais ont aussi créé de la distance entre la patiente et le soignant.

Nos prises en charge se sont donc uniformisées, standardisées, pour répondre aux recommandations de bonnes pratiques et à l'augmentation d'activité. Malheureusement, cette évolution s'est faite au détriment d'une écoute suffisante des femmes et des couples, et leurs demandes étant souvent mal prises en considération, certains avaient le sentiment de ne plus être entendus.

Plusieurs associations d'usagers, renforcées dans leur rôle par la loi sur la qualité du système de santé (dite « loi Kouchner »), ont commencé à parler de « déshumanisation des soins, de pathologies induites par une médicalisation abusive, d'usines à bébé ». Ces critiques ont été mal vécues par celles-ci des plus grosses maternités, alors que les équipes soignantes pensaient donner le maximum pour garantir la naissance d'un enfant en parfaite santé.

C'est à cette époque que sont apparus les tout premiers « projets de naissance » dont l'objectif était, pour les usagers, de garantir une personnalisation des soins.

En parallèle, les professionnels ont fait le constat qu'il était souhaitable d'adapter les prises en charge au niveau de risque des grossesses. Ils ont en cela rejoint les préoccupations des usagers qui souhaitaient moins de médicalisation pour les grossesses et les accouchements normaux, considérant que l'accouchement est *a priori* un processus physiologique ne nécessitant pas forcément d'intervention médicale.

C'est dans ce contexte que des initiatives ont vu le jour dans plusieurs maternités de France pour offrir des alternatives de prise en charge aux patientes présentant une grossesse normale.

Le service dans lequel je travaille a bénéficié d'une remise aux normes de son secteur de naissance en 2011. Ce projet architectural a été l'occasion d'une réflexion au sein de l'équipe sur la manière d'adapter les pratiques au niveau de risque de la grossesse, mais aussi aux souhaits exprimés par certains couples sous forme de projet de naissance.

Comme nous l'avons déjà évoqué, le projet de naissance est un document écrit dans lequel les parents consignent leurs souhaits. En prévision de l'accouchement, le couple inscrit les gestes médicaux qu'il désire éviter (péridurale, monitoring en continu, perfusion d'ocytocine), les positions durant l'accouchement, la possibilité d'écouter sa musique personnelle, les modalités d'accueil du nouveau-né...

Tous les projets de naissance véhiculent les mêmes grands thèmes :

- le respect de l'intimité,
- la volonté d'un environnement calme, serein, chaleureux,
- le souhait de pouvoir se mobiliser pendant tout le travail,
- la volonté d'avoir recours le moins possible à des gestes médicaux ou à des médicaments, ou en tout cas après que d'autres solutions ont été essayées,
- le besoin d'explications claires et de recherche de consentement pour tout acte de soins,
- la participation du père.

L'initiative du projet de naissance peut venir du couple, mais aussi de l'équipe médicale. Le couple peut le rédiger seul, mais il est essentiel d'étudier point par point le projet avec la sage-femme ou le gynécologue-obstétricien, qui pourront apporter certaines objections, précisions ou explications médicales. L'objectif est de faire correspondre au mieux les attentes du couple avec les possibilités du corps médical.

Cette étape d'échange est aussi importante que la rédaction même du projet. Il faut noter que les couples qui formulent un projet de naissance sont plutôt issus d'un milieu socioculturel élevé. Ils sont rassurés par les « performances » médicales en périnatalité et recherchent une autre forme de sécurité, la sécurité affective ou émotionnelle. Ils ont aussi une volonté affichée de ne pas subir les événements et d'être maîtres des décisions qui les concernent.

Pour notre équipe, la création d'un espace physiologique au sein du nouveau secteur de naissance est apparue comme la meilleure solution pour mettre en adéquation les demandes des couples et la sécurité de la naissance.

L'espace physiologique est constitué de deux salles d'accouchement attenantes à deux salles de bains équipées d'une très grande baignoire de dilatation, ouvertes sur un patio extérieur apportant de la lumière naturelle et agrémenté de palmiers, et équipées d'une lumière modulable en intensité. Elles possèdent des sièges confortables pour l'accompagnant, un système hi-fi, un vestiaire...

La mobilisation est possible tout au long du travail et favorisée par la présence de crochets de suspension permettant l'utilisation de lianes et de ballons, mais aussi par le matériel de surveillance du rythme cardiaque du bébé qui est sans fil et immergeable.

La table d'accouchement autorise une multitude de positions pendant le travail et l'accouchement pour la femme et son conjoint. Elle est suffisamment large pour permettre aux deux parents de s'allonger près de l'enfant juste après la naissance. La présence de matériel médical est discrète, car cachée dans des placards.

Une charte de fonctionnement a été rédigée. Elle précise les modalités d'admission dans ce secteur de naissance et présente l'accompagnement proposé.

Tout au long de la grossesse, le projet de naissance est discuté. Il est par nature évolutif puisqu'il tient compte du suivi de la grossesse et des souhaits formulés par les parents.

Un des principaux critères pour accéder à cet espace de naissance est le souhait d'un accouchement sans péridurale. Inévitablement, cela limite le nombre de candidates.

Dans notre service, seulement une centaine de patientes demandent à accoucher dans l'espace physiologique chaque année alors que nous assurons plus de 4000 accouchements. Parmi ces 100 patientes :

- un tiers ne peut d'emblée pas bénéficier d'une prise en charge dans cet espace de naissance pour des raisons médicales, le plus souvent des pathologies survenues au cours de la grossesse ou découvertes en début de travail (hypertension, fièvre...),
- un deuxième tiers est exclu en cours de travail. C'est le plus souvent le souhait de bénéficier d'une analgésie péridurale qui oriente les patientes vers une prise en charge plus classique. La gestion de la douleur est un problème très individuel. Fidèles aux préceptes judéo-chrétiens, certaines femmes la pensent indispensable et même nécessaire à la naissance. Elles considèrent cela comme un « rite initiatique ». D'autres

pensent être en mesure d'y faire face et voient cela comme la maîtrise de l'esprit sur le corps… Beaucoup pensent que l'équipe médicale saura les accompagner de telle sorte que la douleur restera gérable. Mais, malgré la formation des sages-femmes à des méthodes alternatives de prise en charge (acupuncture, yoga, homéopathie…), la péridurale reste souvent la seule solution face à une douleur qui submerge et fait perdre le contrôle,

- le dernier tiers des patientes va jusqu'au bout du projet d'un accouchement le plus naturel possible.

Interrogées sur leur satisfaction, 98 % des 100 patientes se disent satisfaites ou très satisfaites de l'accompagnement proposé, ce qui démontre bien que l'issue de l'accouchement n'est pas le critère primordial pour les couples, mais plutôt l'écoute et la capacité de l'équipe médicale à prendre en compte leurs souhaits.

L'augmentation du nombre de césariennes

Le taux de césariennes a notablement augmenté au cours des vingt dernières années, atteignant une moyenne d'environ 20 %, tous établissements confondus. Cela peut s'expliquer par l'évolution des pratiques obstétricales (plus de césariennes en cas de présentations du siège ou de grossesses gémellaires), ainsi que par la pression médico-légale. L'obstétrique est en effet, avec la chirurgie plastique, la spécialité la plus exposée aux plaintes de par les situations à haut risque rencontrées et les enjeux sociétaux qui en résultent.

Si l'on prend l'exemple de la naissance d'un enfant handicapé suite une césarienne réalisée trop tard, il n'est pas rare que les parents portent plainte pour obtenir une indemnisation qui leur permettra d'élever leur enfant.

En théorie, il devrait y avoir plus de césariennes dans les maternités de niveau III, qui gèrent la pathologie, que dans celles de niveau I, mais ce n'est pas toujours le cas.

Il existe également une recrudescence des césariennes dites « de convenance », demandées par les femmes qui ne souhaitent pas accoucher par voie basse. Leur raisonnement est simple : « J'aurai peu d'enfants, je veux protéger mon périnée, je ne veux pas compromettre ma sexualité ultérieure et m'exposer au risque de prolapsus ou d'incontinence urinaire. »

D'autres patientes, traumatisées par un premier accouchement, ne conçoivent une nouvelle grossesse que si elles accouchent par césarienne. Le témoignage suivant est explicite.

Témoignage d'une patiente

J'ai cru mourir... La naissance de mon premier enfant a été, sur le plan physique, extrêmement violente et douloureuse. Comblée par sa présence, je suis néanmoins restée traumatisée par mon accouchement pendant plus de trois ans.

Par la suite, dès que j'envisageais d'avoir un autre enfant, j'étais aussitôt terrorisée à l'idée de revivre un tel cauchemar. Je reportais sans arrêt ce projet, abîmée physiquement et psychologiquement par cette mauvaise expérience. Jusqu'à ce que le décès d'un proche me fasse regretter d'avoir tant attendu.

Enceinte de mon second enfant, j'ai été très angoissée durant les premiers mois : devoir « sortir ce bébé » me terrifiait. Mais j'ai eu la chance d'être prise en charge par des professionnels de grande qualité. J'ai osé confier mes angoisses à ma sage-femme, qui m'a mise en relation avec le Pr D. Il m'a écoutée, puis a proposé une solution qui a mis fin à mes angoisses : la césarienne « de convenance », également appelée « de confort ».

Avec le recul, le fait d'y avoir eu recours m'a permis à la fois de profiter de la suite de ma grossesse, de vivre un bel accouchement et... de réparer le premier !

Les sorties précoces de maternité

La sortie précoce de la maternité constitue une autre évolution importante. La durée moyenne du séjour après un accouchement est ainsi passée de dix à trois jours en quelques années. Mais, dans le même temps, l'évolution sociétale pénalise les jeunes mamans. Les familles étant de plus en plus éclatées géographiquement, les grands-parents ne sont plus à même de les accompagner lorsqu'elles rentrent de la maternité. Cette politique donne satisfaction aux couples qui le souhaitent, et les ré-hospitalisations sont très peu nombreuses.

AVIS D'EXPERTS, Dr MARIE MERCIER ET Dr CHRISTOPHE SAVAGNER

Pour les femmes qui le souhaitent, on propose depuis quelques années, dans les maternités françaises, un retour à domicile 48 ou 72 heures après l'accouchement, sous réserve d'un accompagnement à domicile par une sage-femme travaillant avec le service concerné. Cette sortie précoce (SP) est une alternative aux suites de couches classiques, face à une demande croissante des couples d'une moindre médicalisation de la prise en charge.

Elle s'inscrit dans la continuité de la préparation à la naissance et de l'espace physiologique, et permet au soignant d'offrir un temps privilégié à la mère et à son nouveau-né dans leur milieu de vie, afin d'optimiser le rapprochement mère-enfant dans la cellule familiale. Le père pourra également trouver sa place plus rapidement et s'investir dans les soins portés à son bébé. Ce retour précoce limitera l'absence de la maman auprès des autres enfants de la fratrie, cette séparation étant souvent douloureuse.

Cela génère un apaisement, une sérénité, une réassurance et un équilibre au sein du cocon familial, la patiente étant accompagnée par une professionnelle de qualité, disponible et joignable, qui va assurer les soins tout en maintenant un lien avec l'équipe hospitalière.

Le retour à domicile précoce et accompagné doit s'intégrer dans une démarche réfléchie, anticipée par la patiente ou le couple avant la naissance de l'enfant.

Quelles sont les conditions requises pour bénéficier de ce suivi à domicile après la naissance ?

Il faut résider dans un rayon proche de la maternité (en général 10 km).

Selon les recommandations de la Haute Autorité de santé (HAS) publiées en mars 2014, les mamans éligibles doivent être à bas risque social, psychologique et médical, ce qui signifie que la grossesse doit être de déroulement normal, l'accouchement physiologique (une césarienne programmée avec des suites opératoires simples entre dans ces critères) et les suites de la naissance physiologiques avec une maman et un nouveau-né en bonne santé.

Le nouveau-né doit être né à terme (au-delà de 38 semaines d'aménorrhée), de poids supérieur ou égal à 2,5 kg et ne pas avoir de problème de santé particulier. L'examen clinique effectué par le pédiatre avant la sortie doit être normal.

Comment préparer ce retour à domicile ?

Il s'agit d'une démarche volontaire, sachant que la jeune mère peut changer d'avis à tout moment et renoncer à cette sortie précoce si elle souhaite rester plus longtemps à la maternité. Le plus souvent, elle en est informée lors des consultations de suivi de grossesse ou des cours de préparation à la naissance. Il est également possible de consulter le site Internet de la maternité.

Une réunion d'information sur le déroulement de ce suivi à domicile après la naissance est animée par une sage-femme de terrain. Cette réunion est obligatoire et permet de recueillir toutes les informations relatives à cette sortie précoce. Un « pré-consentement » est remis à signer en anténatal. Ce document devra être rapporté à la maternité au moment de l'accouchement.

Les différentes SP proposées

Dans le cas d'un accouchement par voie basse, la sortie peut se faire 48 ou 72 heures après l'accouchement. Dans le cas d'une sortie à 48 heures, la sage-femme hospitalière passera au domicile le lendemain et le surlendemain de la sortie afin d'assurer le suivi de la mère et de l'enfant. L'examen pédiatrique de l'enfant sera réalisé à la maternité avant 60 heures de vie, mais ne sera pas considéré comme validant. Il faudra prendre contact en anténatal avec le médecin généraliste ou le pédiatre pour s'assurer qu'il accepte de pratiquer l'examen du nouveau-né dès les 8 premiers jours de vie, celui-ci étant recommandé par la Haute Autorité de santé (HAS) entre le 6e et le 10e jour après la naissance.

Dans le cas d'une sortie à 72 heures, l'examen pédiatrique de l'enfant réalisé à la maternité avant la sortie sera validant. La sage-femme se rendra au domicile le lendemain de la sortie pour le suivi de la mère et de l'enfant. Un examen par le médecin traitant ou le pédiatre a récemment été recommandé entre le 6e et le 10e jour.

Dans le cas d'une césarienne programmée, une sortie peut s'organiser à 96 heures. Il faudra que la césarienne n'ait pas été compliquée et que les suites opératoires soient simples.

Organisation de la SP après l'accouchement

Lorsque la patiente vient accoucher, elle rapporte le pré-consentement signé en anténatal et doit renouveler son souhait de sortie précoce.

La sage-femme hospitalière assurant le suivi à domicile après la naissance passe en suites de couches pour confirmer le choix, vérifier que les conditions médicales sont remplies et fait signer un « consentement définitif ». Après avoir recueilli l'accord du pédiatre et de la sage-femme ou du médecin de l'unité de suites de couches pour une sortie à 48 ou 72 heures, elle organise son passage à domicile les jours suivant la sortie.

✓ **Cet accompagnement à domicile est effectif 7 jours sur 7 et 365 jours par an.**

Déroulement d'une visite à domicile

Les visites à domicile ont lieu l'après-midi entre 13 h et 18 h. Elles durent environ 1 heure.

La sage-femme aidera à résoudre les problèmes rencontrés après le retour à la maison. Elle effectue un examen clinique de la maman pour s'assurer de la bonne évolution du périnée, de la gestion de la montée lactée, elle aborde la question de la contraception, de la rééducation périnéale, délivre des conseils concernant la reprise des activités sportives et vérifie le statut vaccinal des parents. Elle donne des conseils pour l'alimentation du nouveau-né et examine l'enfant afin de surveiller son poids et éventuellement l'importance de son ictère (jaunisse). Elle répond à toutes les questions d'ordre pratique que peut se poser un jeune couple dans son milieu de vie.

À tout moment, si l'état clinique de l'enfant ou de la maman le nécessite, la sage-femme appelle le pédiatre ou le médecin de la maternité qui pourra décider d'une consultation ou d'une ré-hospitalisation.

Si l'accompagnement doit être prolongé au-delà des quelques jours qui suivent la sortie de la maternité, la sage-femme prend contact avec un soignant extra-hospitalier qui peut être soit une sage-femme libérale, soit le médecin traitant ou le service de Protection maternelle et infantile (PMI), afin d'assurer le relais. Dans tous les cas, un document de synthèse sur la prise en charge de la mère et de l'enfant est remis par la sage-femme lors de sa dernière visite à domicile. Ce document appelé « fiche de liaison » permet de faire le lien avec les intervenants futurs qui seront amenés prendre le relai.

Enfin, lorsque le suivi de grossesse a été assuré par une sage-femme libérale, une sortie peut être envisagée avec cette même sage-femme pour le suivi à domicile et avec le médecin traitant pour l'examen de l'enfant.

Qu'y a-t-il de nouveau en diagnostic prénatal ?

L'organisation des centres pluridisciplinaires de diagnostic prénatal et l'évolution de l'échographie ont été traitées dans les chapitres 1 et 3 (voir p. 29 et 71).

AVIS D'EXPERT, Pr DOMINIQUE BONNEAU

Le diagnostic prénatal (DPN) représente l'ensemble des moyens mis en œuvre pour détecter au cours de la grossesse une affection de l'embryon ou du fœtus (maladie génétique ou malformation). Son but est d'améliorer la prise en charge médicale du fœtus ou éventuellement de proposer une interruption médicale de grossesse si l'affection est considérée, selon la loi de bioéthique, comme « incurable au moment du diagnostic ».

Le dépistage de la trisomie 21

Nous avons vécu, au cours des dernières années, une évolution très importante concernant le dépistage de la trisomie 21. En effet, bien qu'il soit certain que le risque augmente avec l'âge maternel, on a remis en question le fait de proposer une amniocentèse à toutes les femmes enceintes de plus de 38 ans, compte tenu du nombre important de fausses couches que cela induisait. Rappelons que l'amniocentèse consiste à insérer une aiguille dans la poche des eaux, par voie transabdominale, pour prélever du liquide amniotique, ce geste étant réalisé sous contrôle échographique permanent.

Même entre les mains les plus entraînées, il existe un risque d'environ 1 % de fausses couches liées à ce geste, et il a malheureusement été démontré que le nombre de grossesses normales interrompues était le double de celui des fœtus trisomiques dépistés.

Aussi, en 2007, la Haute Autorité de santé (HAS) a-t-elle recommandé de ne plus faire d'amniocentèse de façon systématique à partir de 38 ans.

Heureusement, l'évolution de la science permet désormais un meilleur dépistage de la trisomie 21 basé sur l'étude de facteurs échographiques et biologiques, proposé à toutes les femmes enceintes quel que soit leur âge. C'est ce que l'on appelle l'« évaluation du risque combiné ».

Sont pris en compte l'âge de la femme, ses antécédents, la datation échographique de la grossesse, la mesure échographique de la clarté nucale (c'est-à-dire l'épaisseur de la nuque du fœtus) et le dosage dans le sang maternel de deux marqueurs (la β-HCG libre et la PAPP-A).

Cette évaluation est réalisée entre 11 et 13 semaines et 6 jours d'aménorrhée. Pour être habilités à mesurer l'épaisseur de la nuque du fœtus, les échographistes doivent avoir suivi une formation spécifique et réalisé une évaluation auprès d'un organisme agréé. En général, l'examen échographique précède le prélèvement sanguin, et c'est un laboratoire agréé qui réalise le calcul de risque.

Lorsque le risque de trisomie 21 dépasse un certain seuil, une amniocentèse est proposée, celle-ci étant alors remboursée par la Sécurité sociale.

Grâce à cette politique, le nombre d'amniocentèses a chuté de 50 %, évitant ainsi la perte de 450 grossesses par an suite à des fausses couches liées à ce geste, ce qui représente bien sûr un réel progrès. On estime qu'il y a en France 400 naissances d'enfants trisomiques 21 par an (une pour 2 000 naissances vivantes), sans que l'on ne puisse préciser s'il s'agit de diagnostics non faits en anténatal ou de patientes informées du diagnostic qui n'ont pas souhaité interrompre la grossesse. Ce dépistage combiné au premier trimestre est très bien accepté par les femmes enceintes et les équipes médicales.

Le diagnostic prénatal non invasif

Le diagnostic prénatal non invasif (DPNI) de la trisomie 21 repose sur l'analyse spécifique de séquences du chromosome 21 que l'on compare à des chromosomes témoins. Cette analyse est effectuée directement sur l'ADN du fœtus qui est présent dans le sang de la mère. Ainsi, une simple prise de sang effectuée chez la femme enceinte suffit à réaliser cet examen.

Le DPNI a reçu le 25 avril 2013 un avis favorable du Comité consultatif national d'éthique, qui « encourage le recours raisonné et évalué » à ce test dans le cadre du dépistage prénatal.

Actuellement, 0,5 à 1 % des amniocentèses et des biopsies de trophoblaste (geste qui consiste à prélever un petit fragment du placenta pour obtenir un caryotype) entraînent une fausse couche. Le DPNI permet de se passer de ces méthodes invasives en réalisant une simple prise de sang chez la mère.

Cet ADN provient des cellules placentaires (ou trophoblastiques) et représente 5 à 10 % de l'ADN total circulant dans le sang maternel. Il disparaît totalement après l'accouchement.

Ce test ne se substitue pas au dépistage par les marqueurs sériques (prise de sang réalisée au premier trimestre), ni à l'échographie fœtale, et il n'est pas indiqué pour les populations à bas risque. Il n'est donc pas question de le proposer à toutes les patientes, mais seulement aux femmes ayant un risque accru de trisomie 21 :

- lorsque le dosage des marqueurs sériques trouve un risque supérieur à 1 pour 250,
- s'il y a un antécédent de grossesse avec anomalie chromosomique,
- s'il existe chez l'un des parents une translocation équilibrée (anomalie chromosomique sans conséquence clinique) impliquant les chromosomes 13 ou 21,
- enfin, il peut s'agir de femmes de plus de 38 ans qui n'ont pas eu de dépistage par les marqueurs sériques par oubli, mauvaise surveillance, bas niveau socioéconomique...

Le test peut également se discuter chez les femmes à bas risque, sans signe d'appel échographique, mais qui attendent des jumeaux (car, dans ce cas précis, le dosage des marqueurs sériques n'est pas utilisable) ou lorsqu'il y a eu un « vanishing twin » (c'est-à-dire une grossesse gémellaire ayant évolué vers la mort d'un des deux jumeaux).

En pratique, ce test est réalisé sur prescription médicale, dans le cadre d'une consultation spécialisée, à partir de 10 SA. Un résultat positif pour les trisomies 13, 18 ou 21 nécessite une confirmation par un test invasif (biopsie de trophoblaste ou amniocentèse).

Il ne s'agit donc pas d'un caryotype classique (qui analyse les chromosomes), et de nombreuses anomalies chromosomiques ne sont pas diagnostiquées par cette méthode.

Si les indications sont bien posées, le DPNI permettant d'éviter un certain nombre de gestes invasifs, on estime que l'on pourra éviter 300 à 400 fausses couches par an. Nous sommes à l'évidence dans une période transitionnelle pour la réalisation de ce test.

Le diagnostic préimplantatoire

Le diagnostic préimplantatoire (DPI) consiste à rechercher sur des embryons conçus in vitro une maladie génétique ou une anomalie chromosomique, avant qu'ils ne soient implantés dans l'utérus maternel. Le but est de replacer dans l'utérus de la mère un embryon indemne de la maladie recherchée.

Cette pratique est très encadrée par la loi de bioéthique. Le texte de loi stipule que le DPI est réservé « aux couples ayant une forte probabilité de donner naissance à un enfant atteint d'une maladie génétique, d'une particulière gravité identifiée, reconnue comme ne pouvant pas être guérie au moment du diagnostic ». À ce jour, seuls quatre centres sont agréés dans notre pays. Les premiers diagnostics préimplantatoires ont été réalisés en France en 1999, et la naissance du premier enfant conçu grâce au DPI est survenue en 2000.

La première indication du DPI est donc d'éviter à des couples de transmettre à leur enfant une maladie génétique grave dont ils sont atteints ou porteurs, comme la myopathie de Duchenne, la mucoviscidose, l'hémophilie ou la maladie de Huntington.

La deuxième indication concerne des couples dont l'un des membres est porteur d'une anomalie chromosomique équilibrée, mais qui est susceptible d'entraîner un déséquilibre chromosomique délétère chez le fœtus. L'anomalie chromosomique est en général découverte lors d'un bilan de fausses couches à répétition.

EN CONCLUSION : On mesure bien les formidables progrès de la médecine dans le domaine du diagnostic prénatal puisque marqueurs sériques, DPNI et DPI étaient de la science-fiction il y a de cela vingt ans.

Quelle évolution pour la chirurgie gynécologique ?

La révolution de la cœlioscopie

« Grande cicatrice, grand chirurgien ! »...

Certains patients ont tendance à considérer que le nombre de points de suture ou la taille d'une cicatrice reflète l'importance du geste chirurgical et la gravité de la pathologie traitée. Cette idée reçue, ancrée pendant très longtemps dans la conscience populaire, est totalement dépassée puisque le développement des techniques endoscopiques permet désormais de réaliser le même type d'intervention sans ouvrir le ventre, avec la même précision et la même efficacité.

La cœlioscopie consiste à faire une incision de 1 cm dans l'ombilic afin d'y glisser une caméra, puis des petites incisions de 5 mm sur la peau du ventre pour placer des trocarts (petits tubes métalliques traversant la peau) dans lesquels on introduit des instruments chirurgicaux. Cette technique a vu le jour en France dans les années 1940 grâce à Raoul Palmer. Puis, en 1973, l'école clermontoise, sous l'impulsion du Pr Maurice-Antoine Bruhat et du Dr Hubert Manhès, a réalisé le premier traitement de grossesse extra-utérine par voie cœlioscopique, et donc sans ouverture du ventre.

Que de chemin parcouru en quarante ans ! La cœlioscopie a connu un essor extraordinaire en chirurgie gynécologique, puisque pratiquement toutes les interventions, y compris en chirurgie cancérologique, peuvent désormais être réalisées par cette technique.

Elle a ensuite été développée dans de nombreuses spécialités : urologie, chirurgie viscérale, chirurgie vasculaire, chirurgie pédiatrique et thoracique.

✓ **La cœlioscopie ne présente pas que des avantages esthétiques. Outre une excellente visualisation grâce à l'évolution technologique des caméras, le plus souvent bien meilleure que lorsque le ventre est ouvert, elle permet de réduire le taux de complications opératoires (éventrations, abcès de paroi, occlusions) et autorise une sortie plus précoce. Il s'agit d'une véritable révolution chirurgicale.**

Techniques alternatives à la chirurgie conventionnelle

Traitement de la grossesse extra-utérine

La grossesse extra-utérine représente environ 2 % des grossesses, et 16 000 femmes sont concernées tous les ans en France. Elle correspond au développement de l'œuf dans la trompe. Normalement, l'ovocyte et le spermatozoïde se rencontrent au niveau du tiers externe de la trompe, puis grâce à de petits cils, l'œuf est repoussé six jours après la fécondation jusque dans la cavité utérine. Là s'effectue la nidation, qui correspond à son implantation dans l'utérus.

Si la trompe est abîmée (les deux principaux facteurs étant les infections et le tabac), la progression de l'œuf est ralentie et, au 6e jour, il s'implante à l'endroit où il se trouve, à savoir dans la trompe. Celle-ci ne pouvant accueillir une grossesse et se distendre suffisamment, l'œuf en grossissant entraîne une fissuration de la trompe, puis une rupture.

✓ **Il s'agit encore de l'une des principales causes de mortalité chez les femmes enceintes dans le monde.**

Lorsque j'étais interne, il n'était pas rare de recevoir aux urgences des patientes en état de choc en raison d'une grossesse extra-utérine rompue, ce qui est aujourd'hui exceptionnel grâce aux progrès de l'échographie qui permet un diagnostic précoce.

Il y a trente ans, le traitement chirurgical de la grossesse extra-utérine consistait en une laparotomie médiane sous-ombilicale, c'est-à-dire une incision verticale allant du pubis à l'ombilic. Puis les chirurgiens ont réalisé une incision horizontale, que l'on appelle l'« incision de Pfannenstiel », réalisée 2 cm au-dessus du pubis, beaucoup plus esthétique pour les femmes opérées. Le traitement a ensuite été réalisé par cœlioscopie, ce qui présente un réel avantage pour ces femmes jeunes, puisqu'elles n'ont que de minuscules incisions sur le ventre.

L'étape suivante a été de ne plus faire de chirurgie du tout ! En effet, grâce aux travaux du Pr Hervé Fernandez (encore un Français !), on injecte par voie intramusculaire un produit cytotoxique, le Méthotrexate, qui va empêcher le développement cellulaire et entraîner un arrêt de la grossesse. Ainsi, nous n'effectuons plus aucune chirurgie dans 50 % des cas.

Cette évolution tout à fait spectaculaire et tellement salutaire pour les femmes n'a été possible que grâce aux progrès technologiques fulgurants que nous avons connus au cours des vingt dernières années (en particulier la cœlioscopie).

Un autre facteur d'évolution majeur dans la prise en charge des grossesses extra-utérines a été le diagnostic plus précoce lié à la qualité de l'échographie, mais également à l'éducation et à l'information des patientes, qui consultent désormais beaucoup plus tôt.

✓ Des facteurs à la fois sociétaux, culturels et technologiques ont permis cette évolution dans la prise en charge, permettant de ne pas faire de chirurgie dans 50 % des cas. Évolution qui interpelle quand on sait que cette pathologie tue encore beaucoup de femmes dans les pays en voie de développement.

J'aime rappeler aux internes qui disposent aujourd'hui d'un matériel très sophistiqué que, lorsque j'avais leur âge, nous avions un cœlioscope peu performant, sans caméra et avec une double optique.

Nous devions nous pencher aux côtés de l'opérateur principal pour essayer de suivre l'intervention et de comprendre ce qui se passait à l'intérieur du ventre ! Désormais, nous utilisons des caméras extrêmement performantes qui permettent une excellente visualisation sur des écrans de télévision situés dans la salle d'opération.

Traitement des fibromes

La prise en charge des fibromes a beaucoup évolué au cours des dernières années.

Comme cela a déjà été évoqué, il existe différents types de fibromes :

- **les fibromes sous-muqueux,** qui désignent les fibromes bombant à l'intérieur de la cavité utérine et qui entraînent le plus souvent des saignements. Pour les traiter, on introduit dans l'utérus, par voie vaginale et sous anesthésie, un hystéroscope, instrument de la taille d'un stylo. Il associe une caméra très performante, un système d'irrigation, un système de coagulation et une anse électrique, ce qui permet de retirer les fibromes de façon extrêmement précise, en faisant des copeaux,
- **les fibromes interstitiels,** qui sont des fibromes situés à l'intérieur de l'épaisseur du muscle utérin. La plupart ne sont pas opérés, mais quand il y a une indication opératoire, il est possible d'éviter l'hystérectomie en proposant une embolisation si la patiente n'a plus de désir de grossesse. Celle-ci est effectuée par les radiologues. Elle consiste à larguer de la « colle » à l'origine de l'artère qui nourrit le fibrome, ce qui a pour effet de le faire régresser en le nécrosant,
- **les fibromes sous-séreux,** qui se développent sur le versant externe de l'utérus, à l'intérieur de la cavité abdominale. Le plus souvent, ils sont asymptomatiques et ne nécessitent pas de traitement.

Lorsque, malgré ces traitements, l'utérus doit être retiré, l'intervention peut être réalisée par voie cœlioscopique ou par les voies naturelles (c'est l'hystérectomie vaginale), technique qui présente l'avantage de ne laisser aucune cicatrice.

Traitements des hémorragies utérines fonctionnelles

Nous avons déjà abordé la possibilité de la thermocoagulation de l'endomètre afin d'éviter l'hystérectomie (voir p. 182).

La chirurgie cancérologique

La cœlioscopie est utilisée pour la prise en charge de certains cancers du col utérin, de la plupart des cancers de l'endomètre et de certains cancers de l'ovaire débutants (ce que l'on appelle les tumeurs « border-lines »). Il y a donc une diminution importante de l'agressivité chirurgicale.

Nous avons déjà expliqué l'intérêt du ganglion sentinelle dans le cancer du sein (voir p. 103), il en est de même dans le cancer du col de l'utérus où le ganglion sentinelle peut également être utilisé, ce qui permet de réduire la morbidité opératoire en n'enlevant pas tous les ganglions.

Le traitement de l'incontinence urinaire d'effort

Il y a trente ans, on réalisait une intervention par laparotomie médiane sous-ombilicale, afin de remonter la vessie. Aujourd'hui, la plupart des incontinences urinaires sont prises en charge par les voies naturelles, en mettant de petites bandelettes qui soutiennent l'urètre. La patiente est hospitalisée le matin et sort dans l'après-midi.

Le traitement des prolapsus (descentes d'organes)

Le traitement peut se faire par cœlioscopie (l'intervention s'appelle la « promontofixation ») ou par les voies naturelles, en posant des plaques identiques à celles utilisées pour traiter les hernies.

✓ **En raison du vieillissement de la population, il faut nous préparer à devoir gérer plus de pathologies liées à l'âge, comme les cancers, les prolapsus ou l'incontinence urinaire.**

La contraception définitive (système Essure®)

La contraception définitive était classiquement assurée par une ligature des trompes, initialement par laparotomie (c'est-à-dire en ouvrant le ventre), souvent après une césarienne. Puis celle-ci a été réalisée par cœlioscopie en mettant un clip sur chaque trompe. Ces techniques imposaient dans tous les cas une anesthésie générale.

Depuis quelques années, nous proposons la pose de minuscules ressorts (le système Essure®), qui sont mis en place dans les trompes, par voie naturelle, grâce à une petite caméra introduite dans l'utérus.

Cette procédure est effectuée sans anesthésie, car elle n'est pas douloureuse et ne nécessite donc pas d'hospitalisation. Elle peut être réalisée en chirurgie ambulatoire ou en consultation.

La pose dure environ dix minutes et la tolérance est excellente. La seule contrainte est qu'il faut attendre trois mois pour que les trompes se bouchent, ce qui impose de poursuivre une contraception jusqu'à la visite de contrôle. Celle-ci permet, après avoir réalisé une radiographie ou une échographie, d'affirmer que les ressorts sont en place et que les trompes sont bien obturées.

Même s'il n'y a pas de limite d'âge légale puisque la loi de 2001 permet à toute femme âgée de plus de 18 ans d'en faire la demande, nous proposons cette contraception définitive en cas d'échec des contraceptions habituelles, lorsque le projet de grossesse est complété et en général après 35 ans. En effet, il n'y a pas de possibilité de réparer les trompes si la patiente change d'avis comme cela pouvait être le cas après ligature des trompes par cœlioscopie, et la seule solution pour être enceinte après ce geste sera la fécondation in vitro.

Il faut distinguer la patiente de 42 ans, qui a trois enfants et un couple stable, souhaitant une contraception définitive, de la patiente de 29 ans, ayant également trois enfants, qui formule la même demande. Dans ce dernier cas, nous vérifions que tous les moyens « classiques » de contraception ont bien été proposés, et le plus souvent (sauf raison médicale majeure), nous refusons la stérilisation afin de « protéger » la patiente. Elle peut, en effet, être amenée à changer d'avis pour diverses raisons, par exemple en cas de séparation ou suite à la perte d'un enfant, et de ce fait, désirer une nouvelle grossesse. Cette stérilisation étant définitive (même si la fécondation in vitro peut être une solution), nous sommes donc toujours très prudents.

Toutes les femmes ne sont pas prêtes à accepter la contraception définitive, et il faut différencier le fait de ne plus vouloir de grossesse (« J'ai 40 ans et trois enfants, aucune contraception ne me convient ») et le fait de ne plus pouvoir avoir d'enfants (« J'ai 40 ans et trois enfants, je sais que je ne veux plus d'enfants, mais je ne peux pas imaginer que je ne peux plus en avoir »).

Dans certains cas, le système Essure® est mis en place pour une raison médicale. Les principales indications sont :

- **l'endométriose** (les ressorts bouchent les trompes et, de ce fait, empêchent la récidive d'endométriose, la muqueuse ne pouvant plus migrer dans l'abdomen),
- **l'hydrosalpinx,** qui correspond à une dilatation de la trompe qui se remplit de liquide, le plus souvent secondairement à des infections. Le système Essure® permet alors d'éviter que les trompes malades ne se vident dans l'utérus entraînant des pertes inconfortables.

Le témoignage suivant, traduit la complexité de certaines situations.

Témoignage d'une patiente

L'endométriose

22 ans… Une vie de couple harmonieuse, des études réussies, un avenir professionnel serein, de nombreux projets en perspective.

22 ans… L'âge où l'on commence à construire véritablement sa vie d'adulte, à se réaliser pleinement. Pour certaines femmes, cette réalisation passe par la maternité. Pour ma part, à cette époque, je n'y songe pas encore. Donner la vie, devenir mère, quoi de plus beau pourtant ? Ce sera avec le plus grand bonheur, mais pas tout de suite, je ne suis pas prête.

Les mois passent. Je sens que quelque chose ne va pas, j'ai mal, vraiment mal. Je suis chaque jour plus fatiguée que la veille, je ne me reconnais plus.

Je consulte : un généraliste, puis deux. Un spécialiste, un deuxième, un troisième. J'insiste. On me prescrit quelques rapides examens. Mais tous me disent que tout va bien.

Deux ans plus tard, j'ai appris à vivre avec la douleur, mais les boîtes d'antispasmodiques et d'antalgiques ne me quittent plus.

Jusqu'à LA rencontre. Un gynécologue, véritablement à l'écoute. Enfin, j'espère qu'un diagnostic va pouvoir être posé. C'est le cas quelques mois plus tard : endométriose.

J'ignore ce que c'est. « C'est grave, docteur ? » Je suis cependant soulagée de savoir, de pouvoir mettre un mot sur mes maux, mais je subodore tout de suite que mon parcours n'en est qu'à son commencement.

Le désir d'enfant

Je pose immédiatement la question de la grossesse. Je veux des enfants, je sais que la maternité me comblera, même si, à 24 ans, je considère que ce n'est pas encore le moment.

« Il faut songer à avoir rapidement un enfant, votre pathologie amenuise vos chances. Le mieux serait d'ailleurs de vous diriger vers la procréation médicalement assistée (PMA). » On m'informe avec beaucoup de tact, de gentillesse, je suis bien entourée. Mais je ne m'étais pas préparée à cette idée... Depuis deux ans, mon seul souhait était de ne plus souffrir, et j'étais trop fatiguée pour songer à une grossesse.

Je suis toutefois rapidement prise en charge dans un service de PMA, et les protocoles s'enchaînent.

J'idéalise, certainement, mais je ne connais pas ce bonheur de concevoir un enfant naturellement, d'espérer, puis de découvrir un test positif et de l'annoncer à son conjoint. Mon quotidien me semble n'être que piqûres, analyses, et échecs.

Il nous en faut du courage, de la persévérance ! Heureusement, je vais toujours de l'avant, c'est ce qui nous permet de positiver. Ce bébé, nous l'espérons tellement désormais !

Le corps médical est présent, à l'écoute, je me sens soutenue, accompagnée. Je ne manque pas de l'en remercier.

Nous aurons l'immense bonheur de donner la vie à notre premier enfant, après plusieurs années remplies de doutes, parfois de larmes, mais aussi de beaucoup d'espoir.

Le système Essure®

Trois ans s'écoulent, nous nous épanouissons en famille. Je vais bien, l'endométriose semble m'avoir oubliée, je n'en ressens plus les symptômes. Pourtant, elle est toujours là, sournoise.

Je me prends à espérer qu'il me sera possible d'agrandir la famille sans en passer de nouveau par la PMA. Mais cette douce pensée ne dure pas. L'endométriose se rappelle à mon bon souvenir et je n'ai d'autre choix que d'enchaîner les interventions chirurgicales.

Pour éviter de nouvelles complications et limiter le risque de récidives de l'endométriose, on me parle des Essure®. Le chirurgien m'explique que, si mes trompes sont obturées, je n'aurai plus de nouveaux fragments de muqueuse utérine qui migreront dans mon ventre, il y aura donc moins de risques de voir l'endométriose revenir. Les mois précédents ont été éprouvants, aussi j'accepte sans sourciller, et ce d'autant que ma grossesse ayant été obtenue par fécondation in vitro, je pourrai envisager une nouvelle grossesse, même si les trompes sont obturées.

On ne me propose pas de rencontrer un psychologue pour en discuter, mais l'aurais-je même accepté ? Je ne le crois pas, j'étais trop prise par le tourbillon du quotidien. Pourtant, je sais à quel point un soutien peut être important et nécessaire, puisque durant les protocoles de PMA, quelques années auparavant, je n'ai jamais manqué une séance !

Les Essure® me rassurent, mais peu à peu je prends véritablement conscience que je ne pourrai plus JAMAIS être enceinte de façon naturelle et spontanée. Les chances d'y parvenir étaient minimes, mais cet espoir, si mince fût-il, m'habitait, me portait, moi qui n'avais pas connu cela pour mon premier enfant.

Les jours et les mois passent. Je me replie sur moi-même, je ne me sens plus ni mère ni femme, ce qui est très paradoxal, car je suis une maman comblée et j'ai un mari aimant et attentionné.

Je reprends le chemin de la PMA. J'ai un immense espoir : le test de grossesse est positif dès la première tentative. Mais cette grossesse n'évoluera pas.

Je rencontre un autre professeur. LA deuxième belle rencontre de ce long parcours. Avec mon mari, nous nous sentons écoutés, considérés, reconnus comme un couple avec son histoire, ses doutes, ses craintes, ses attentes, ses espoirs.

Des solutions existent, il faut y croire, persévérer, aller jusqu'au bout pour ne rien regretter, relever le défi imposé par l'endométriose, donner de nouveau la vie et oublier ces Essure® pour me sentir de nouveau exister en tant que femme.

Pourtant, quel paradoxe ! Deux petits ressorts ! Tout et rien à la fois…

Les nouveaux instruments chirurgicaux

Que de progrès en trente ans ! Outre les caméras de cœlioscopie, de nombreux instruments ont vu le jour, parmi lesquels les bistouris à ultrasons, les caméras 3D, ou encore le robot, qui sont des avancées technologiques majeures. Cette fantastique évolution permet au chirurgien d'être à la fois plus efficace et plus rapide, et de ce fait, les interventions sont de mieux en mieux tolérées par les patientes.

La chirurgie ambulatoire (les durées d'hospitalisation écourtées)

Environ 50 % de la chirurgie gynécologique peut être réalisée aujourd'hui en ambulatoire. Les patientes sont hospitalisées le matin et, sous réserve qu'il n'y ait pas de complications, elles rentrent l'après-midi ou le soir à leur domicile. Cette pratique a été développée par les Nord-Américains qui, pour des raisons d'assurances et de coût, limitent au maximum les durées d'hospitalisation.

Au-delà de ces considérations financières, l'évolution technologique a accompagné l'évolution sociétale. Il est bénéfique pour les patientes d'être hospitalisées le moins longtemps possible, que ce soit pour des raisons professionnelles ou familiales évidentes, mais aussi pour limiter les infections nosocomiales et les complications thrombo-emboliques.

Néanmoins, le fait d'avoir peu de traces de l'intervention et d'être hospitalisées sur une très courte durée a profondément bouleversé la façon dont les patientes et leur entourage perçoivent la chirurgie.

Il y a trente ans, une patiente opérée pour une hystérectomie avait une cicatrice verticale médiane sous-ombilicale allant du pubis à l'ombilic. Elle restait hospitalisée au moins dix jours en bénéficiant du soutien de son entourage. Aujourd'hui, la même intervention réalisée par voie cœlioscopique ou vaginale (donc sans cicatrice), n'impose que 24 à 72 heures d'hospitalisation, ce qui banalise l'acte opératoire.

Les psychiatres ont ainsi coutume de dire que ces évolutions technologiques « volent » leur intervention aux patientes. Il n'est bien sûr pas question de regretter les grandes cicatrices ou les hospitalisations de longue durée, mais il faut savoir en tenir compte dans l'accompagnement des patientes. Celles-ci nous confient souvent qu'elles ont beaucoup de mal à croire que tout a bien été retiré, le ventre n'ayant pas été ouvert. Lors d'une cœlioscopie pratiquée pour un cancer du corps utérin, on retire l'utérus, les ganglions pelviens (c'est-à-dire à côté de l'utérus) et les ganglions latéro-aortiques (qui remontent jusqu'au rein). Les patientes nous demandent souvent : « Mais par où sort l'utérus ? Vous avez pu retirer tout mon cancer ? »

L'utérus est extrait par les voies naturelles, le vagin étant ensuite suturé, et les gestes sont aussi radicaux que lorsqu'ils étaient pratiqués par laparotomie.

✓ **Les progrès de la médecine ont été fulgurants au cours des dernières décennies et nous nous trouvons aujourd'hui à un carrefour d'évolution fascinant.**

La fécondation in vitro (FIV)

AVIS D'EXPERTS, Dr CATHERINE MORINIÈRE ET Dr PASCALE MAY-PANLOUP

Les débuts de l'assistance médicale à la procréation

Au départ, il y a bien sûr la détresse des couples qui n'arrivent pas à concevoir un enfant. Grâce à l'empathie de quelques médecins gynécologues et biologistes, les techniques de procréation médicalement assistée ont été mises au point.

Les premières inséminations intra-utérines chez l'être humain datent du XIXe siècle. Il faudra attendre 1930, et la compréhension de la physiologie du cycle ovarien, pour que naisse l'idée insensée d'une fécondation (c'est-à-dire la fusion du spermatozoïde et de l'ovocyte), en dehors de l'organisme, d'où le terme « in vitro ».

En 1934, un Américain, G. Pincus, publie une étude sur la première fécondation in vitro (FIV), faite chez le lapin. En 1944, un couple de chercheurs américains, M. Menkin et J. Rock, s'inspirant de ces travaux, affirme avoir réalisé la première FIV chez l'être humain, mais sans replacement des embryons dans l'utérus maternel. Au cours des années 1950 et jusque dans les années 1970, l'amélioration des connaissances physiologiques est considérable, en particulier chez l'homme. C'est ainsi qu'en 1953 a lieu la première naissance à la suite d'une insémination de sperme humain congelé dans la neige carbonique.

Les travaux du Pr Robert Edwards et du Dr Steptoe (Cambridge), dans les années 1960-1970, vont révolutionner la FIV avec la naissance de Louise Brown, le 25 juillet 1978. Cet événement stupéfie le monde entier, mais suscite également de fortes réserves. Robert Edwards recevra le prix Nobel de médecine pour ses travaux... trente-deux ans plus tard, en 2010 !

Les premières FIV se font sans stimulation de l'ovulation : seul un ovocyte est prélevé et les chances de réussite restent extrêmement faibles. Au début des années 1980 émerge le principe de la stimulation de l'ovulation, qui permet de recueillir plusieurs ovocytes, et donc d'augmenter les chances de succès. C'est ainsi que naît en France, le 24 février 1982, le premier bébé-éprouvette français, Amandine, grâce au Pr René Frydman, gynécologue-obstétricien, en collaboration avec le Pr Jacques Testard, biologiste.

Les années suivantes, une formidable accélération va permettre l'amélioration des connaissances et le perfectionnement des techniques d'assistance médicale à la procréation (AMP). Le premier bébé issu d'un don d'ovocytes naît en 1983 en Australie et, Zoé, le premier enfant issu d'un embryon congelé en 1984, à Melbourne, dans l'équipe du Pr Trounson.

Les avancées technologiques

En 1992, l'avènement de l'ICSI (Intra Cytoplasmic Sperm Injection ou injection intracytoplasmisque de spermatozoïdes) donne une nouvelle dimension à la FIV. Développée par une équipe belge (A. Van Steirteghem et P. Devroey), cette technique consiste à injecter directement dans l'ovocyte d'une femme le spermatozoïde de son conjoint, dans les cas d'infertilités masculines sévères, et lorsque l'insuffisance spermatique ne permet pas d'espérer une fécondation spontanée in vitro. Un espoir de parentalité biologique apparaît donc pour les couples qui ne pouvaient envisager jusqu'alors qu'un don de sperme. Cette technique représente aujourd'hui en France et dans les pays industrialisés environ 50 % de l'activité de FIV.

L'IMSI (injection intracytoplasmique de spermatozoïdes morphologiquement sélectionnés), en 2002, est une technique particulière d'ICSI qui implique l'utilisation d'un microscope perfectionné permettant le grossissement du spermatozoïde environ 6 600 fois. Grâce à cette technique, on peut prendre en compte des anomalies fines dans le choix du spermatozoïde qui sera injecté dans l'ovocyte.

Le diagnostic préimplantatoire

Le développement des possibilités de diagnostic préimplantatoire (DPI) constitue une autre évolution marquante. Cette technique, mise au point à Londres en 1991 par le Pr Handyside, embryologiste et généticien, consiste, au cours d'une FIV, à prélever une cellule de l'embryon en développement afin d'en analyser les caractéristiques génétiques. Elle permet de sélectionner les embryons exempts d'une anomalie génétique donnée et de les replacer dans l'utérus maternel, afin d'éviter tout risque de transmission de la pathologie à la descendance.

Les champs d'application sont nombreux : mucoviscidose, chorée de Huntington, hémophilie, certaines formes de myopathies et de handicaps mentaux. En France, cette pratique est bien sûr étroitement encadrée par la loi de bioéthique (1994-2004).

La vitrification

D'autres avancées, d'importance variable et parfois controversées, permettent d'élargir le champ d'action de l'AMP et l'éventail de prise en charge proposé aux patientes. Développée dans les années 2000 au Japon, la vitrification est une technique de congélation ultra-rapide qui permet de cryopréserver des échantillons biologiques, en limitant les dégâts cellulaires liés aux processus de congélation et de décongélation. On peut ainsi cryopréserver les embryons, mais aussi les ovocytes matures (cellules particulièrement fragiles et sensibles aux processus de refroidissement). Cette technique permet de cryoconserver 9 ovocytes sur 10, sans les abîmer et sans augmentation des anomalies congénitales.

La vitrification ovocytaire est autorisée en France depuis 2011. C'est le Pr René Frydman qui a défendu l'autorisation de la vitrification en France devant l'Assemblée nationale en novembre 2010 : « La congélation rapide permet de préserver la fertilité de la femme en cas de traitements anticancéreux susceptibles de l'altérer. Elle ouvre aussi la possibilité de créer une banque publique d'ovules congelés en vue de dons, comme il existe des banques de sperme. »

Cette technique offre de nombreuses perspectives de préservation de la fertilité féminine, que ce soit pour des indications médicales (traitements de cancers altérant la fertilité) ou pour des raisons individuelles correspondant à une évolution sociétale qui fait actuellement débat (« Je congèle mes ovocytes à 25 ans, pour avoir un enfant à 35 ou 40 ans ! »).

Le hatching

Cette technique, mise au point en 1985, consiste à fragiliser la membrane (zone pellucide) qui entoure l'embryon afin de faciliter l'éclosion embryonnaire.

La culture prolongée

La culture prolongée permet, depuis 1995, grâce à l'amélioration des milieux de culture, de garder les embryons in vitro jusqu'au 5e jour. On peut ainsi les suivre au cours des stades précoces de leur développement et obtenir une meilleure sélection embryonnaire. Le but est la réduction du nombre d'embryons transférés afin de limiter le risque de grossesse multiple (gémellaire, triple ou au-delà !).

Les systèmes time lapse

Inventés en 2007, ces systèmes permettent l'enregistrement cinématographique du développement des embryons, grâce à des caméras positionnées dans les incubateurs de culture. Des photos sont réalisées toutes les 10 minutes pendant 72 heures, puis rassemblées pour constituer un film. On peut ainsi connaître la cinétique évolutive de chaque embryon, l'objectif étant de sélectionner ceux qui ont le plus de chances de s'implanter.

✓ **Toutes ces techniques de PMA ont des contraintes, mais les résultats sont excellents : environ 20 % des patientes ayant eu une FIV vont accoucher d'un bébé (résultats publiés chaque année par l'Agence de la biomédecine).**

Le don d'ovocytes

Chez les femmes de plus de 37 ans, le stock de follicules diminue et les ovocytes sont de moins bonne qualité, ce qui aggrave l'infertilité. En cas d'échec des techniques de FIV classiques et/ou de diminution du capital folliculaire ovarien, ces patientes se voient dans l'obligation de se tourner vers le don d'ovocytes, qui est autorisé dans notre pays. Malheureusement, la pénurie de donneuses d'ovocytes est dramatique en France du fait du manque d'information et de l'absence d'indemnisation financière, contrairement à ce qui se passe dans d'autres pays. Les femmes se rendent donc souvent à l'étranger pour bénéficier de ce don, ce qui crée une réelle inégalité.

En France, en 2011, 402 femmes ont fait un don d'ovocytes, ce qui a permis de réaliser 800 FIV : 208 enfants en sont nés (d'après l'Agence de la biomédecine).

Le rapport de l'Inspection générale des affaires sociales (IGAS) [12] fait état de 1 500 à 6 000 couples hétérosexuels âgés de moins de 43 ans qui seraient demandeurs d'un don d'ovocytes. Le nombre précis de couples qui partent à l'étranger pour bénéficier de ce don n'est pas connu.

Oncogénétique et cancers du sein et de l'ovaire

AVIS D'EXPERT, Dr OLIVIER INGSTER

L'oncogénétique est une discipline médicale récente dont l'objectif est de repérer les familles à risque de cancer pour prévenir et dépister les cancers précocement, voire proposer un traitement préventif.

On estime qu'environ 5 % des cancers sont dus à la présence d'anomalies génétiques (correspondant à des anomalies de l'ADN) retrouvées dans toutes les cellules de l'organisme, ces anomalies sont dites « constitutionnelles ». Elles sont le plus souvent héritées d'un des parents et transmissibles à la descendance dans un cas sur 2. Lorsqu'une anomalie génétique est identifiée, chaque membre de la famille peut connaître s'il le souhaite son statut génétique. Cette étape franchie, soit le ou la patient(e) n'a pas hérité de la mutation prédisposant aux cancers et son suivi sera identique à celui de la population générale, soit il ou elle en a hérité et nous préconisons une surveillance médicale particulière et/ou une chirurgie adaptée à son risque de développer un ou des cancers.

Anomalies génétiques des cancers du sein et de l'ovaire

En ce qui concerne le syndrome cancer du sein et/ou de l'ovaire, les formes héréditaires sont dues à des anomalies portant sur les gènes BRCA1 et BRCA2 (BRCA, pour Breast Cancer). Ils sont respectivement portés par les chromosomes 17 et 13. On parle de « maladie héréditaire autosomique dominante ». Autosomique, car les chromosomes sexuels X (ou Y) ne sont pas touchés, et dominante, car un gène malade peut entraîner la maladie, donc le cancer.

Ces notions sont importantes, car les femmes, mais aussi les hommes peuvent avoir ces anomalies BRCA et peuvent donc les transmettre dans un cas sur 2 à leurs enfants.

Alors que le risque cumulé moyen pour une femme de faire un cancer du sein à 70 ans est de 10 %, il est de 65 % si l'anomalie se trouve sur le gène BRCA1 et de 50 % si elle est sur le gène BRCA2.

Le risque de cancer de l'ovaire est proche de 50 % pour les anomalies du gène BRCA1 et de 10 % pour celles du gène BRCA2, alors qu'il est inférieur à 1 % dans la population générale.

Chez les femmes ayant des anomalies BRCA1 ou BRCA2, nous proposons une approche spécifique pluridisciplinaire validée par l'Institut national du cancer (INCa).

Concernant le risque mammaire, il est préconisé un suivi clinique deux fois par an à partir de l'âge de 20 ans et un suivi radiologique annuel dès 30 ans, associant IRM mammaire, échographie mammaire et mammographie. L'alternative à cette surveillance est la mastectomie prophylactique.

Pour le risque ovarien, il est recommandé une échographie annuelle à partir de 35 ans, et après 40 ans si le projet parental est complété, une annexectomie prophylactique (c'est-à-dire l'ablation des ovaires et des trompes).

Pour toutes ces raisons, la connaissance des femmes à risque est nécessaire, mais cette annonce est évidemment très perturbante sur le plan psychologique.

Les consultations d'oncogénétique sont proposées lorsqu'une femme jeune a un cancer du sein ou des antécédents familiaux multiples de cancer du sein, de l'ovaire ou du côlon. Toutes les femmes ayant des cancers du sein ou de l'ovaire n'ont pas de consultations d'oncogénétique ni d'analyses génétiques, mais cette situation pourrait évoluer dans le futur. Dans cette population de patientes dite « à risque », il n'est retrouvé que 15 % d'anomalies génétiques BRCA1 BRCA2, ce qui veut dire que, dans 85 % des cas, il n'y aura pas d'anomalies génétiques identifiées avec les techniques actuelles.

Questions courantes

Les questions que se posent les femmes lors des consultations d'oncogénétique sont bien évidemment impossibles à résumer, mais on peut distinguer trois situations.

La première situation est celle d'une femme jeune ayant un cancer du sein qui se demande « Pourquoi moi ? » Une anomalie BRCA sera mise en évidence dans 15 % des cas, ce qui fournit une explication à « leur » cancer. Pour certaines femmes, ce chiffre paraît faible alors que, pour d'autres, il est très important.

Si nous identifions une anomalie, celle-ci est héritée soit de la mère, soit du père, et on imagine bien le dilemme : faut-il savoir ou ne pas savoir si l'on est porteuse ? Nous devons expliquer à ces femmes l'intérêt de ces consultations pour leur suivi des seins et des ovaires, mais également pour leur famille, en particulier leurs sœurs, leurs filles dans l'avenir et leur mère si l'anomalie est transmise par cette dernière.

La deuxième situation est celle de femmes plus âgées ayant un cancer du sein (et/ou de l'ovaire), avec des antécédents familiaux chargés qui ont motivé la consultation d'oncogénétique. Leur demande est récurrente : « Je veux protéger mes filles. » Une analyse génétique permettra d'évaluer leur risque de cancer de l'ovaire si elles ont une anomalie BRCA, ce dont elles ne sont pas souvent informées, et qui constituera une « mauvaise » surprise. Si nous retrouvons une anomalie génétique, mais dans un cas sur 2, elles risquent de transmettre l'anomalie BRCA. Lorsque nous expliquons cela, les mères ont un profond sentiment de culpabilité.

Dans ces cas familiaux, le risque d'avoir une mutation BRCA est aussi de 15 %. Quand il n'y a pas d'anomalies avec de nombreux cancers dans la famille, nous expliquons que nous n'avons probablement pas encore mis en évidence tous les gènes de prédisposition, mais cette démarche va permettre de proposer un suivi spécifique sénologique et ovarien à leurs filles et à leurs sœurs. Ces femmes font face à un choix difficile : améliorer leur prise en charge si l'anomalie est diagnostiquée, tout en gérant un sentiment de culpabilité par rapport à l'éventuelle transmission à leurs enfants, même si elles comprennent bien qu'ils pourront bénéficier d'une prévention et d'un suivi spécifique.

La troisième situation est celle d'une femme indemne de cancer, mais ayant connaissance d'une mutation BRCA dans la famille. Les questions qui se posent sont fonction de l'âge de la patiente et de l'histoire familiale, mais le plus souvent, une information a déjà été donnée par la famille, et elles sont informées des conséquences de la réalisation du test prédictif.

Les questions peuvent se résumer ainsi : les plus jeunes veulent savoir quel moyen contraceptif est contre-indiqué, puis si on peut estimer leur risque d'avoir un cancer du sein. Enfin, les femmes indemnes de cancer ayant des filles souhaitent faire un test pour leurs filles.

Dans ces trois situations, le risque de cancer du sein et/ou de l'ovaire chez les femmes ayant l'anomalie BRCA familiale doit être pris en compte et les mesures préventives doivent être proposées.

Le suivi

Conformément aux recommandations de l'INCa, nous proposons jusqu'à 30 ans une surveillance clinique par palpation des seins sans examen radiologique, puis nous débutons la surveillance radiographique des seins à partir de 30 ans, et ce de manière annuelle.

Cette surveillance permet de détecter tôt les cancers du sein, mais ne les évite pas, et c'est pour cela que nous proposons comme alternative la mastectomie prophylactique bilatérale avec reconstruction qui est la seule thérapeutique qui fait diminuer le risque de cancer du sein. Nous ne pouvons pas dire à une femme ayant une mutation si elle aura un cancer du sein ni à quel âge. On imagine bien le choix difficile qu'il faut alors accompagner. En France, environ 8 % des femmes ayant l'anomalie BRCA choisissent de faire une mastectomie prophylactique bilatérale. En ce qui concerne l'annexectomie (c'est-à-dire l'ablation des ovaires et des trompes par cœlioscopie), elle est proposée à partir de 40 ans s'il n'y a plus de désir de grossesse. Cette intervention est bien sûr beaucoup mieux acceptée, même si elle provoque une ménopause brutale. Beaucoup de chemin reste à parcourir pour prédire un risque personnel et non global.

EN CONCLUSION : On le voit, ces derniers éléments intégrant génétique et thérapeutiques ciblées vont modifier l'approche médico-chirurgicale des femmes ayant des cancers ou des femmes ayant des anomalies génétiques. Nous entrons à l'évidence dans l'ère de la médecine personnalisée.

Internet est-il important en médecine ?

Dans la Grèce antique, Ésope était un esclave qui racontait des fables. Un jour, son maître lui demanda d'aller acheter la meilleure des nourritures et rien d'autre pour un banquet. Quelle ne fut pas sa surprise lorsque celui-ci ne rapporta que des langues, pour l'entrée, le plat et le dessert ! « Pourquoi n'as-tu acheté que ça ? », lui demanda son maître. « Mais la langue est la meilleure des choses, c'est le lien de la vie civile, la clé des sciences avec laquelle on instruit, on persuade, on règne dans les assemblées. » Son maître, décontenancé, lui répondit : « Eh bien, achète-moi pour demain la pire des choses, je veux de la variété, les mêmes invités seront là. »

Ésope rapporta de nouveau des langues, expliquant à son maître que c'était la pire des choses, la mère de tous les débats, la nourrice des procès, la source des guerres, de la calomnie et du mensonge.

Plusieurs siècles plus tard, on pourrait dire qu'en médecine, Internet est à la fois la pire et la meilleure des choses ! Il facilite en effet l'accès aux articles scientifiques et fournit aux médecins une base de données exceptionnelle et indispensable à leur exercice quotidien (dernières études publiées, comptes rendus de congrès, vidéos chirurgicales, mises au point et recommandations internationales…).

Une patiente m'a été adressée par son médecin traitant pour savoir si elle pouvait débuter une grossesse. Elle était porteuse d'une maladie extrêmement rare (une centaine de cas dans le monde !), et évidemment, cette pathologie m'était inconnue.

J'ai donc travaillé sur Internet avant la consultation pour connaître cette maladie et envisager les conseils que je pouvais donner à la patiente. Le jour de la consultation, j'avais en face de moi une jeune femme de 28 ans, ayant fait des études supérieures et qui, à l'évidence, connaissait beaucoup mieux sa maladie que moi ! Elle avait imprimé les mêmes articles que ceux que j'avais lus, et très humblement, je lui ai expliqué que je ne pouvais que lui apporter une lecture éclairée de ces documents, ne connaissant pas sa pathologie une semaine auparavant !

Il faut avouer que j'aurais été bien embarrassé si son médecin ne m'avait pas informé de l'objet de cette consultation et si Internet ne m'avait pas permis de me documenter sur sa pathologie.

Pour les patientes, Internet peut aussi se révéler très utile. L'association EndoFrance, par exemple, animée par et pour des patientes endométriosiques, effectue un travail remarquable d'information et de conseil.

Toutefois, Internet peut être également anxiogène pour de nombreuses patientes. Lorsque l'on est porteur d'une maladie, on a tendance à être pessimiste et à ne retenir que les éléments négatifs que l'on peut trouver sur la toile. En outre, les informations données peuvent être fausses ou mal interprétées par les patientes, qui n'ont pas toujours le bagage scientifique nécessaire pour les analyser.

✓ **EN CONCLUSION : Internet oui, mais avec prudence et discernement...**

Comment se forge la décision médicale ?

Mes aînés m'ont appris que la première qualité du médecin doit être l'empathie, et c'est ce que j'explique aujourd'hui aux étudiants qui assistent à mes consultations : il est fondamental de se mettre à la place des patientes qui viennent consulter, de les traiter comme s'il s'agissait de nos grands-mères, mères, sœurs ou filles.

Après vingt-cinq années d'exercice, je pense que la pratique médicale résulte d'un mélange égal de connaissances scientifiques, d'expérience (il faut avoir vécu certaines situations pour pouvoir les gérer correctement) et d'humanisme, sans oublier le sens de l'écoute, le respect de l'autre, le courage et l'abnégation, toutes ces qualités étant indispensables pour faire un bon médecin.

Comment les médecins évoluent-ils dans leur pratique médicale ? Les progrès technologiques sont importants, mais les études cliniques et les publications qui en découlent sont également indispensables pour changer les pratiques médicales.

Les études scientifiques sont réalisées le plus souvent à grande échelle, avec des analyses statistiques permettant de tirer des conclusions qui peuvent être utilisées dans la pratique quotidienne. C'est ce que l'on appelle l'Evidence Based Medicine (EBM), la médecine par les preuves.

Les résultats de ces études sont analysés par des professionnels, le plus souvent statisticiens, avant d'être repris par les sociétés savantes, comme le CNGOF (Collège national des gynécologues et obstétriciens français), qui publient régulièrement des « Règles de bonne pratique » (RPC) à l'usage des professionnels. Ces documents sont très importants, car les praticiens « de terrain » n'ont pas toujours le temps d'analyser la littérature médicale.

En obstétrique, les résultats doivent néanmoins être nuancés et pondérés, car les études multicentriques sont conduites de façon très disparate, avec des équipes médicales extrêmement différentes, et les situations cliniques ne sont pas toujours comparables.

Le bon sens conduit à prendre également en compte l'expérience clinique, et pas seulement le résultat de ces études, leur analyse pouvant susciter des discussions. À titre d'exemple, l'étude de l'épidémiologiste canadienne Mary Hanna, publiée à la fin de l'année 2000, a profondément bouleversé l'obstétrique, alors qu'elle n'avait jamais fait un accouchement ! [13]

Cette étude de grande envergure, conduite dans 26 pays, a montré que, lorsqu'il s'agissait d'une première grossesse, les accouchements par le siège étaient plus dangereux pour le bébé que la naissance par césarienne. La conclusion, argumentée par le fait que la césarienne divisait par 3 à 4 les décès et les pathologies graves du nouveau-né sans intervenir sur le pronostic maternel, était censée mettre fin à des décennies de débats sur le mode d'accouchement des sièges.

De nombreuses critiques ont été émises sur la méthodologie de cette publication, et plusieurs études (dont une française) n'ont pas confirmé ces résultats. Beaucoup d'obstétriciens français se sont alors mobilisés pour défendre l'accouchement par voie basse en cas de présentation par le siège chez la primipare.

Cependant, une nouvelle étude canadienne incluant plus de 52 000 accouchements par le siège a été publiée quinze ans plus tard dans une revue américaine (en mai 2015), et les conclusions sont de nouveau très clairement en faveur de la césarienne... [14]

Il va désormais être très difficile de résister à une demande de césarienne dans cette situation particulière.

Tous les extrêmes sont critiquables, et il serait aussi abusif de prendre des décisions uniquement fondées sur l'expérience clinique (« Je fais cela depuis trente ans, donc j'ai raison... ») que de se contenter de se référer à la littérature scientifique.

C'est l'essence même de la médecine que de faire une synthèse des symptômes, des données de l'examen clinique et des dernières publications pour prendre la décision la plus adaptée pour une patiente donnée au temps T. Si tel n'était pas le cas, il suffirait d'avoir un ordinateur pour soigner...

La situation de la médecine est, en ce sens, comparable à celle de la justice. Si les textes de loi suffisaient à gérer la société, il n'y aurait ni juges ni avocats. De la même façon, l'analyse d'une situation clinique ne doit pas conduire à une prise de décision dictée uniquement par par la littérature et inversement.

Chapitre 11

Ce qui va CHANGER dans les PROCHAINES ANNÉES

L'extraordinaire évolution de la médecine au cours des vingt dernières années laisse à penser que de grands progrès vont voir le jour en gynéco-obstétrique. Nous allons essayer de prévoir l'avenir de la gynécologie !

La chirurgie gynécologique

Outre la révolution de la chirurgie ambulatoire qui a déjà été abordée dans ce livre (voir p. 263), deux points méritent d'être soulignés.

La simulation

Comme les pilotes de ligne, les chirurgiens peuvent désormais se former avec des simulateurs qui permettent d'acquérir et de répéter des gestes chirurgicaux avant d'effectuer les mêmes au bloc opératoire. Il existe des simulateurs d'hystéroscopie, de cœlioscopie et même des simulateurs d'accouchements. Il s'agit d'une véritable révolution dans la formation puisqu'elle permet de répéter à l'infini des gestes techniques, sans conséquences pour les malades.

Le robot

Depuis plus de dix ans, il est possible d'effectuer des interventions robot-assistées. Cette technologie a été inventée par les militaires américains qui souhaitaient pouvoir opérer à distance des soldats blessés sur un champ de bataille, sans mettre en jeu la vie des chirurgiens. Le principe est simple : l'intervention est réalisée par cœlio-chirurgie. Une caméra est placée dans un trocart positionné dans l'ombilic, avec plusieurs autres trocarts au niveau du ventre, et c'est le robot qui manipule les trocarts. Le chirurgien se trouve à distance, soit dans la pièce voisine, soit à des milliers de kilomètres. Rappelons que la première cholécystectomie robotique française a permis de retirer la vésicule d'une malade à Strasbourg alors que le chirurgien était à New York !

Cette technologie est intéressante en chirurgie gynécologique, mais également en chirurgie urologique, viscérale, ORL, pédiatrique, vasculaire et cardiaque. L'avantage est évident pour le chirurgien, qui n'est pas obligé d'être habillé stérilement. Il pourrait presque boire son café tout en opérant ! Par ailleurs, certains gestes, comme les sutures difficiles dans des espaces réduits ou profonds, sont plus simples à effectuer avec le robot. Il existe des robots à double console qui permettent l'enseignement de la chirurgie, les deux chirurgiens étant côte à côte, comme dans une autoécole. Il faut bien insister sur le fait que le robot n'opère pas seul, il est toujours commandé par le chirurgien.

Le principal inconvénient de cette technologie est son coût : plus de 2 millions d'euros à l'achat, avec une maintenance représentant environ 10 % du prix d'achat par an (soit 200 000 euros) et des consommables revenant à plus de 1 000 euros par intervention chirurgicale.

Son principal avantage est qu'elle permet de réaliser des gestes plus précis de par la rotation des instruments à 360 degrés, avec une diminution des durées d'intervention, ce qui entraîne donc moins de complications. En gynécologie, les principales indications sont les cancers pelviens (cancer du col et de l'endomètre), les endométrioses sévères et la cœliochirurgie chez les femmes obèses.

Actuellement, 85 % des CHU ont acquis un robot, ainsi que de nombreuses cliniques. Le robot n'est donc plus de la science-fiction ! Bien sûr, il vaut mieux un bon chirurgien qu'un robot, mais si on a les deux, c'est encore mieux...

L'échographie

Si on pense à l'évolution technologique du matériel médical depuis trente ans, en parallèle à celle de l'informatique et des moyens de communication, on peut envisager l'avenir de l'échographie avec beaucoup d'optimisme.

Outre la miniaturisation des échographes (il en existe déjà de la taille d'un téléphone portable), un certain nombre d'évolutions technologiques sont prévisibles à court terme.

En obstétrique

L'amélioration permanente des performances des appareils d'échographie et d'IRM va permettre de réaliser une évaluation de la physiologie fœtale au niveau de certains organes, comme le cœur ou le cerveau.

Il sera également bientôt possible d'intégrer les données morphologiques du fœtus dans un logiciel pour constituer une véritable aide au diagnostic.

Enfin, l'échographie de 12 semaines sera probablement déplacée à 13 semaines, car beaucoup plus d'informations pourront être recueillies lorsque les femmes enceintes viendront avec leurs résultats d'ADN fœtal libre obtenu sur sang maternel (DPNI).

En gynécologie

Il va être possible d'utiliser l'échographie à haute fréquence (HIFU) à visée thérapeutique, notamment pour traiter les fibromes.

Le diagnostic de l'endométriose va être facilité grâce à l'échographie associée à une nouvelle technique d'IRM, l'IRM de fusion qui est en cours de développement.

Enfin, l'échographie, et notamment l'échographie 3D, sera de plus en plus utilisée dans la prise en charge des malformations et pour le traitement hystéroscopique des pathologies endo-utérines, ce qui permettra des gestes plus précis. Le chirurgien visualisera l'intérieur de la cavité utérine grâce à l'hystéroscope, et l'échographiste guidera son geste par voie externe.

La vaccination contre le cancer du col de l'utérus

Deux types de vaccin existent aujourd'hui : un vaccin bivalent, assurant une protection contre les HPV 16 et 18, et un vaccin quadrivalent, qui protège en plus contre les papillomavirus 6 et 11 responsables des condylomes, ou crêtes de coq ou verrues génitales (voir p. 163).

Un vaccin nonavalent, c'est-à-dire prévenant l'infection HPV contre neuf types de papillomavirus, a été mis au point et devrait être commercialisé en France prochainement (probablement en 2016 ou 2017). Il assurera une prévention contre les HPV 6, 11, 16, 18, mais aussi contre les 31, 33, 45, 52, 58, qui sont impliqués dans le cancer du col, de la vulve et du vagin.

Ainsi, la prévention du cancer du col, qui est d'environ 70 à 80 % avec les vaccins bi- ou quadrivalents, pourrait passer à 90 % avec le vaccin nonavalent.

Enfin, il est possible que l'on diminue le nombre de doses de vaccin à injecter. Actuellement, on recommande deux ou trois injections en fonction de l'âge de l'enfant, mais il est probable qu'on en recommandera une ou deux dans les années à venir.

Le dépistage du cancer du col de l'utérus

Dans les pays où la vaccination anti-HPV aura été réalisée correctement, c'est-à-dire où garçons et filles auront été vaccinés, l'évolution du dépistage du cancer du col de l'utérus passera par le typage HPV à l'âge de 30 ans. Le typage HPV consiste à reconnaître de quel type de papillomavirus la patiente est éventuellement porteuse. Il peut se faire en consultation ou par auto-prélèvement, en se mettant un tampon intra-vaginal et en l'apportant au laboratoire quelques heures plus tard.

Les femmes rencontrent l'HPV à partir de 17 ans (âge moyen du premier rapport sexuel), et la plupart vont s'en débarrasser spontanément entre 17 et 30 ans. On réalise ce typage à l'âge de 30 ans pour dépister celles qui resteront porteuses, car ce sont elles qui sont à risque de développer un cancer du col (voir p. 163).

Si la patiente est négative pour ce test à l'âge de 30 ans, et à condition qu'elle ait bien été vaccinée, il sera possible de ne renouveler ce contrôle que dix ans plus tard, ce qui allégera bien sûr beaucoup la surveillance.

Malheureusement, dans les pays comme la France où la couverture vaccinale est insuffisante, remplacer le frottis par le typage ne présente pas d'avantages. Il est donc peu probable que nous soyons concernés par ce changement de recommandations alors que ce sera le cas dans de nombreux pays industrialisés où les femmes auront été vaccinées à grande échelle. Le drame français !

La contraception

Vu les enjeux sociétaux et économiques, d'immenses progrès dans le domaine de la contraception vont être réalisés dans les prochaines années.

La contraception masculine

La contraception masculine va peut-être enfin voir le jour. D'après un récent sondage, 61 % des hommes seraient prêts à utiliser une pilule contraceptive, si elle existait. Pourquoi alors est-ce si compliqué de la mettre au point ?

La fertilité féminine est liée à la production d'un ovule par mois, tandis que la spermatogenèse est continue.

Pour éviter la grossesse par une contraception masculine, il faudrait bloquer la production de millions de spermatozoïdes. On sait le faire en combinant des progestatifs et des dérivés de la testostérone, mais les effets secondaires ne sont pas négligeables, puisqu'on constate une diminution de la libido. La contraception hormonale est donc souvent vécue comme une castration chimique.

Des chercheurs travaillent sur l'inactivation de la production de deux protéines qui permettent au muscle du canal déférent de propulser les spermatozoïdes. Il semble, d'après les tests effectués chez la souris, que cette molécule n'affecte pas la viabilité à long terme du sperme, ni la libido. Ainsi, on ne bloquerait pas la production de spermatozoïdes, mais on les empêcherait de sortir, comme en cas de vasectomie. Cela pourrait permettre la création d'une pilule contraceptive masculine d'ici cinq à dix ans, mais ne rêvons pas, ils ne se sentiront pas tous concernés !

La contraception féminine

Un implant va pouvoir être utilisé pendant seize ans, sans aucune intervention. Cette puce sous-cutanée est en cours d'élaboration par une équipe de chercheurs du Massachusetts Institute of Technology (MIT), financée par la Fondation Bill & Melinda Gates. Une simple télécommande on/off permettra d'activer ou de désactiver la puce contraceptive !

D'une taille de 20 mm, elle délivrera en cas d'activation une dose quotidienne de 30 mg de Lévonorgestrel, un progestatif déjà utilisé dans les pilules dites « classiques ». À l'inverse, lorsqu'elle ne sera pas activée, elle ne délivrera pas de progestatif et n'aura pas d'effet contraceptif.

L'âge de la ménopause et les traitements prolongés

Une femme a 1 million de follicules à la naissance et 500 000 à la puberté. Elle n'en a plus, ou pratiquement plus, à la ménopause. Lorsque ce vieillissement ovarien survient à 40 ans ou plus précocement, c'est ce que l'on appelle l'« insuffisance ovarienne prématurée » (IOP) ou « ménopause précoce », qui pose des problèmes d'infertilité.

Pour pallier ce problème, il existe actuellement deux axes de recherche :

- **sur les cellules souches,** des cellules indifférenciées (« embryonnaires ») qui, selon les besoins, peuvent se transformer en n'importe quel type de cellules,
- **sur les phénomènes d'apoptose,** ou mort cellulaire programmée.

L'apoptose est responsable de la diminution du nombre de follicules. On sait actuellement contrôler l'apoptose chez l'animal, mais on ne sait pas encore si cela peut se faire sans risque chez la femme. Par ailleurs, une femme ménopausée conserve des follicules primordiaux que l'on pourrait réactiver afin de permettre d'accroître la fertilité en cas d'IOP.

Concernant le traitement des femmes ménopausées à un âge « normal », on espère qu'il sera envisageable de poursuivre le traitement hormonal dans la mesure où on en aura éliminé ou limité les risques. Un projet de recherche consiste actuellement à associer au traitement hormonal de la ménopause un médicament anti-œstrogène appelé SERM, qui protège le sein.

✓ **Ces différents axes de recherche sont tout à fait passionnants et mériteront d'être évalués dans les années à venir.**

L'avenir de l'assistance médicale à la procréation

AVIS D'EXPERT, Dr CATHERINE MORINIÈRE (clinicien)

La conservation des spermatozoïdes et des ovocytes

Les hommes peuvent depuis longtemps conserver leurs spermatozoïdes grâce à la congélation du sperme. Les taux de survie des spermatozoïdes sont excellents, que ce soit dans le cadre d'un traitement potentiellement stérilisant (cancer) ou avant une vasectomie (ce qui permet d'avoir un « droit au remords »), la cryopréservation étant dans ce dernier cas à leurs frais. Si ces patients et leurs femmes souhaitent ultérieurement avoir un enfant, ils pourront ainsi utiliser ces paillettes de sperme, sauf en cas de décès du conjoint. La technique choisie (insémination, FIV ou ICSI) dépendra alors de la qualité du sperme mis en congélation.

Pour les femmes, seule la vitrification, qui est un procédé de congélation ultrarapide, permet de conserver les ovocytes avec de bons résultats. En France, comme nous l'avons vu (voir p. 267), les femmes peuvent cryopréserver leurs ovocytes par vitrification depuis juillet 2011 dans un cadre strictement médical. Toute femme en âge de procréer devant subir un traitement potentiellement stérilisant (chirurgie, chimiothérapie) doit être informée de la possibilité de cryopréserver ses ovocytes. Dans ce cas précis, si sa pathologie le permet et qu'il n'y a pas de contre-indications, elle peut bénéficier d'un traitement pour stimuler la maturation de ses follicules. Une ponction est ensuite réalisée pour recueillir les ovocytes matures, puis une vitrification est effectuée. Si, après son traitement, elle souhaite avoir un enfant, elle pourra programmer la décongélation de ses ovocytes afin de réaliser une FIV et débuter une grossesse.

Ce que dit la loi

En France, on ne peut pas actuellement choisir de conserver ses ovocytes pour des raisons de convenance personnelle. Si la loi change, chaque femme pourra, pour des motifs qui lui seront propres (études prolongées, désir d'enfant tardif, difficultés à trouver un conjoint, projets professionnels...), mettre en banque ses ovocytes à 20 ou 25 ans, afin de réaliser son projet d'enfant beaucoup plus tard, sans que le facteur temps ne joue en sa défaveur. Cette technique lui permettra alors d'utiliser ses ovocytes congelés dix, quinze ou vingt ans plus tard, avec un taux de succès proche de celui qu'elle aurait eu à l'âge où a été réalisée la cryopréservation.

Néanmoins, malgré les progrès récents, l'efficacité de l'autoconservation des ovocytes n'est pas assurée. Au moins 8 ovocytes vitrifiés sont nécessaires pour obtenir un taux de naissances de 46 %. En dessous de ce seuil, le taux chute de façon importante.

Actuellement, les femmes françaises qui veulent mettre en banque leurs ovocytes sans indication médicale sont obligées d'aller à l'étranger.

Un décret d'application de la loi de bioéthique révisée en juillet 2011 est en attente. Ce décret autorisera les donneuses d'ovocytes à garder pour elles-mêmes une partie de leurs ovocytes cryopréservés.

La position du corps médical

En décembre 2012, le CNGOF (Collège national des gynécologues et obstétriciens français) s'est positionné officiellement en faveur de la légalisation de la conservation d'ovocytes de convenance pour toutes les femmes, s'appuyant sur le fait que les femmes deviennent mères de plus en plus tard (rappelons que l'âge de la première grossesse en France était de 24 ans en 1974 et de 30 ans en 2010), et afin de limiter les inégalités. En effet, la conservation d'ovocytes « de convenance » n'est accessible qu'aux femmes qui ont les moyens d'aller à l'étranger.

Le CNGOF dénonce le « chantage éthiquement inacceptable » du législateur, qui limite la possibilité d'autoconservation aux seules femmes qui s'inscriraient dans une démarche de don.

Les embryons congelés

La vitrification présente l'avantage de diminuer le nombre d'embryons congelés réimplantés lors des FIV.

La loi de bioéthique est très protectrice vis-à-vis des embryons congelés surnuméraires : ils appartiennent au couple. En cas de décès ou de divorce, les embryons ne peuvent plus être utilisés.

Le législateur prévoit une conservation des embryons jusqu'à la fin du projet parental, un don à un autre couple, un don à la recherche ou une destruction des embryons.

En 2010 existaient plus de 175000 embryons cryopréservés en France. À peu près 50 % sont en cours de projet parental, 10 % sont en arrêt de projet parental et seront détruits, 5 % sont proposés à un autre couple et 5 % à la recherche. Enfin, les 30 % restants sont sans retour des parents sur leur devenir. Après cinq ans sans retour de la part des couples, le laboratoire est en droit de détruire ces embryons.

✓ **Une révolution sociétale au moins aussi importante que celle de la pilule et du droit à l'avortement est en marche, puisque chaque femme pourra choisir de réaliser un bébé « sous la couette » si toutes les conditions sont réunies (et le plus souvent, ce sera le cas), ou un bébé « éprouvette » si sa fertilité est diminuée, en utilisant ses propres ovocytes mis en banque dix à quinze ans plus tôt, quand sa fertilité était encore optimale.**

✓ **Il existait déjà une séparation entre sexualité et reproduction grâce à la contraception, il sera désormais possible de lutter contre l'horloge biologique et le vieillissement des ovaires.**

AVIS D'EXPERT, Dr PASCALE MAY-PANLOUP (biologiste)

La cryobiologie et les cellules souches

Selon moi, ces deux axes majeurs vont émerger. La cryobiologie (cryopréservation des ovocytes) va occuper une place centrale dans la préservation de la fertilité, donnant aux patientes guéries d'un cancer l'espoir d'une parentalité biologique. Elle offre également la possibilité de répondre à une demande sociétale de maternité plus tardive,

L'étude de la potentialité régénératrice des cellules embryonnaires (cellules souches) va être une avancée majeure. Ces cellules sont en effet capables de se différencier vers d'autres types cellulaires et représentent une source potentielle illimitée de cellules spécifiques, de tissus, voire d'organes. Elles permettraient d'envisager de remplacer ou de suppléer des cellules détruites (par exemple, après une irradiation ou une chimiothérapie), ou de pallier des déficits fonctionnels cellulaires (maladie de Parkinson, maladie d'Alzheimer).

Bien sûr, il conviendra que cet élargissement des possibles se construise dans des frontières clairement définies par une réflexion éthique et sociétale approfondie.

Le cancer du sein

On sait que le cancer du sein est le cancer féminin le plus fréquent, suivi par le cancer colorectal et le cancer du poumon. Environ 11 500 femmes décèdent chaque année en France de ce cancer, c'est donc un problème de santé publique majeur. La mortalité a baissé depuis quinze ans, principalement en raison des campagnes de dépistage et des progrès des traitements adjuvants (chimiothérapie et radiothérapie).

Le pronostic est beaucoup plus sombre dès lors qu'une métastase a été diagnostiquée. Une métastase correspond à la dissémination du cancer en dehors de la glande mammaire, en général au niveau de l'os, du foie ou du poumon. 5 à 10 % des cancers du sein présentent une métastase au moment du diagnostic. Enfin, 30 % des femmes chez qui le diagnostic est fait à un stade précoce auront secondairement des métastases.

La médecine individualisée et l'oncogénétique vont permettre d'améliorer la survie des femmes.

La médecine individualisée et personnalisée

AVIS D'EXPERT, Pr MARIO CAMPONE

Principe de la médecine individualisée

Des progrès notables ont été réalisés dans la compréhension des mécanismes d'échappement aux traitements, ainsi que dans la connaissance des méthodes d'action des nouveaux médicaments.

Le principe de la médecine individualisée est d'administrer le bon médicament agissant sur la tumeur, sans induire de toxicité trop importante. Cette évolution résulte de la convergence de la biologie et de la révolution numérique.

On estime en effet qu'une tumeur va générer plus d'un milliard de données cellulaires, moléculaires, et d'imagerie. On établira alors une véritable « carte d'identité de la tumeur », qui sera utile pour prédire l'efficacité d'un traitement donné chez une patiente donnée, cela grâce aux progrès importants réalisés dans la détermination des anomalies moléculaires par de nouvelles techniques appelées OMIC (néologisme pour génomic, protéomic ou lipidomic).

Pour poser une indication de chimiothérapie, on prend aujourd'hui en compte des critères cliniques et histologiques : l'âge (moins de 35 ans), la taille tumorale (plus de 30 mm), l'envahissement ganglionnaire, l'aspect inflammatoire du sein et la présence de métastases au moment du diagnostic.

Il existe également des facteurs histologiques de mauvais pronostic (grade histologique élevé, absence d'expression des récepteurs hormonaux). Un certain nombre d'outils mathématiques sont utilisés pour calculer le risque de rechute (Adjuvant Online et Nottingham Pronostic Index, NPI).

Le principe est de combiner les différents critères pour évaluer les bénéfices du traitement adjuvant sur la survie d'une patiente donnée.

Une ère nouvelle

D'autres outils de biologie moléculaire sont utilisés comme l'oncotype DXTM, qui quantifie l'expression de 21 gènes sur des tissus tumoraux, et Mammaprint, qui permet l'analyse simultanée de l'expression de 70 gènes par puce à ADN à partir du tissu tumoral congelé. Ils sont tous les deux disponibles et commercialisés.

Aux États-Unis, plus de la moitié des patientes qui n'ont pas d'envahissement ganglionnaire et qui ont des récepteurs hormonaux positifs bénéficient d'un test par oncotype DXTM. Le pourcentage de chimiothérapies évitées grâce à l'apport de ces tests génomiques pourrait être de 20 %. D'autres signatures génomiques sont en cours de développement ou de validation.

Nous sommes donc au début d'une ère nouvelle qui va entraîner un changement thérapeutique majeur et nous disposons d'ores et déjà, avec ces deux tests, d'outils efficaces permettant une réelle désescalade thérapeutique.

Un nouvel axe de recherche est la prédiction de la réponse aux nouveaux médicaments. Des essais récents montrent qu'en cas de métastases, le fait d'associer deux anticorps à la chimiothérapie améliore le contrôle de la maladie et prolonge la survie.

D'autres cibles thérapeutiques sont en cours d'exploration : en cas de mutation des gènes BRCA1 et BRCA2, de nouveaux médicaments, appelés « inhibiteurs de la PARP », semblent démontrer une certaine efficacité, ainsi que les inhibiteurs de l'angiogenèse. Enfin, un nouveau médicament, Everolimus, se révèle prometteur, associé à une anti-aromatase.

La dernière perspective consiste à identifier de nouvelles cibles thérapeutiques pour mettre au point de nouveaux médicaments. En effet, le cancer du sein étant une maladie extrêmement hétérogène, il n'existe pas un cancer du sein, mais des cancers du sein. Une étude tentant d'évaluer l'identification d'une cible donnée pour un médicament correspondant est riche de promesses.

Des progrès extrêmement importants ont donc été réalisés en cinquante ans, tant dans la connaissance des mécanismes responsables de la survenue du cancer du sein que dans l'arsenal thérapeutique.

✓ **On peut penser que, dans un avenir proche, plus de 9 cancers sur 10 seront guéris en situation adjuvante grâce à de nouveaux outils informatiques qui, combinés aux progrès de la biologie moléculaire, permettront de mieux adapter le traitement d'une patiente donnée à son cancer, tout en évitant un surcroît de toxicité.**

✓ **Le XXIe siècle sera donc celui de la médecine personnalisée et individualisée !**

AVIS D'EXPERT, Dr OLIVIER INGSTER

Les progrès de l'oncogénétique

Dans un futur proche, nous allons vivre trois grandes évolutions :

Au niveau thérapeutique, plusieurs essais préventifs ou curatifs sont en cours et donneront leurs résultats très prochainement. Pour les femmes ayant une mutation BRCA, un protocole préventif consiste à prendre une hormonothérapie (tamoxifène ou létrozole), à raison d'un comprimé par jour, afin de diminuer le risque de cancer. On espère ainsi éviter la mastectomie prophylactique. Par ailleurs, un traitement ciblé (le Lynparza) a reçu l'autorisation de mise sur le marché (AMM) en avril 2015. Il serait indiqué chez les femmes BRCA ayant un cancer de l'ovaire.

Le deuxième progrès majeur sera la possibilité de rendre les résultats des analyses génétiques plus rapidement grâce au séquençage de l'ADN à haut débit (trois mois au lieu de douze).

Enfin, du fait qu'une grande partie des familles restent sans anomalie identifiée, nous avons l'espoir de trouver d'autres gènes de prédisposition. La découverte récente de la mutation du gène PALB2 est une avancée importante.

La radiothérapie peropératoire ciblée des cancers du sein

Toutes les femmes atteintes d'un cancer du sein bénéficiant d'un traitement conservateur (tumorectomie) ont une irradiation externe (les « rayons »), dont le but est de réduire les risques de récidives locales, et donc la mortalité. La radiothérapie peropératoire ciblée, qui consiste à délivrer une dose unique d'irradiation durant l'intervention chirurgicale, offre des perspectives intéressantes. Cela permet une prise en charge en ambulatoire, ce qui présente des avantages, car la radiothérapie suppose un traitement 5 jours sur 7 pendant plusieurs semaines.

La radiothérapie peropératoire ciblée pourrait donc constituer une alternative fiable à la radiothérapie conventionnelle, à condition de bien sélectionner la population de patientes pouvant bénéficier de ce traitement. Il s'agit à l'évidence d'une avancée thérapeutique majeure pour les femmes traitées pour un cancer du sein.

La greffe d'ovaires et d'utérus

La greffe d'ovaires

Le but est de préserver la fertilité d'une patiente atteinte d'un cancer de l'ovaire ou dont les ovaires vont être rendus non fonctionnels par le traitement (irradiation et/ou chimiothérapie). On réalise une autogreffe en prélevant du tissu ovarien à la partie externe de l'ovaire que l'on va conserver. Quelques années plus tard, on greffe cet ovaire.

Deux techniques sont possibles :

- **la greffe hétérotopique :** le fragment d'ovaire est greffé dans l'avant-bras ou sous la peau du ventre de la patiente. Aucune grossesse n'a été obtenue avec cette technique, mais elle a permis à de nombreuses jeunes femmes d'avoir une fonction hormonale, et donc d'éviter une ménopause précoce,
- **la greffe orthotopique :** le fragment d'ovaire est greffé dans le ventre au niveau de la trompe ou sur l'ovaire restant. 45 grossesses ont été obtenues par cette technique, et 3 enfants sont nés à ce jour.

La greffe d'utérus

L'annonce, en octobre 2014, d'une femme ayant accouché en Suède après une greffe d'utérus a stupéfié le monde entier !

Plusieurs situations peuvent nécessiter de greffer un utérus :

- certaines femmes présentent une malformation congénitale appelée « syndrome de Mayer-Rokitansky-Küster-Hauser ». Elles ont des ovaires, mais pas d'utérus ni de vagin,
- d'autres ont eu une ablation de l'utérus en raison d'un cancer ou d'une hémorragie de la délivrance,
- enfin l'utérus peut être abîmé par des synéchies qui sont des brides à l'intérieur de l'utérus. Cela peut survenir suite à des IVG, des interventions hystéroscopiques pour fibromes ou polypes.

Le but de la greffe d'utérus est de permettre à ces patientes d'obtenir une grossesse. À la différence des greffes de foie ou de rein, il s'agit d'une greffe temporaire, puisque l'utérus greffé sera retiré après une, voire deux grossesses, afin de limiter les effets de l'immunosuppression dans le temps.

Outre les considérations techniques complexes, puisque l'utérus est très richement vascularisé avec des réseaux veineux importants, se pose la question de la donneuse.

Deux situations sont possibles :

- le prélèvement de l'utérus est réalisé chez une patiente décédée, dans le cadre d'un prélèvement multi-organes,
- l'utérus est prélevé chez une personne vivante, par exemple une mère donnant son utérus pour sa fille. Cette situation pose des problèmes puisqu'il s'agit, par définition, d'un utérus « âgé » en termes de reproduction (au-delà de 40 ans), que la chirurgie est longue (de 9 à 10 heures), complexe, avec un risque de complications non négligeables. Dans l'expérience suédoise, l'âge moyen des donneuses était de 53 ans. Exceptionnellement, il peut s'agir d'une patiente transsexuelle qui souhaite une hystérectomie pour changer de sexe.

Cette greffe se distingue des autres greffes, car elle n'est pas vitale comme la greffe de cœur ou de foie, elle ne facilite pas la survie comme la greffe de rein et n'améliore pas la vie quotidienne comme la greffe de visage, mais elle apporte à la femme un sentiment de réparation d'une injustice de la nature, et surtout, elle permet de donner la vie.

Il faut expliquer à la receveuse qu'il y a des risques chirurgicaux (2 patientes sur 9 ont dû être réopérées pour retirer l'utérus dans l'expérience suédoise), qu'elle devra avoir une stimulation hormonale pour réaliser une FIV, être prévenue des effets secondaires de l'immunosuppression (cancers, hypertension) et accepter trois chirurgies pour avoir un enfant (la greffe, la césarienne et l'hystérectomie).

On estime qu'en France, 100 à 200 femmes pourraient être demandeuses chaque année. Cette technique serait alors une alternative à la gestation pour autrui.

Plusieurs équipes dans le monde travaillent sur cette question (une équipe suédoise, une turque, deux françaises) et ne doutons pas que nous connaîtrons de grandes avancées thérapeutiques dans les années à venir.

Épilogue

C'est en pensant à ma femme, à ma mère, à ma sœur, à mes amies et bien sûr à mes patientes que j'ai écrit ce livre sur la gynécologie-obstétrique.

Je l'ai voulu simple, clair et accessible pour accompagner au quotidien les femmes et les couples ayant ou non un désir de grossesse.

Je l'ai voulu didactique pour leur permettre de faire des choix raisonnés, de façon à ce qu'elles soient pleinement actrices de leur santé.

Avec un spectre très large de sujets et de situations, des plus ordinaires aux plus graves, des plus connus aux plus techniques, j'ai également souhaité faire de chaque lectrice une interlocutrice éclairée.

Briser les tabous, écarter les idées reçues, défaire les lieux communs, c'est faire progresser le confort de vie au féminin.

Informer de façon objective sans alarmer, c'est accomplir le nécessaire devoir de prévention.

C'est avec passion que l'on exerce ce métier et je suis convaincu que le caractère unique de cette spécialité est son positionnement au cœur de la vie.

L'intensité de la relation médecin-patient est un moteur extraordinaire, qui fait oublier la fatigue et le stress. Les témoignages qui jalonnent ce livre sont un hommage au courage et à la détermination des femmes que j'ai eu le privilège de soigner.

Leur parole est porteuse d'espoir, au même titre que les remarquables avancées de la science dont j'ai fait état et qui vont continuer, j'en suis persuadé, à transformer notre futur pour le meilleur.

Références bibliographiques

1. « Les interruptions volontaires de grossesse en 2013 », *Études et résultats*, n° 924, juillet 2015, DREES (Direction de la recherche, des études, de l'évaluation et des statistiques), drees.sante.gouv.fr
2. « Contraception : les Françaises délaissent la pilule pour des méthodes moins efficaces », lexpress.fr, 13 mai 2014.
3. Collaborative Group on Hormonal Factors in Breast Cancer, « Breast cancer and hormonal contraceptives: collaborative reanalysis of individual data on 53 297 women with breast cancer and 100 239 women without breast cancer from 54 epidemiological studies », *The Lancet*, 1996 Jun 22, 347(9017): 1713-27.
4. Vessey M., Yeates D., « Oral contraceptive use and cancer: final report from the Oxford-Family Planning Association contraceptive study », *Contraception*, 2013 Dec, 88(6): 678-83.
5. Collaborative Group on Epidemiological Studies on Endometrial Cancer, « Endometrial cancer and oral contraceptives: an individual participant meta-analysis of 27 276 women with endometrial cancer from 36 epidemiological studies », *The Lancet Oncology*, 2015 Aug 4, 1470-2045(15).
6. Winnicott D.W., *La Haine dans le contre-transfert. De la pédiatrie à la psychanalyse* (1947), Éd. Payot, 1969, 72-82.
7. Jacquard A., Kahn A., *L'Avenir n'est pas écrit*, Éd. Bayard, 2001.
8. http://www.inserm.fr/actualites/rubriques/actualites-recherche/en-france-la-peridurale-est-frequente-chez-les-femmes-qui-souhaitaient-accoucher-sans, août 2015.
9. http://www.has-sante.fr/portail/jcms/c_1741484/fr/cancer-du-sein-quel-depistage-selon-vos-facteurs-de-risque, mai 2014.
10. http://www.uspreventiveservicestaskforce.org/Page/Document/RecommendationStatementDraft/breast-cancer-screening1
11. Gellis J., *L'Arbre et le Fruit. La naissance dans l'Occident moderne, XVIe-XIXe siècle*, Éd. Fayard, 1984.
12. « État des lieux et perspective du don d'ovocytes en France », Inspection générale des affaires sociales (IGAS), mars 2011.
13. Hannah M.E. et al., « Planned caesarean section versus planned vaginal birth for breech presentation at term: a randomised multicentre trial. Term Breech Trial Collaborative Group », *The Lancet*, 2000 Oct 21, 356 (9239):1375-83.
14. Lyons J. et al., « Delivery of breech presentation at term gestation in Canada, 2003-2011 », *Obstetrics and Gynecology*, May 2015, vol. 125, 5, 1153-61.

Glossaire des abréviations et termes techniques

A-B

AAD : Accouchement à domicile.

Aménorrhée : Absence de règles.

AMH : Hormone antimüllerienne, permet d'évaluer le potentiel de fertilité des femmes.

AMP : Assistance médicale à la procréation.

Annexectomie : Ablation chirurgicale des annexes, c'est-à-dire des ovaires et des trompes.

APD : Analgésie péridurale.

Bénin : Pathologie sans gravité, se dit de tumeurs non cancéreuses. Bénin est l'opposé de malin.

BUD : Bilan urodynamique. Bilan permettant de comprendre le mécanisme des fuites d'urines. Examen assez long, mais non douloureux.

C-D

Canal déférent : Conduit permettant aux spermatozoïdes de sortir du testicule et d'aller jusqu'à la prostate.

CNGOF : Collège national des gynécologues et obstétriciens français.

Cœlioscopie : Technique chirurgicale vidéo-assistée consistant à introduire dans le ventre, à partir de petites incisions, des trocards qui permettront de réaliser le geste chirurgical avec la même radicalité que si le ventre était ouvert.

Col de l'utérus : Partie inférieure de l'utérus, faisant saillie dans le vagin, visible quand on place un spéculum.

Colposcopie : Examen du col de l'utérus avec un microscope, indiqué en cas de frottis pathologique. Permet de visualiser les zones pathologiques et de réaliser des biopsies.

Conisation : Intervention chirurgicale consistant à retirer une zone pathologique en forme de cône au niveau du col utérin. Pratiquée sous anesthésie locale et en hôpital de jour (entrée le matin, sortie dans l'après-midi).

CPDPN : Centre pluridisciplinaire de diagnostic prénatal. Centres agréés, évalués régulièrement, autorisés à poser les indications d'interruptions médicales de grossesse.

Cryoconservation, cryopréservation : Procédé permettant la conservation de cellules ou de tissus en les refroidissant à très basse température.

Curage : Ablation chirurgicale des ganglions du creux axillaire pour le cancer du sein, ou des ganglions pelviens ou latéro-aortiques pour les cancers pelviens (col, endomètre, ovaire).

Curetage : Évacuation de l'utérus avec une curette en cas de grossesse arrêtée, ou prélèvement de fragments de muqueuse utérine en cas de saignements.

Cystocèle : Descente de vessie qui bombe dans le vagin.

DIU : Dispositif intra-utérin.

DPI : Diagnostic préimplantatoire.

DPN : Diagnostic prénatal.

DPNI : Diagnostic prénatal non invasif.

Dyspareunie : Douleurs pelviennes survenant pendant les rapports sexuels.

Dystocie des épaules : Dystocie sévère propre à l'accouchement d'un gros bébé, se caractérisant par l'absence d'engagement des épaules après expulsion de la tête, le bébé reste bloqué et commence à s'asphyxier.

E-F

EBM : Evidence Based Medicine, médecine par les preuves. Utilisation des meilleures données (preuves) actuelles de la recherche clinique dans la prise en charge personnalisée de chaque patient.

Échographie : Examen radiologique utilisant les ultrasons permettant de visualiser les organes.

EEV : Échographie endovaginale.

Endomètre : Muqueuse utérine. Au cours de chaque cycle menstruel, l'endomètre s'épaissit pour se préparer à l'implantation d'un ovule fécondé. en l'absence de fécondation, la couche superficielle de l'endomètre desquame, ce qui provoque les règles.

Essure® : Petits ressorts en nickel placés par les voies naturelles, permettant d'obturer les trompes. On parle de contraception définitive.

Examen extemporané : Examen anatomopathologique réalisé durant l'intervention chirurgicale.

FCU : Frottis cervico-utérin. Examen non douloureux permettant le dépistage du cancer du col de l'utérus.

FIV : Fécondation in vitro. Technique de reproduction assistée permettant à l'ovule et au spermatozoïde de se rencontrer in vitro, l'embryon ainsi fécondé sera ensuite replacé dans l'utérus maternel.

G-H

Ganglion sentinelle : Premier relais ganglionnaire dont l'analyse anatomopathologique réalisée durant l'intervention permettra, si elle est négative, de ne pas retirer les autres ganglions.

GEU : Grossesse extra-utérine (donc à l'extérieur de l'utérus), en général développée dans la trompe de Fallope, mais qui peut être également au niveau de l'ovaire ou dans l'abdomen.

GHR : Grossesses à haut risque.

GPA : Gestation pour autrui. Méthode de procréation pratiquée en cas d'infertilité féminine liée à l'absence d'utérus. La mère porteuse porte l'enfant d'un couple qui a fourni ses embryons.

Gravidique : Relatif à l'état de grossesse.

Gynécologue : Médecin spécialisé dans l'appareil génital de la femme.

HAS : Haute Autorité de santé.

HDD : Hémorragie de la délivrance. C'est une hémorragie d'origine utérine, survenant dans les 24 heures suivant l'accouchement, responsable d'une perte sanguine estimée à au moins 500 millilitres. C'est une complication redoutable de l'accouchement qui concerne 5 % des femmes, la première cause de mortalité maternelle au cours de la grossesse en France.

HPV : Human Papilloma Virus. Virus responsable du cancer du col de l'utérus et des condylomes génitaux.

HRP : Hématome rétro-placentaire. Complication très grave de la grossesse, mettant en jeu la vie de la mère et du fœtus. Le placenta se décolle et est responsable d'une hémorragie parfois massive développée entre le placenta et l'utérus. Le décollement prématuré du placenta auparavant normalement inséré (DPPNI) entraîne une souffrance fœtale aiguë (par diminution de l'apport d'oxygène) et un risque de décès maternel.

HSG : HystéroSalpingoGraphie. Technique radiologique consistant à opacifier la cavité utérine et les trompes en injectant au niveau du col un produit de contraste.

Hystérectomie : Ablation chirurgicale de l'utérus.

Hystérocèle : Descente d'organe (prolapsus) intéressant l'utérus.

Hystéroscopie : Intervention chirurgicale consistant à introduire une caméra dans l'utérus pour traiter des pathologies intra-utérines (polypes, cloisons, synéchies).

I-L

IAC : Insémination avec conjoint (qui donne son sperme).

IAD : Insémination avec donneur (le sperme ne provenant pas du conjoint).

Iatrogène : Induit par un traitement médical.

ICSI : Intra Cytoplasmic Sperm Injection. Technique de fécondation in vitro consistant à injecter dans l'ovule un spermatozoïde sélectionné. Indiqué en cas d'infertilité masculine avec altérations du spermogramme.

IMG : Interruption médicale de grossesse. S'applique aux interruptions de la grossesse effectuées après le délai légal de l'IVG (14 semaines d'aménorrhée en France), si le fœtus présente une affection d'une particulière gravité.

IMSI : Injection intracytoplasmique de spermatozoïdes morphologiquement sélectionnés.

INCa : Institut national du cancer.

IOP : Insuffisance ovarienne prématurée (ou ménopause précoce).

IRM : Imagerie par résonance magnétique. Examen radiologique permettant de visualiser les organes avec une grande précision.

IST : Infection sexuellement transmissible.

IVG : Interruption volontaire de grossesse.

Laparotomie : Acte chirurgical consistant à ouvrir l'abdomen.

LT : Ligature des trompes, méthode de stérilisation qui consiste à obturer les trompes avec un clip.

Lymphœdème : Gonflement d'une partie du corps provoqué par le ralentissement ou le blocage de la circulation de la lymphe. en cas de chirurgie du sein, la lymphe ne circule plus correctement, elle s'accumule dans la peau du bras du côté opéré et entraîne une augmentation de son volume. On parle aussi de « gros bras ».

M-N-O

Malin : Terme désignant une lésion cancéreuse, aboutissant à une dissémination (métastase) dans les tissus de voisinage ou à distance. Le terme malin doit être opposé à celui de bénin.

Nécrose : Mort anormale et non programmée d'une cellule ou d'un tissu.

Obstétricien : Médecin spécialiste de la prise en charge de la grossesse et de l'accouchement.

Obstétrique : Spécialité médicale assurant la prise en charge de la grossesse et de l'accouchement.

Ovocyte : Cellule sexuelle féminine. Seuls quelques-uns évolueront en ovules après maturation.

P-R

Parité : Nombre d'accouchements pour une patiente.

PET-scan : Examen radiologique du corps entier permettant de visualiser les métastases en cas de cancer.

PMI : Protection maternelle et infantile.

Primipare : Patiente enceinte pour la première fois.

Prolapsus : Descente d'organes. Peut concerner l'utérus, la vessie ou le rectum.

Prothèse mammaire : Implant mammaire utilisé en chirurgie plastique pour augmenter le volume d'un sein à visée esthétique (souhait personnel) ou reconstructrice (par exemple, après une mastectomie).

Rachianesthésie : Technique d'anesthésie loco-régionale très fréquemment utilisée en chirurgie et « cousine » de la péridurale, mais de réalisation plus simple (on ne laisse pas de cathéter). À la différence de la péridurale, la rachianesthésie consiste à injecter un produit anesthésique directement dans le liquide céphalorachidien, à travers l'espace compris entre deux vertèbres lombaires. Le produit anesthésique local va agir au contact direct des racines nerveuses médullaires.

RCP : Réunion de concertation pluridisciplinaire.

Rectocèle : Descente d'organe intéressant le rectum qui bombe dans le vagin.

RMD : Reconstruction mammaire différée.

RMI : Reconstruction mammaire immédiate.

S-T-Z

SA : Semaine d'aménorrhée (semaine sans règles).

Salpingectomie : Ablation chirurgicale des trompes.

SP : Sortie précoce.

THM : Traitement hormonal de la ménopause.

Traitement adjuvant : Traitement prescrit en complément de la chirurgie (chimiothérapie, radiothérapie, hormonothérapie).

Trocard : Instrument chirurgical utilisé pour la cœlioscopie. Il se présente sous la forme d'une tige cylindrique creuse, pointue et coupante à son extrémité. Il est introduit à travers la paroi abdominale et on glisse à l'intérieur des instruments chirurgicaux ou une optique avec une caméra.

Tube neural : Ébauche embryologique du système nerveux central.

Tumorectomie : Intervention consistant à retirer un nodule du sein.

Zonectomie : Intervention consistant à retirer une lésion du sein non palpable (une « zone »), repérée radiologiquement, préalablement à l'intervention, avec un petit fil métallique appelé « harpon ».

Index

A

Accouchement 34, 66, 124, 188, **191**, 204, 213, **236**, 244, 245, 247
- à domicile 136, 139, **189**
- de jumeaux 137
- difficile 134
- et douleur 161
- par le siège 65, 66, **136**, 243
- prématuré 58
- préparation à l' 60, 67, 238, 245

Acide folique 54

Activité physique 87, **184**, **195**

Alimentation 87, 95, 194

Allaitement **67**, 68, 69, 124, 194

Aménorrhée 52, 53, 119, 154
- psychogène 123, 209

Amniocentèse 56, **61**, 188, 249, 251

Anesthésie (générale, péridurale, rachianesthésie) 62, 64, 100, 129, **161**, 172, 237

Anneau (contraception) **48**, 49, 179

Assistance médicale à la procréation *voir* Procréation médicalement assistée (PMA)

B

Biopsie de trophoblaste **61**, 251

Bouchon muqueux 65

Bouffées de chaleur **86**, 89, 91

C

Cancer 27
- du col de l'utérus 154, 174, **203**, 257, 279, **281**, *voir aussi* Dysplasie, Human Papilloma Virus (HPV)
- de l'endomètre 51, 92, 195, 196, 257, 279
- de l'ovaire 51, 196, 257, **269**, 291, 292
- du sein 50, 89, 90, 92, 94, 95, **97**, **125**, 169, 181, **193**, **194**, **195**, 257, **269**, **288**, 290, 292
- de la vulve 168

Cancérologie 27, 30, 257

Carcinome (infiltrant, in situ) **98**, 102, 105

Centre pluridisciplinaire de diagnostic prénatal (CPDPN) **29**, 101, 142

Césarienne 64, **66**, 120, 134, 136, 137, 143, 185, 186, 188, **243**, 246, 275, 276
- de convenance (ou de confort) 243, 244

Chimiothérapie 92, 100, 104, 105, **118**, 119, 125, 126, 288, 289, 292

Chirurgie ambulatoire 172, **263**

Clarté nucale 56, 250

Cœlioscopie 129, 141, **172**, **253**, **254**, 257, 263

Colposcopie 25

Condylome 163, 168, 169

Conisation 164

Contraception 27, 40, **41**, 68, 81, 94, 119, 124, 156, 282
- masculine 282
- orale (œstro-progestative) **41**, 49, **50**, 85, 155, 178, 196
- pilule microprogestative 69
- *voir aussi* Anneau, Dispositif intra-utérin (DIU), Implant, Ligature des trompes, Patch, Stérilisation définitive (Essure®)

Contractions 58

Cryopréservation 267, 285, **287**

Culture prolongée 267

Curage axillaire 103

D

Déclenchement (de l'accouchement) 65

Descente d'organes 26, 127, 171, 174, **257**

Diagnostic prénatal 146, **249**
- préimplantatoire (DPI) **252**, 266
- prénatal non invasif (DPNI) 250

Dispositif intra-utérin (DIU) **46**, 180
- au cuivre **47**, 119, 179
- hormonal **47**, **180**, 182

Don d'ovocytes 184, 188, 205, 215, 265, **268**

Douleur
- accouchement 162, 242
- pelvienne 171, 181, **192**

Dysgravidie 54

Dysplasie du col 154, 164, 169

Dystocie des épaules 135

E

Échographie 279
- gynécologique 280
- obstétricale **55**, **61**, **64**, 66, 71, 74, 142, 188, 280

Embolie
- amniotique 139
- pulmonaire *voir* Risque thrombo-embolique

Endométriose 171, 181, **221**, 259, 279, 280

Entretien prénatal précoce 59

Épisiotomie 124, 185

Espace physiologique 60, **237**, 242

F

Fausse couche 57, 62, 131, 145, 185, 188, 198, 205, 210

Fécondation in vitro (FIV) 30, 130, **183**, 187, 259, **264**, 268, 285, 287

Fibrome 86, 171, **192**, **256**, 280, 293

Frottis 40, 41, 55, 94, 95, **154**, 164, 167, 171

Fuite urinaire 26, 70, 87, 95, 124, **127**, 141, 257

G

Ganglion sentinelle 103

Gènes BRCA1 et BRCA2 51, 170, 193, **269**, 290, 291

Greffe
- d'ovaire 292
- d'utérus 293

Grossesse **51**, **119**, 158, 160, 184, **186**, 195, **198**
- extra-utérine 47, 180, 253, **254**
- molaire 198
- multiple 54, 66, 130, **137**, 198
- tardive **186**, 205, 212

Gynécologue **24**, **25**, 26

H

Hatching 267

Hématome rétro-placentaire 66, 135

Hémorragie 66, 138, 143, 181, 182, 257
- de la délivrance **137**, 293

Hormones (œstrogène, progestérone) 42, 84, *voir aussi* Contraception, Hormonothérapie, THM (traitement hormonal de la ménopause)

Hormonothérapie (cancer du sein) **118**, 291

Human Papilloma Virus (HPV) 40, 46, 94, **163, 164**, **281**

Hydrosalpinx 259

Hypertension artérielle gravidique 28, 54, 199

Hystérectomie 86, 141, **170**, 174, 181, 256, 257, 294
- d'hémostase 138, 190

Hystérographie 217

Hystéroscopie 141, 278, 280, 293

I

ICSI (Intra Cytoplasmic Sperm Injection) 266, 285

Imagerie par résonance magnétique (IRM) 280

Implant **49**, 283

IMSI (injection intracytoplasmique de spermatozoïdes morphologiquement sélectionnés) 266

Incontinence urinaire *voir* Fuite urinaire

Infections sexuellement transmissibles 40, 46, 47, 50, 154

Infertilité 26, 157, **158**, 175, 180, 183, 222, 268, 284
- masculine 266

Insémination 265, 285

Interruption médicale de grossesse (IMG) 27, **141**, 144, **148**, 151, 204, 210, 249

Interruption volontaire de grossesse (IGV) 27, 68, **77**, 124, 131, **156**, **157**, 293

IOV (Insuffisance ovarienne précoce) *voir* Ménopause précoce

Irradiation *voir* Radiothérapie

L

Ligature des trompes 50, 258

Listériose 56

M

Maison de naissances 237

Maladies sexuellement transmissibles *voir* Infections sexuellement transmissibles

Malformation fœtale 29, 51, 54, 141, **142**, 185, 188, 249, 280, *voir aussi* Amniocentèse

Mammographie 94, 95, 99, 102, **169**

Mastectomie **104**, 105, 118, 125, 126, *voir aussi* Reconstruction mammaire

- prophylactique 104, 270, 272, 291

Maternité (de niveau I, II, III) **27**, 28, 189, 238, 239

Ménopause **84**, 95, 127, 193, **284**, *voir aussi* THM (traitement hormonal de la ménopause)

- précoce (ou insuffisance ovarienne prématurée) 92, 119, 125, 126, 172, 272, 284, 293

Microcalcifications 102, 103, 108

Mort fœtale 145, 149, 188, 209, 239

O

Obstétricien *voir* Gynécologue

Oncogénétique 194, **269**, 288, 291

Orthogénie 27, 77, 78

Ostéoporose 88, 89, 90, 95

P

Patch **48**, 49, 179

Péridurale *voir* Anesthésie

Perturbateurs endocriniens 176

Phlébite *voir* Risque thrombo-embolique

Pilule *voir aussi* Contraception orale

- du lendemain 40, 46, 154, **178**

Placenta 34, 56, 58, 66, 137, 138, 198

- prævia 135, 188

Ponction de sang fœtal 61

Prééclampsie 188

Prématurité 28, 51, 53, 54, 57, 58, 66, 131, 164, 185, 188

Pré-ménopause (ou péri-ménopause) 85, 86, 89

Préparation à l'accouchement 60, 67, 238, 245

Préservatif 40, 46, **50**, 69, 154, 157, 179

- féminin 50

Procidence du cordon 66

Procréation médicalement assistée (PMA) 93, 152, 176, 184, 187, 205, **264**, **285**

Projet de naissance 59, **60**, 240, 241

Prolapsus *voir* Descente d'organes

R

Radiothérapie 92, 100, 101, 105, 106, **117**, 288, **292**

Reconstruction mammaire 102, 105, **106**, 272

Réduction embryonnaire **130**, 152

Rééducation périnéale 70, 124, 129, 248

Règles 47, 49, 52, 84, 86, **155**, 159, **182**, 192, 221, 222, 223, *voir aussi* Aménorrhée

Risque

- infarctus, accident vasculaire cérébral 91
- thrombo-embolique, phlébite, embolie pulmonaire 40, 43, 46, 49, 69, **90**, 92, 185, 196, 263

Risque combiné 56, 61, 188, **250**

Robot chirurgical 278

Rupture utérine 211

S

Sexualité 40, **124**, **125**, 163, 174, 175, **178**

Sortie précoce de maternité 191, **245**, 254

Sport *voir* Activité physique

Stérilet *voir* Dispositif intra-utérin (DIU)

Stérilisation définitive (Essure®) 94, 119,182, **258**, 261

Suites de couches 245, 247

Système time lapse 268

T

Thermocoagulation de l'endomètre 182, 257

THM (traitement hormonal de la ménopause) **88**, 93, 95, **284**

Toxoplasmose 55, 56, 59

Transfert d'embryon 152, 183, 217, 252, 265, 287

Trisomie 56, 61, 143, 188, **249**, 250

Tumorectomie **102**, 292

V

Visite postnatale **70**, 248

Vitrification **267**, 285, 287

Z

Zonectomie 102

Remerciements pour leur participation

À toutes les femmes qui ont accepté de me confier leur témoignage, ce fut pour moi un privilège de vous soigner.

Aux « experts » du CHU d'Angers qui ont éclairé cet ouvrage de leur savoir et de leur expérience :

Dr Vanessa Belloeil, responsable médicale du centre d'orthogénie

Pr Dominique Bonneau, chef du service de génétique

Mme Martine Bourel-Hérault, cadre supérieur sage-femme

Pr. Philippe Duverger, chef du service de pédopsychiatrie

Dr Olivier Ingster, oncogénéticien

Dr Céline Lefèbvre-Lacoeuille, gynécologue, responsable de la chirurgie sénologique

Dr Pascale May-Panloup, responsable de l'unité de biologie de la reproduction

Dr Marie Mercier, responsable de l'unité de suites de couches

Dr Catherine Morinière, responsable de l'unité d'assistance médicale à la procréation

Dr Christophe Savagner, pédiatre néonatalogiste

Ainsi qu'au Pr Mario Camponne, oncologue à l'Institut de cancérologie de l'Ouest

À mes relecteurs attentifs et zélés :

Vanessa Belloeil, Liliana Bergeon, Dominique Bonneau, Martine Bourel-Hérault, Laurent Catala, Marie-Hélène Coste, Anne et Paul Coulon, Emmanuelle et Olivier Delomosne, Magali Descamps, Hervé Fernandez, Philippe Gillard, Michèle Lachowsky, Ghislaine Lecouvey, Céline Lefèbvre-Lacoeuille, Marie Mercier, Catherine Morinière, Brigitte Raccah-Tebeka, Annie et Cécile Rodolakis

À mes collègues du service de gynécologie-obstétrique du CHU d'Angers :

Médecins et non-médecins, la success-story de la gynécologie-obstétrique angevine n'aurait pas été possible sans vous.

À Lizon Delomosne, pour la conception de la couverture.